David Sieveking

Eingeimpft

David Sieveking

Eingeimpft

Familie
mit Nebenwirkungen

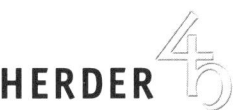

FREIBURG · BASEL · WIEN

Für Jessica und unsere Kinder

Inhalt

Prolog:
Impfmasern

Ich bin ein Impfversager.

Der Laborbefund in meiner Hand zeigt es schwarz auf weiß. Obwohl ich als Kind gegen Masern geimpft wurde, steht da: »Serologisch kein Anhalt für Immunität«. Das heißt, bei mir war der Impfstoff offenbar wirkungslos oder hat seine Wirkung verloren. Zum Glück bin ich bislang auch ohne Schutz um die Masern herumgekommen. Das heißt aber auf der anderen Seite: Ich kann sie noch bekommen! Und gerade sind hier in Berlin die Masern ausgebrochen, es ist sogar die größte Ansteckungswelle seit zehn Jahren. Wenn ich jetzt eins nicht gebrauchen kann, dann sind das Masern!

Meine Lebensgefährtin Jessica ist hochschwanger, und unsere zweijährige Tochter Zaria (gesprochen Saria) denkt noch immer nicht dran durchzuschlafen! Wir habe wirklich genug Sorgen: Gerade sind wir Hals über Kopf aus unserer Kreuzberger Wohnung an den Stadtrand gezogen und leben inmitten von Umzugskisten. Das neue Haus ist noch eine halbe Baustelle, aus jeder Ecke ruft es »Arbeit! Arbeit!«. Hinzu kommt, dass die Kleine in ihre neue Kita eingewöhnt werden muss. Dabei ist unsere Elternzeit längst vorbei, und als selbstständig Tätige müssten wir uns eigentlich Vollzeit unseren Berufen widmen: Jessica als Filmkomponistin, ich als Dokumentarfilmer und Autor. Jetzt haben wir zwar ein Haus und im Prinzip genug Platz für die Kinder, aber dafür haben wir auch einen Berg Schulden.

Impfen sollte da wirklich noch unsere kleinste Sorge sein! Aber irgendwie haben wir uns in dem Thema festgebissen und die Impfentscheidung für unsere Tochter so lange vor uns hergeschoben, bis es sich zu einer Riesensache aufgeschaukelt hat. Nun geht es auch noch darum, das Neugeborene zu schützen, und der Masernausbruch vor unserer Haustür hängt sowieso wie ein Damoklesschwert über uns.

Während also alle Gedanken und Sorgen um unsere Kinder kreisen, kommt auf einmal dieser Brief aus dem Labor, der mir einen Spiegel vorhält: »DU bist das Problem!« Auf einmal bin ich als gefährliche Virenschleuder identifiziert. Nicht auszudenken, wenn ich unser Baby mit Masern anstecken würde, die gerade bei Neugeborenen zu lebensbedrohlichen Spätfolgen führen können.

Moment mal, was heißt denn dieses Laborergebnis jetzt? Schlagen bei mir vielleicht gar keine Impfungen an? Mein Impfpass ist gut gefüllt, vor allem mit Reiseimpfungen, nachgeprüft hab ich das aber nie. Bis vor Kurzem wusste ich auch gar nicht, dass es so einen Antikörper-Bluttest überhaupt gibt. Hab ich in Indien und Afrika einfach nur Schwein gehabt und hätte ich mir da ohne Weiteres Gelbfieber, Hepatitis oder Kinderlähmung einfangen können? Am Ende ist mein Impfversagen noch erblich, und ich gebe dieses Immundefizit auch noch meinen Kindern weiter!

Dieser enttäuschende Laborbefund kommt zu einer Zeit, in der ich mich sowieso schon als Impfversager fühle. Nicht im medizinischen Sinne, was mein Immunsystem betrifft, sondern in meiner Rolle als Vater. Ich habe bis dato als Erziehungsberechtigter darin versagt, meine Tochter wenigstens gegen Masern impfen zu lassen, und sie somit unnötig in Gefahr gebracht! Damit nicht genug. Dadurch, dass unsere Tochter andere anstecken kann, ist sie auch noch ein Risiko für unsere Mitmenschen. Ich habe also nicht nur privat-individuell, sondern auch öffentlich-sozial versagt. Sie ist zwei Jahre alt und noch gegen gar nichts geimpft. Normalerweise hätte sie nach medizinischem Standard in Deutschland schon über ein Dutzend Impfungen gegen dreizehn verschiedene Krankheiten erhalten sollen.

Gerade hat Zaria im Nebenzimmer ihre allabendliche stundenlange Ich-schlaf-nicht-ein-Arie beendet, und Jessica und ich liegen selber todmüde im Bett. Es sind die ersten Minuten an diesem Tag, in denen wir in Ruhe etwas besprechen können. Meistens schläft Jessica in dieser hochschwangeren Phase schon vor unserer Tochter, aber unser Baby in spe hat wohl Schluckauf und strampelt so ungestüm herum, dass an Ruhe nicht zu denken ist.

»Du, Schatz«, beginne ich vorsichtig, während ich Jessica sanft über das Haar streichele. »Die Kleine ist ja gerade zur Abwechslung mal gesund. Sollten wir da nicht die Gelegenheit nutzen und gegen Masern impfen, bevor sie sich gleich wieder was einfängt?« Leider kann ich dabei nicht ihren Gesichtsausdruck beurteilen, denn seit einiger Zeit können wir wegen ihres Bauchumfangs nur noch in Löffelposition aneinander liegen. »Die haben jetzt den Einzelimpfstoff in der Praxis, und wir sollten es hinter uns bringen, bevor der wieder vergriffen ist.«

Eigentlich sind wir uns ja einig, unsere Tochter Zaria gegen Masern zu impfen, besonders in dieser akuten Ausbruchsituation. Es gibt sogar schon Masernfälle in unserem Bekanntenkreis. Und eine Freundin hat neulich ihren Besuch mit ihrem Baby, das noch zu jung für eine Masernimpfung ist, bei uns abgesagt. Sie hatte erfahren, dass unserer Tochter nicht geimpft ist. Seitdem ein anderthalbjähriger Junge in einer Berliner Intensivstation an den Folgen einer Masernerkrankung gestorben ist, wird über eine Impfpflicht diskutiert.

Wir wollen ja auch gerne impfen! Allerdings ist Jessicas Bedingung, dass die Kleine kerngesund sein muss vor der Injektion, um ihr Immunsystem nicht zu überfordern. Aber kerngesunde Kinder im zweiten Lebensjahr sind meiner Erfahrung nach ein Widerspruch in sich. Unsere Tochter hangelt sich jedenfalls seit einem Jahr von einem Infekt zum nächsten. So gesehen ist sie momentan erstaunlich gut dran! Da hört man ein deutliches Husten aus dem Babyphon. Ich räuspere mich zur Ablenkung, aber es nützt nichts.

»Von wegen gesund!«, bemerkt Jessica.

»Ach das bisschen Husten. Wenn dich das schon stört, dann stell dir mal vor, sie kriegt jetzt die Masern so kurz vor der Geburt. Dann liegt sie wochenlang im Bett und du musst in den Kreißsaal!?« Schweigen. Ist sie beeindruckt? »Und so ein Masern-Lebendimpfstoff«, setze ich nach, »ist ja eigentlich auch richtig gesund und wie eine natürliche Erkrankung! Das wird unsere Kleine nicht nur vor Masern schützen, sondern auch insgesamt widerstandsfähiger machen.«

»Bevor Zaria geimpft wird, sorg du erst mal für deinen eigenen Schutz«, erwidert sie trocken. Autsch!

»Kann ich ja machen! Aber trotzdem, jetzt, wo Zaria in die Kita geht, ist es viel wahrscheinlicher geworden, dass sie sich mit Masern ansteckt.«

Jessica ist zum Glück keine irrationale Impfgegnerin, die irgendwelchen Verschwörungstheorien anhängt oder davon überzeugt ist, dass es keine krank machenden Viren gibt. Sie glaubt schon daran, dass Impfungen im Prinzip funktionieren, aber sorgt sich um die Nebenwirkungen der Präparate. Ihre Einstellung ist vor allem auf ihre eigene schlechte Erfahrung mit Impfungen zurückzuführen. Sie hat auf Spritzen schon immer sehr sensibel reagiert. Überhaupt kenne ich keinen Menschen, der so empfindlich reagiert, selbst auf extrem gering dosierte Substanzen. Sie hat eine Paracetamol-Allergie und nimmt nur sehr, sehr ungern Medikamente.

Und wenn doch, dann meist nur eine Dosis für Kleinkinder. Schmerztabletten werden grundsätzlich zerkleinert und portionsweise eingenommen, wenn überhaupt. Ein Glas Wein wirkt bei ihr wie anderthalb Flaschen bei mir. Ihre erste und einzige Erfahrung mit Cannabis klingt wie mein kühnster LSD-Trip.

Damals bei unserem ersten romantischen Abend in einer Bar dachte ich erst, sie sei ein »cheap date«, weil sie schon nach dem ersten Drink so aufgekratzt war. Doch an ihrer Haustür war erst mal Endstation und der Weg in ihr Schlafzimmer noch ein weiter. Auch eine Billigpizza für 1,99, zu der ich sie an einem der folgenden Abende einlud, brachte noch nicht den erhofften Umschwung. Immerhin unterhielten wir uns sagenhafte vier Stunden an einem wackligen Stehtisch. Ich erzählte ihr vom langen Abschied meiner Mutter, die seit einigen Jahren mit Alzheimer diagnostiziert war, und sie berichtete mir vom plötzlichen Herzinfarkt-Tod ihres Vaters vor einigen Jahren. Wir schenkten uns von Anfang an viel Vertrauen, und als es dann nach diversen Kinobesuchen und einer gemeinsamen Reise endlich zur Sache ging, ließ der Kinderwunsch nicht lange auf sich warten.

Eben durchbricht das Husten unserer Tochter die nächtliche Stille.

»Ist sie denn zugedeckt?«, fragt Jessica.

»Ich glaube schon«, flunkere ich, »aber ich guck lieber mal.«

Seufzend stehe ich auf und gehe ins Kinderzimmer. Dort liegt unser Kind, natürlich ohne Decke. Wir haben anfangs versucht, diesen ärztlichen Rat zu befolgen, Neugeborene nicht unter Decken zu legen, sondern in Schlafsäcke zu stecken. Aber Zaria hat dann eine Schlafsackaversion entwickelt und immer verzweifelt versucht, sich den Stoff vom Leib zu reißen, bis wir es aufgaben. Das Risiko, sie könnte ersticken, ist auch gleich null, da sie jegliche Bettdecke in Nullkommanix wegstrampelt. Nun treibt Jessica aber offenbar die Sorge um, Zaria könnte erfrieren. Um sie davor zu bewahren, muss man warten, bis sie tief eingeschlafen ist, dann kann man sie heimlich zudecken. Aber das ist kein Zustand von Dauer. Aber um Jessica den Gefallen zu tun, decke ich sie noch einmal zu.

»Sie hustet bestimmt, weil sie unterkühlt ist«, stellt Jessica fest, als ich zurück ins Bett krieche.

»Unterkühlt? Ihr ist eher zu heiß, ich hab mal das Fenster aufgemacht. Kalte Luft beruhigt den Husten.«

»Das kann ja sein, aber ihr Körper muss dabei warm sein! Hast du ihr Socken angezogen?«

»Noch nicht.«

»Und wann willst du das machen, hast du dir nen Wecker gestellt?« Jessica macht umständliche Anstalten aufzustehen und ächzt mit ihrem riesigen Bauch.

»Ist ja gut, ist ja gut, ich geh ja schon. Aber ICH mag das nicht, mit Socken schlafen.«

»Aber du liegst auch unter deiner Decke«, ruft sie mir hinterher.

Prinzipiell prallen bei uns zwei Weltsichten aufeinander: Jessica glaubt dauernd, dass dem Kind zu kalt ist und es sich erkältet, weil es zu wenig anhat. Ich hingegen denke, dem Kind ist zu heiß, sodass es schwitzt und es sich dann erst recht unterkühlt. Wie beim Impfen schließen wir beide von uns selber auf unser Kind: Jessica ist ständig am Frieren, und mir ist immer zu heiß. So sind wir als Paar eigentlich eine gute Kombi: Ich bin quasi ihre Wärmflasche, und sie kann mich unter einer warmen Decke angenehm runterkühlen. Aber nach wem kommt nun unser Kind?

Mich bringt man nicht so schnell zum Kochen, während Jessica deutlich schneller in Wallungen gerät – auch wieder eine gute Mischung, im Prinzip. Trotzdem wünschte ich mir in so einer Nacht, wenn das Kind halbwegs schläft, dass wir die kostbare Zeit nicht mit banalen Rechthabereien verschwenden. Mir kommt ein Spruch in den Kopf, der Woody Allen zugeschrieben wird: »Die Ehe ist ein Versuch, gemeinsam mit Problemen fertig zu werden, die man alleine gar nicht hatte.« Wir sind zwar nicht verheiratet, aber der Satz trifft umso mehr auf das gemeinsame Aufziehen von Kindern zu. Nicht in meinen kühnsten Träumen hätte ich mir ausmalen können, worüber Jessica und ich mal streiten würden. Bei Jessica lösen schon Tomatenflecken einen Tsunami aus, die unweigerlich beim Spaghetti-Essen mit Kind entstehen. »Ist doch halb so wild«, versuche ich dann zu beruhigen. »Du hast gut reden, du musst es ja nicht waschen!« »Na, dann lass es halt drin.« »So kann sie doch nicht rumlaufen.«

Kein Wunder, dass Kinder Trennungsgrund Nummer eins sind. Ohne gemeinsamen Nachwuchs würde man wohl kaum mit seiner Geliebten zermürbende Diskussionen über angemessene Kinderbekleidung oder das richtige Spielzeug führen.

Und wer streitet schon mit seiner Freundin übers Impfen, wenn keine Kinder im Spiel sind? Die Frage, ob dem Nachwuchs zu warm oder zu kalt ist, kann man ja noch relativ einfach objektivieren. Aber beim Impfen geht das nicht so einfach. Eine Impfung kann man nicht mehr rückgängig machen. Das Kind kann da auch nicht mitentscheiden und Bescheid geben, ob es diese oder jene Immunisierung wünscht. Eine Einstellung à la »Lieber zu viel als zu wenig geimpft« wäre vernünftig, wenn wir als Ärzte ohne Grenzen in Afghanistan oder Zentralafrika arbeiten würden. Dort wäre die Angst vor tödlichen Infektionskrankheiten nachvollziehbar, die bei uns im Großen und Ganzen extrem selten geworden sind. Dem steht die Angst vor schweren Nebenwirkungen von Impfungen gegenüber. Die seien zwar noch viel seltener und unwahrscheinlicher als die Gefahr, sich mit Krankheiten zu infizieren und die Folgen auszubaden, heißt es offiziell. Aber in Jessicas Augen ist es eben sehr wahrscheinlich, dass sie ihrem Kind die eigene Sensibilität in der Reaktion auf Impfungen vererbt hat.

Ein kurzer Hustenanfall, der in ein klägliches Jammern mündet, holt mich aus meinen Gedanken zurück. Ich will mich aufraffen, doch da hat sich unsere Tochter schon beruhigt.

»In der Kita hat Zaria jeden Tag mit Rotznasen und Husten zu tun«, nehme ich den Faden wieder auf. »Ein Wunder, dass es ihr momentan so gut geht. Wenn wir jetzt nicht handeln, können wir sie nie impfen. Zumindest nicht vor der Geburt.«

»Lass du dich doch impfen, wenn du so scharf drauf bist! Ehrlich gesagt, bist du ja der, der dauernd Leute trifft, mit der U-Bahn rumfährt und uns die Keime ins Haus schleppt.«

»Kein Problem!« Jetzt gerate selbst ich langsam in Wallungen. »Ich lass mich gerne jederzeit impfen, ich mach da nämlich kein Riesendrama draus!«

»Aber ist ja sowieso egal, was man dir spritzt – du reagierst ja eh nicht drauf!«

Obwohl ihr Tonfall grimmig ist und ich ihr Gesicht nicht sehe, spüre ich wie die Stimmung ins Absurde kippt. »Wenn ich gewusst hätte«, setzt sie nach, »dass du ein Impfversager bist!«

Jetzt müssen wir beide kichern.

Zaria schläft auf der Rückbank, während uns eine Brücke über die gemächlich dahinfließende Havel zur anderen Seite von Berlin führt. Wir lassen dicht besiedeltes Gebiet hinter uns und biegen ab auf eine Allee, rechts und links nur noch Wald. Das hier ist zwar offiziell noch Berlin, aber in Kladow ticken die Uhren langsamer. Immobilienmakler werben in dieser Gegend mit einem »anderen« Rhythmus, hier könne man einen Gang runterschalten – Nähe zur Natur und Entschleunigung statt Großstadthektik. Weder Rettungswägen noch eine Notaufnahme erwarten einen am Eingang der Anthroposophischen Klinik Havelhöhe, sondern ein Demeter-Laden und ein Blumengeschäft. Dann erst mal wieder Wiesen und Bäume, bevor weitere Gebäude auftauchen. Krankenschwestern kreuzen in lilafarbener Arbeitskleidung.

Die Gegend hier gilt als gallisches Dorf mit einer der niedrigsten Impfquoten Berlins. Wer sich nicht an die offiziellen Impfempfehlungen hält, wird in der Klinik Havelhöhe nicht unter Druck gesetzt, es ist eher umgekehrt. Hier werden die Sorgen der Eltern um schädliche Wirkung von Impfungen ernst genommen. Sehr ernst. Es ist heute nicht unser erster Impftermin, vor ein paar Wochen waren wir schon mal vergeblich hier. Die Kleine hatte etwas Schnupfen und eine leichte Bindehautentzündung. Die meisten Ärzte würden trotzdem impfen, und auch die Hersteller empfehlen, sich nicht durch einen banalen Infekt abschrecken zu lassen. Hier heißt es: Lieber warten, bis das Kind vollständig gesund ist.

Aber mir reicht es jetzt! Es kann doch nicht sein, dass man drei Stunden Lebenszeit und jede Menge Sprit verbrennt, dann niest das Kind einmal, und alles war für die Katz! Diesmal habe ich einen Plan. Es ist schließlich höchste Eisenbahn: Wir haben Mitte Oktober, und Anfang November soll das nächste Kind kommen. Die Zeit drängt! Meine Idee ist, dass ich mich heute noch vor meiner Tochter impfen lasse. Das wird ihr die Angst und ihrer Mutter die Sorgen nehmen!

»Eigentlich sollte man ein Kind in einem impffähigen Alter«, stellt die Ärztin fest, die sich schon über zwanzig Jahre kritisch mit dem Impfen beschäftigt, »gegen Masern impfen, damit das Neugeborene geschützt ist.«

»Meine Sorge ist halt, sie jetzt zu impfen, wo sie nicht topfit ist«, entgegnet Jessica und ich verdrehe die Augen. »Ich hab einfach Angst, dass es sie dann richtig umhaut.«

»Ach, die hustet doch höchstens einmal am Tag!«, versuche ich zu beschwichtigen.

»Sie hustet vor allem nachts!«

»Also etwas Husten«, kommentiert die Ärztin unseren Austausch, »wäre im Prinzip der Ausdruck eines aktivierten Immunsystems, wo man nicht reinimpfen sollte. Ohne Fieber habe ich da aber keine großen Bedenken. Grundsätzlich ist es allerdings so: Bei Lebendimpfstoffen wie gegen Masern, Mumps und Röteln werden zwar nur abgeschwächte Virusstämme verwendet. Aber die können natürlich das Immunsystem aktivieren und zu Fieber führen. Bei der Masernimpfung kann es nach zehn bis zwölf Tagen auch zu Impfmasern kommen. Das ist ein roter Ausschlag, der sich meistens von oben nach unten über den Körper zieht und dann wieder abklingt.«

Ich sehe mit Schrecken, was diese Schilderung bei Jessica auslöst, die mitleidig auf unsere Tochter blickt, die unbedarft in der Spielecke mit einer Holzente zugange ist.

»Wenn man so zum Geburtstermin impft, stellt sich schon die Frage, wie günstig das ist«, fährt die Ärztin mit einem Seitenblick auf Jessicas Bauch fort. »Es kann natürlich sein, dass sie dann nicht so gut dran ist.«

»Und dann sitze ich hochschwanger da ...«

»Insofern ist das natürlich«, fährt die Ärztin vorsichtig fort.

»... ein blöder Zeitpunkt. Genau!«

»Letztlich muss so eine Entscheidung immer gemeinsam von den Eltern gefällt werden, weil auch die Konsequenzen gemeinsam zu tragen wären.«

»O Mann, so wird Zaria doch nie geimpft!«, hake ich mich wieder ein. »Denkt mal daran, wie krank die anderen Kinder in der Kita sind. Die sind alle völlig verrotzt und kränker als

Zari. Ich sehe jetzt noch ein Fenster, wo man impfen kann, und das geht gleich wieder zu.«

Doch leider verfangen meine Argumente nicht sonderlich, Jessica schaut unbeeindruckt und nimmt Zaria schützend in die Arme. Mein Plan wankt bedrohlich, und ich gehe in die Offensive: »So, wir impfen mich jetzt mal auf jeden Fall!«

Wenigstens für mich kann ich noch selber entscheiden und mich so viel impfen lassen, wie ich will. Entschlossen hole ich meinen Impfpass aus der Tasche und lege ihn der Ärztin vor.

»Da guckt ihr? Papa wird heute geimpft!«

»Das wäre natürlich eine Katastrophe«, konstatiert Jessica kopfschüttelnd, während die Ärztin meinen Impfpass begutachtet, »wenn dann die Geburtswehen losgehen und du mit Fieber zu Hause liegst, wenn ich für die Geburt in den Kreißsaal muss.«

»Papperlapapp, ich hab doch noch nie ernsthaft auf eine Impfung reagiert, mach dir mal keine Sorgen ...«

»Ich schlepp dich ins Krankenhaus, ich sag's dir, nur damit du Bescheid weißt! Ich brauch dich dann, das weißt du.«

»Ja, ich weiß. Ich bin auch für dich da.«

Die Prüfung meines Impfpasses ergibt, dass ich 1979 gegen Masern geimpft wurde, aber bislang nur einmal, somit eine zweite Masernimpfung offiziell empfohlen wird und medizinisch indiziert ist.

»Gibt's denn Väter«, frage ich, »die dann plötzlich ausfallen wegen einer Impfung vor der Geburt?«

»Es gibt nicht so viele, die genau zehn Tage vor einer Geburt impfen. Aber es gibt auch Väter, die ohne Impfung ausfallen für die Geburt.«

»Ja, klar!«, schaltet sich Jessica ein. »Aber man muss es ja nicht herausfordern. Das ist einfach ein doofes Timing so.«

»Aber jetzt stell dir mal vor, ich krieg richtige Masern. Das wär erst recht Scheiße!«

»Die kriegst du aber jetzt nicht.«

»Wie schnell ist denn die Impfung wirksam?«, wende ich mich an die Ärztin.

»Die Impfung baut ihren Schutz ungefähr nach vierzehn Tagen auf. Da geht's los.«

Auch keine gute Nachricht für Jessica.

»Na super! Und das Kind soll schon in neun Tagen kommen.«

»Dann musst du halt noch ein bisschen warten«, beschwichtige ich Jessica und wende mich mit einem möglichst entspannten Lächeln zu meiner Tochter: »Guck mal, Zaria, Frau Doktor holt jetzt eine Spritze, wie in deinem Arztkoffer.«

Während die Ärztin den Impfstoff mit einer kleinen Spritze aufzieht, mache ich meinen Oberarm frei. Mit weit aufgerissenen Augen beobachtet Zaria, wie die Ärztin zusticht, und schwuppdiwupp bin ich auch schon geimpft. Herrlich einfach geht das! Und zwickt weniger als ein Mückenstich. Die Kleine würde das bestimmt auch locker wegstecken. Doch leider hat meine demonstrative Motivationsspritze nicht den erwünschten Effekt.

»Na, willst du jetzt auch ne Spritze?«, frage ich Zaria.

»Nee!«

Aber auch bei mir wirkt der Pikser anders als gedacht. Eine Woche nach der Impfung bekomme ich auf einmal heftige Kopf- und Gliederschmerzen, das Fieberthermometer steigt über 39 Grad. Verkehrte Welt: Anstatt dass ich mich um die hochschwangere Jessica kümmere, bringt sie mir Tee und Wärmflasche ans Bett. Sie ist nicht amüsiert. Nur die Kleine hat ihren Spaß und freut sich, mich verarzten zu können. Dauernd will sie Fieber messen. Auf meinem Bett hat sie ihr rotes Arztköfferchen aufgeklappt und die Utensilien auf dem Bett verteilt. Gerade klopft sie mit einem kleinen Reflexhämmerchen auf meinen Kopf. Aua!

Ich muss zugeben, der Schuss ist nach hinten losgegangen, und zwar gründlich. Diese Impfreaktion ist viel heftiger, als ich es jemals erlebt habe! Was ist nur mit meinem Immunsystem los? Dabei passiert eigentlich genau das, was in der Packungsbeilage als häufige Nebenwirkung beschrieben wird. Nach sieben bis zehn Tagen bekommen viele Geimpfte für zwei bis drei Tage Fieber verbunden mit Kopf- und Gliederschmerzen. Ich blicke auf meine Arme: Noch sind keine Impfmasern zu sehen.

»Kannst du bitte die Rollläden runterlassen«, bitte ich Jessica bei ihrem nächsten Besuch, »das Licht tut mir in den Augen weh.«

»Also, wenn das Baby jetzt kommt, musst du Paracetamol schlucken und mit ins Krankenhaus«, bemerkt sie trocken und lässt schlagartig die Rollläden herab.

»Ich verspreche dir, zur Geburt bin ich wieder fit!«

Ich will gar nicht dran denken: Wer sollte Jessica jetzt ins Krankenhaus fahren? Bei der ersten Geburt vor gut zwei Jahren war Hochbetrieb in der Geburtsstation, und die Hebammen hatten alle Hände voll zu tun. Die meiste Zeit waren wir alleine, und ich musste stundenlang im Kreißsaal stehen, mitten in der Nacht, um Jessica festzuhalten, die sich schmerzerfüllt an mich klammerte. Es war unfassbar anstrengend. Ich war am Ende meiner Kräfte und am nächsten Tag ein Wrack. Diesmal bin ich schon vor der Geburt ein Wrack!

»Bitte, bitte, lieber Gott«, flüstere ich nachts unter Schüttelfrost mit gefalteten Händen: »Ich glaub zwar nicht an dich, aber wenn es dich doch geben sollte, hilf uns bitte und mach, dass das Baby ein bisschen später kommt, ja?«

Mein einziger wirklicher Trost in diesem ganzen Schlamassel ist, dass mein Immunsystem offenbar gerade fleißig damit beschäftigt ist, einen Schutz vor Masern aufzubauen.

Von wegen Impfversager!

1. Teil

Nestschutz

1. Zurück in die Zukunft

Eigentlich habe ich nichts gegen Veränderungen. Ich würde mal sagen, ich bin kein ausgesprochenes Gewohnheitstier und passe mich gerne an. Aber ich muss nicht derjenige sein, der die Veränderungen einleitet. Sowieso ist alles dauernd im Wandel in der Welt, dann muss man es nicht forcieren.

Im Gegensatz zu meinen Schwestern, die gleich nach dem Schulabschluss zu Hause ausflogen, war ich mit Anfang zwanzig der Letzte in meinem Freundeskreis, der noch zu Hause wohnte. Ich hatte mich in einer Uni in Frankfurt am Main nicht weit von meinem Kinderzimmer in Bad Homburg eingeschrieben und lebte ein behagliches Leben als Scheinstudent. Eigentlich war ich als Praktikant in einer Filmproduktion tätig und hatte begonnen, mich an Filmhochschulen zu bewerben. Meine Mutter machte sich große Sorgen, wie ich denn in der unsicheren Filmbranche ein Auskommen finden würde, und sorgte für gutes Essen. Sie hätte es lieber gehabt, wenn ich Jura studiere, um mir zumindest noch ein sicheres Standbein aufzubauen. Ein guter Schulfreund, der diesen Weg eingeschlagen hatte, blies ins gleiche Horn: »David, willst du nicht auch noch was Ordentliches lernen? Es ist ja schön, dass du gerne Filme machst, aber du willst doch mal eine Familie ernähren?« So blieb ich dann auch erst mal sicherheitshalber im Hotel Mama wohnen, bis es mit einer Bewerbung an der Filmakademie klappte und ich den Sprung weit in den Osten nach Berlin wagte.

Die Studenten-WG, die ich für mein Filmstudium bezog, fühlte sich zwar erwachsen und unabhängig an, aber meine Mutter überwies dennoch für das folgende Jahrzehnt die Miete. Einmal in meinem WG-Zimmer eingenistet, sah ich keinen Grund, meinen Standort zu ändern. Die Gegend in Kreuzberg war sowieso heftig im Umbruch, alle paar Jahre änderte sich das Publikum, neue Cafés und Läden schossen aus dem Boden, alte Kneipen und Trödler wichen. Im Grunde schon selber Teil der fortschreitenden Gentrifizierung, wollte ich auf dieser notorischen Veränderungswelle nicht mitreiten. Ich verlegte meinen Wohnort nur einmal nach fünf Jahren um drei Meter, von einem Zimmer ins andere meiner Zwei-Personen-WG. Um mich herum zogen immer mehr junge Leute ein, die alten Mieter verschwanden, und irgendwann gehörte ich selber schon zu den Alteingesessenen. Aber das störte mich überhaupt nicht. Die Mitbewohner kamen und gingen. Die WG-Partys wurden immer seltener. Bis ich meine Zimmernachbarn begann »Untermieter« zu nennen und anfing, mich über laute Musik zu beschweren. Meine Wohnungsgenossen waren auch irgendwie jünger geworden, beziehungsweise, ehrlich betrachtet, war ich älter geworden: Auf einmal schon über dreißig! Im Spiegel konnte man die grauen Haare nicht mehr leugnen, auf dem Boden des Friseurs wurden die letzten rein dunklen Büschel aufgekehrt.

»Ich hab leider überhaupt kein Geld mehr«, entschuldigte sich meine Mutter im Supermarkt bei der Kassiererin und stellte mich vor: »Das ist mein Mann.«

»Oh, da haben sie aber Glück mit dem netten jungen Mann!«, bemerkte die Kassiererin mit den schwarz gefärbten Haaren und lackierten Fingernägeln augenzwinkernd, während ich die Einkäufe bezahlte. Ich hatte es mittlerweile aufgegeben, meiner Mutter dauernd zu widersprechen. Seit mein Vater vor einer guten Woche in den Urlaub gefahren war und ich mich um sie kümmerte, hielt sie mich für meinen Vater und redete mich beharrlich mit »Malte« an. In den ersten Tagen hatte ich ihr noch zigmal erklärt: »Ich bin David, dein Sohn.« Irgendwann kam es mir schon vor wie ein Zitat aus dem Alten Testament: Gewichtig im Klang, aber ohne große Wirkung heutzutage, besonders bei einer überzeugten Atheistin wie meiner Mutter.

»Ich bin dein Sohn David.«

»Wirklich? Und ich dachte, du seist der Vater.«

Irgendwann ließ ich es dann gut sein. Warum sollte ich auch dauernd verbessern und darauf bestehen, ihr Sohn David zu sein, wenn sie es sowieso gleich wieder vergessen hatte? Es gab schon genügend Dinge, auf die ich dauernd bestehen musste: »Gretel, bitte! Zähne putzen ist wichtig!« »Komm Gretel, zieh doch eine Hose an, das ist zu kalt so!« »Bitte steh auf, wir müssen zum Arzt!« »Nicht die Serviette essen!«

In den Augen meiner Mutter ihr Mann Malte zu sein, schien auf den ersten Blick auch kein Nachteil. Sie nannte ihn damals, wenn ihr sein Name nicht einfiel, einfach ihren »Wichtigsten«. Und da er nicht da war und ich mich um sie kümmerte, wurde eben ich der »Wichtigste«.

»Wie alt ist sie jetzt eigentlich?«, fragte mich Frau Sukran, die türkische Friseurin, die meiner Mutter schon seit zwanzig Jahren die Haare schnitt und ihren geistigen Abbau in den letzten Jahren miterlebt hat.

»Sie ist 73«, antwortete ich.

»Wer?«, schaltete sich meine Mutter keck ein.

»Na du! Du bist 73.«

»Ach Quatsch!«, winkt Gretel vehement ab, und wir mussten alle lachen.

»Was denkst du denn, wie alt du bist?«, hakte ich nach.

»Na, so wie du!«

Frau Sukran und ich zwinkerten uns zu.

»Und der Papa, lebt der noch?«

»Ja, ja, der ist gerade nur im Urlaub«, erkläre ich der Friseurin. »Er hat das bis jetzt praktisch alleine gemacht mit
der Pflege.«

»Sind die verheiratet, dein Papa und die Mama?«

»Ja, die sind verheiratet.«

»Ich?«, wollte Gretel da wissen. »Meinst du mich? Was be-
hauptest du da?«

»Ich behaupte, dass du verheiratet bist.«

»Mit wem? Mit dir vielleicht? Das wär ich gern!«

Mir klopfte das Herz, als ich Jessica zum ersten Mal meiner
Mutter vorstellte. Dass meine Mutter meine Frauenwahl be-
grüßte, war nicht selbstverständlich. Sie hatte immer Sorge,
dass die Gutmütigkeit ihres geliebten Sohnes ausgenutzt
werden könnte durch die »unverschämten« Ansprüche einer Freundin. In dieser Hinsicht hatte sie bei meinen letzten
Freundinnen auch nicht ganz falsch gelegen. Jessica ist die
dritte ernst zu nehmende Beziehung in meinem Leben und
mit Abstand die liebenswürdigste. Und zum Glück reagierte
meine Mutter auf Anhieb mit Begeisterung:

»Oh, ein Engel!«, stellt sie ehrfürchtig fest und war sichtlich beeindruckt von Jessicas langen blonden Haaren, die ihr
über die Schultern fielen. Als wir uns umarmten, ließ Gretel
uns höflich alleine und später beim Essen kommentierte sie
unser Schmusen: »Sehr gut! Weiter so!«

Als Jessica eine Haarlocke ins Gesicht fiel, flüsterte Gretel
mir zu: »Guck mal, die Wilde.«

Später, nachdem ich meine Mutter nach einer mühevollen Zahnputzaktion ins Bett gebracht hatte, fragte sie mich:

»Wo sind denn deine Kinder?«

»Ich hab leider noch keine!«

»Du weißt aber schon, wie man sie machen könnte, oder?«

Ich nickte lächelnd und wollte mich eigentlich zurückziehen. Doch sie hielt mich am Arm fest, lächelte mich überschwänglich an und wollte am liebsten, dass ich mich neben sie lege. Aber ich gab ihr noch einen Gutenachtkuss, löste mich sanft aus der Umarmung und schlüpfte durchs Treppenhaus in mein ehemaliges Kinderzimmer, wo meine Freundin schon auf mich wartete. Auch ihr gab ich einen Kuss und kam mir dabei ein bisschen vor wie ein gewitzter Filou.

In dieser Nacht kam mir ein Lieblingsfilm meiner Jugend in den Sinn: »Zurück in die Zukunft«. Darin reist Marty McFly versehentlich mit einer Zeitmaschine in die Vergangenheit. Er trifft dort seine eigene Mutter, die sich in ihn verliebt. Durch diesen Eingriff in die Geschichte läuft er nun Gefahr, selber nicht mehr geboren zu werden, wenn er es nicht schafft, seine Eltern wieder zu verkuppeln. Dabei wird er selbst Konkurrent seines Vaters. Der ungewöhnlich moderne Sohn sticht den etwas unbeholfenen Vater aber spielend aus, gefährdet das Raum-Zeit-Kontinuum und die eigene Existenz in der Zukunft.

Für mich gab es eigentlich ein ganz ähnliches Dilemma. Ich war für einige Zeit zurück in mein Kinderzimmer gezogen, um meinen Vater bei der Pflege meiner Mutter zu unterstützen. In seiner Abwesenheit geriet er dann in Vergessenheit, und ich rückte ganz an seine Stelle. Aber was war mit meinem Leben und meiner Freundin im fast 600 Kilometer entfernten Berlin, mit der ich momentan nur noch eine Fernbeziehung führte? Nun hatte sich meine eigene Mutter in mich verliebt, und ich musste sehen, wie ich sie wieder mit meinem etwas veralteten Vater verkuppelte, bevor es zu spät war und ich nicht mehr in mein eigenes Leben zurückkonnte!

Am nächsten Morgen lief ich dann mit zwei Frauen an den Händen durch die Fußgängerzone. Rechts Gretel, links Jessica.

»Schatz, guck mal, das wär doch was für dich?«, fragte mich Jessica beiläufig beim Bummeln im Kaufhaus, und erst fühlte ich mich gar nicht angesprochen. »David guck mal!« Dann erst bemerkte ich, dass Jessica mich meinte und ein Hemd hochhielt. Für mich waren Kosenamen wie »Schatz« noch gewöhnungsbedürftig.

»Danke Spatz«, antwortete ich unsicher und versuchte nicht ironisch zu klingen. »Das sieht zauberhaft aus. Ich kann es ja mal anprobieren.«

Die antiautoritäre Erziehung, die ich bei meinen Eltern genossen hatte, beinhaltete auch die Idee, sich zu Hause beim Vornamen zu nennen. Weder Mama, Papa noch irgendwelche Kosenamen wurden benutzt. Für Jessica dagegen ist es völlig ungewohnt, seine nahen Angehörigen nur beim Vornamen zu rufen, so wie alle Welt sie nennt.

Wenig später an der Kasse zog Gretel ungeduldig an meinem Ärmel: »Komm, wir gehen nach Hause, Schatz!«

Da sag einer, dass man mit einer Alzheimer nichts mehr lernen kann!

Jessica ist meine erste Freundin, die sehr viel Wert auf romantische Nähe legt. Händchen halten, Schmusen, Arm umeinander legen und »Ich liebe dich« sagen. Für mich war das anfangs sehr ungewohnt. In meiner Familie hat man sich eigentlich nie direkt gesagt, dass man sich gernhat. Wir waren eher distanziert und ironisch im Umgang. Vor allem über die eigenen Gefühle wurde selten bis nie geredet. Das Wort »Liebe« war für mich etwas sehr Spezielles, was im täglichen Umgang eigentlich nicht vorkommt.

»Liebe braucht man nicht zu sagen, das muss man spüren«, beschrieb mir mein Vater mal seine Haltung. »Und wenn man es spürt, braucht man es nicht mehr zu sagen. Wenn das Gefühl nicht da ist, nützt es ja auch nichts, es zu sagen.« Meine Mutter hatte mir erklärt, sie halte nichts von »emotionaler Erpressung« dadurch, dass man dauernd seine Gefühle zeigt und so seine Mitmenschen unter Druck setzt, sich so zu verhalten, wie es einem passt. »Warum sollte ich eifersüchtig sein auf meinen Mann, wenn er das selbstverständliche Bedürfnis hat, auch noch jemand anderen gut zu finden?«, erklärte meine Mutter mir einmal. »Eifersucht ist die Eigenschaft, die mit Eifer sucht, was Leiden schafft.« Das Schillerzitat habe ich von meinem Vater. Der hatte mir auch mal erklärt, sie hätten damals in den Sechzigern am liebsten die Eifersucht abgeschafft, dieses selbstgerechte Besitzdenken einem Menschen gegenüber.

Doch die Zeiten hatten sich geändert, und die alten Überzeugungen meiner Mutter waren offenbar vergessen. Als sie versuchte, mich nach dem Essen von Jessicas Seite weg in ihr Zimmer zu ziehen, zeigte sie sich deutlich eifersüchtig. Sie wollte mich in Beschlag nehmen, und als ich dies ablehnte, reagierte sie beleidigt. Schmollend verzog sie sich in ihr Zimmer. Man mag »emotionale Erpressung« nicht gut finden – funktionieren tut sie! Ich folgte meiner Mutter reumütig und nahm sie in den Arm. »Ich liebe dich!«, ging es mir durch das Training mit Jessica jetzt schon viel leichter von den Lippen.

»Ja? Wirklich?«, strahlte meine Mutter zurück. »Das ist schön. Ich danke dir!«

Seit der Erfahrung mit der Demenz meiner Mutter, denke ich über ultimative Redensarten, die mit Gedächtnis zu tun haben, anders. »Das werd ich nie vergessen«, mag ich gar nicht mehr sagen. Ich denke jetzt automatisch: Woher soll man das wissen? Man wird mit Sicherheit so ziemlich alles vergessen, wenn man nur genügend alt und senil wird und Alzheimer kriegt. »Ich werde dich für immer lieben!«, ist leicht gesagt. Doch was ist mit all den Geschichten von Demenzerkrankten, die sich in einem Pflegeheim neu verlieben, befreit vom schweren Ballast einer jahrzehntealten Beziehung?

»Wie kann ich die Liebe meiner Eltern wieder neu entfachen?«, fragte ich Jessica vor dem Einschlafen in der letzten Nacht ihres Wochenendbesuchs.

»Haben sie sich denn wirklich geliebt?«

»Ich glaube schon.«

»Bedingungslos geliebt?«

»Bedingungslose Liebe? Was soll das sein?«

»Eine Liebe ohne Anfang und Ende, ohne Maß, eine Liebe, die alle Fehler des anderen akzeptiert und auch die schlechten Seiten liebt, wie die Liebe einer Mutter zu ihrem Kind.«

»Das ist eine schöne Utopie, aber wirklich gibt's das doch gar nicht.«

Jessica ärgerte sich immer, dass ich bei praktisch jedem Gedanken ein »aber« anhänge. Aber für mich ist halt nichts absolut. Alles sollte man diskutieren und kritisch überdenken. Jede Theorie besteht so lange, bis sie widerlegt wird. Wahrscheinlich habe ich diese wissenschaftliche Haltung von meinem Mathematiker-Vater geerbt. Für Jessica gibt es da aber Sachen, die man nicht diskutieren kann.

»Bedingungslose Liebe ist Liebe ohne Aber!«

»Aber was ist dann zum Beispiel«, erwidere ich, unfähig, ohne »aber« zu antworten, »wenn man einen Unfall hat und sein Gedächtnis verliert? Amnesie, und schwupps, ist auch die Liebe vergessen. Oder wenn mein Partner mich missbraucht oder gewalttätig ist? Dann kann es doch gut sein, dass meine Liebe vergeht. Ich würde das sogar schwer hoffen!

Es gibt sogar Eltern, die ihre Kinderliebe über Bord werfen, wenn eine Schmerzgrenze überschritten wird.«

»Bei dir geht Liebe durch den Kopf, bei mir eben durchs Herz. Es ist wie mit der Musik. Das ist einfach da, ohne Anfang, ohne Ende.«

Das liebe ich so an Jessica. Wenn sie etwas mag oder sich für etwas begeistert, ist das ohne Wenn und Aber. Sie ist Filmkomponistin, hat als Pianistin mehrere Alben aufgenommen, und als Tochter von Musikern ist ihr das Talent schon in die Wiege gelegt worden.

Leider lag über Jessicas Abreise am nächsten Morgen eine Dissonanz durch unser nächtliches Zwiegespräch. Mir war jedenfalls klar, dass es so nicht weiterging mit unserer Fernbeziehung und mir diese ganze Situation über den Kopf zu wachsen drohte. Um aus meinem Kinderzimmer rauszukommen, war es Zeit, meine Eltern wieder zusammenzubringen.

Am Ende des Urlaubs meines Vaters fuhr ich mit Gretel in die Schweizer Alpen, um ihn abzuholen. Der Anblick der schneebedeckten Gipfel versetzte Gretel in Hochstimmung, und ich war voller Zuversicht. Doch als sie schließlich meinem braun gebrannten Vater gegenüberstand, reagierte sie erstaunt:

»Wer ist denn das?«

Mein Vater ging auf sie zu, um sie zu umarmen.

»Ich bin Malte, dein Mann.«

Gretel schüttelte verdutzt den Kopf.

»Ich versteh nicht ganz.« Sie zeigte auf mich. »Ich hab jetzt den hier.«

Wir lachten, und ich fragte: »Aber Gretel, wer ist denn dein Mann?«

»Duuu!«

Es stand also nicht besonders gut um die Wiedervereinigung meiner Schöpfer. Abends kochte mein Vater uns anschließend ein leckeres Essen. Und als er mit dem Geschirr in der Küche verschwunden war, stupste mich meine Mutter an und bemerkte: »Das ist aber ein Netter!«

Am nächsten Tag gingen wir auf die Wiese vor unserer Hütte mit herrlicher Aussicht auf einen See, dahinter Berge. Gretel war der Abhang zu steil und sie suchte meine Hand.

»Komm, Malte!«

»Ich bin dein Sohn David.«

»Und? Das gefällt dir nicht?«

»Doch, doch, das gefällt mir sehr.«

»Na also, dann ist doch gut …«

Wenig später saßen meine Eltern nebeneinander im Sonnenstuhl und hielten Händchen, wie es sich gehört. Es war der Beginn einer neuen Romanze, und mein Vater geriet ins Schwärmen: »So eine Art von Liebe habe ich noch nie erlebt, wir brauchen gar nichts sagen!«

Ich hatte meine Mission erfüllt! Das Raum-Zeit-Kontinuum war wieder hergestellt, und ich konnte mich meinem eigenen Leben zuwenden.

2. Impfung in anderen Umständen

Bei der Trauerfeier nach der Beerdigung meiner Mutter kam ich mit einer Frau ins Gespräch, die beim Pharma-Multi *Eli Lilly* arbeitete, der seinen deutschen Hauptsitz in Bad Homburg hat. Meine Mutter hatte eine Zeitlang jährlich dem amerikanischen Vorstandvorsitzenden des Unternehmens Deutschunterricht gegeben, um ihn auf seine Weihnachtsrede vorzubereiten. Die Pharmamitarbeiterin, die auch noch in den letzten Jahren Kontakt zu meiner Mutter hatte, erzählte mir, dass *Lilly* schon seit Längerem an einem vielversprechenden Alzheimer-Medikament arbeite, der Wirkstoff heiße *Solanezumab*. Es sei eine Art Impfung. Allerdings eine passive Impfung. Man rege nicht das Immunsystem an, selber Antikörper herzustellen, sondern spritze Antikörper als Serum. Diese würden die für Alzheimer typischen Eiweißablagerungen im Kopf binden und deren Abbau auslösen. Man sei schon in der finalen »Phase 3« der Zulassungsstudien und hoffe, es werde ein »Arzneimittel-Blockbuster«. Sie verriet mir auch, dass sie zwar von dieser Alzheimer-Antikörper-Therapie überzeugt sei, ihre Kinder aber nicht geimpft habe, wie offiziell empfohlen. Sie höre da lieber auf ihre Heilpraktikerin, die sich richtig gut auskenne und auch über Impfkomplikationen Bescheid wisse, was Schulmediziner gerne unter den Teppich kehrten. Eine impfkritische Pharmamitarbeiterin? Damals ahnte ich noch nicht, dass mich das Thema einmal brennend interessieren würde, und ich dachte nur: Was für ein märchenhafter Name: *Solanezumab,* und wie schade, dass diese Alzheimerimpfung für Gretel zu spät kommt!

In den nächsten Monaten bestand meine Trauerarbeit darin, den Film und das Buch über meine Mutter fertigzustellen. Es war ein großes Glück, dass ich Jessica kennengelernt hatte, denn sie war die ideale Komponistin für meinen Familienfilm. Durch die Erfahrung mit dem Tod ihres Vaters brachte sie großes Verständnis für meine Situation mit. Ihre Musik war zwar melancholisch angehaucht, aber voller Lebensfreude, und machte Mut. Ich hatte früher von einem Leben als Jazztrompeter oder Mundharmonikaspieler geträumt und mir schon immer eine Musikerin an meiner Seite gewünscht. Und mit einem Liebes-Lebens-Partner wie ihr war auf einmal alles Melodie in meinem Dasein! Was konnte es schöneres geben, als gemeinsam an Herzblutprojekten zu arbeiten? Wir genossen die besten Croissants der Stadt beim Franzosen gegenüber, sie lernte Cello, und ich versuchte tapfer, sie an der Gitarre zu begleiten. Durch das Dachfenster ihrer romantischen Maisonettewohnung konnte man die Sterne sehen, und wir genossen das Glück, verliebt zu sein. Von mir aus hätte es ewig so weitergehen können!

Jessica und ich hatten zwar noch alles andere als Familienplanung im Kopf, aber damals fragte uns eine Bekannte, ob wir uns denn Kinder wünschten. Wenn wir das vorhätten, sollten wir nicht erwarten, dass es auf Anhieb klappen würde. Sie wäre damit nämlich jetzt schon zwei Jahre lang beschäftigt. Auch meine 97-jährige Großmutter erinnerte mich regelmäßig an dieses Thema: »Nicht jeder muss Kinder haben, keine Frage. Aber wenn ihr euch Kinder wünscht, dann fangt bitte, bitte nicht zu spät damit an!« Sie sah mit Sorge, wie die Mütter heutzutage immer später ihre Kinder zur Welt brachten. Klar wollte ich noch mit meinen Enkelkindern Fußball spielen, aber Jessica und ich kannten uns ja noch nicht mal ein Jahr, und die Frage war erst mal, wo wir uns ein gemeinsames Leben aufbauen wollten. Jessica fand es eigentlich viel zu kalt und dunkel in Berlin, sie zog es zurück nach Kalifornien, wo sie die letzten sechs Jahre gelebt hatte. Ich fand unser Leben aber gerade eigentlich viel zu schön, um es drastisch zu ändern, und es war auch nicht so, dass die Hollywood-Studios bei mir Schlange standen. Bei einigen meiner Kollegen hierzulande hatte sich mittlerweile auch schon rumgesprochen, dass Jessica eine versierte Filmkomponistin ist, und so bekam sie immer mehr Anfragen und Aufträge für deutsche Produktionen. Zum Glück gabe es also gute Gründe, in Deutschland zu bleiben. Es war auch Zeit für mich, wieder ein neues Projekt auf die Beine zu stellen. Karrieretechnisch fühlte ich mich eigentlich noch nicht bereit, eine Familie zu gründen. War dieser Zeitdruck denn berechtigt?

Da fuhr ich dann doch lieber mit Jessica in den Urlaub. Wir hatten eine herrliche Zeit, und zurück in Berlin standen eines Tages auf einmal winzige gehäkelte Babyschuhe auf meinem Teller. Ich hatte mich schon gewundert, warum Jessica heute mehrmals ohne Erklärung nach draußen verschwunden war und an einem x-beliebigen Abend Kerzen angezündet hatte. Meinen fragenden Blick erwiderte sie mit einem feierlichen Lächeln.

»Heißt das, du bist ...«, stotterte ich.

»Wir sind fruchtbar«, folgerte sie strahlend und zeigte mir einen Schwangerschaftstest. Da waren zwei deutliche Striche sichtbar. Das hieß, er war positiv? »Stimmt das denn?« Jessica nickte, sie hatte schon zwei weitere Tests gemacht, um sicherzugehen. Bei aller Ungewissheit überwog bei Weitem das Glücksgefühl, und wir lagen uns mit Freudentränen in den Armen. Wenn wir so problemlos und schnell ein Kind zeugen konnten, musste es einfach passen! Einziger Wermutstropfen war für Jessica die Tatsache, dass wir uns, noch bevor sie bemerkt hatte, dass sie schwanger geworden war, nach der deutschen Festivalpremiere unseres Films kräftig einen hinter die Binde gekippt hatten. Dummerweise hatte Jessica sich obendrein noch eine Mittelohrentzündung eingefangen, für sie als Komponistin ein Albtraum. Sie nahm also Antibiotika, was sie normalerweise vermied. Und nun stellte sie sich vor, dass ihr Baby nach einer Alkoholvergiftung auch noch eine Chemotherapie aushalten musste! Sie haderte in diesen Tagen damit, ob sie die Packung, wie dringend vom Arzt geraten, wirklich noch zu Ende nehmen sollte. Bei jeder Tablette wuchs ihr schlechtes Gewissen. In diesen ersten Wochen der Embryonalphase gilt ein Alles-oder-nichts-Prinzip: Entweder die Schädigung durch die eingenommene Substanz ist so groß, dass es zu einer meist unbemerkten Fehlgeburt kommt, oder der Keimling trägt gar keine Schäden davon beziehungsweise kann sich wieder vollständig regenerieren. Zum Glück überstand unser kleiner Spross diese Anfangshürden. Doch um ihrem Kind nicht noch mehr zuzumuten, nahm sich Jessica von da an vor, umso vorsichtiger sein.

Die Liste der Dinge, auf die Jessica in der Schwangerschaft verzichten wollte, war erstaunlich lang: Rohmilchkäse, roher Schinken, roher Fisch, Räucherfisch, generell Buffet-Essen, vor allem Salatbuffets und nicht hartgekochte Eier. Hier ging es darum, gefährliche Bakterien und Salmonellen zu vermeiden. Kaffee ist zwar in Maßen für Schwangere erlaubt, aber Jessica verzichtete tapfer ganz darauf, auch wenn sie ihn unter allen Lebensmitteln am meisten vermisste. Beim Alkohol bestand nun null Toleranz für Jessica. Klassisches Käsefondue konnten wir jetzt leider vergessen und mussten uns mit Apfelsaft anstatt leckerem Weißwein begnügen.

Als ich ihr eines schönen Morgens einen Bio-Pfefferminztee ans Bett brachte, von dem ich gelesen hatte, dass er ein gutes Mittel gegen Übelkeit wäre, zögerte Jessica vor einem Schluck und zückte ihr Handy: »Das muss ich erst mal nachschauen.« Und tatsächlich: Pfefferminz sei nicht erlaubt, das sei »wehenfördernd«, genauso wie Salbei. »Dieser die Gebärmutter stimulierende Effekt kann im ungünstigsten Fall zur Fehlgeburt führen«, las sie mir von der Seite *Pfefferminztee. org* vor. Arme Schwangere im digitalen Informationszeitalter! Die Liste der in der Schwangerschaft bedenklichen Kräuter und Gewürze ist zu lang, um sie hier aufzuführen. Überall lauern versteckte Gefahren, und als ich dieser Tage einen Schreckensschrei hörte, stürzte ich, auf das schlimmste gefasst, ins Badezimmer. Dort fand ich Jessica, die panisch aus der Badewanne gesprungen war, nachdem sie die Packung des Badezusatzes studiert hatte. Ätherische Öle eines Entspannungsbades sind zwar theoretisch entkrampfend, aber können auch das Gegenteil bewirken und Frühwehen auslösen oder dem Ungeborenen schaden! Schöne Vorstellung: Man chillt gemnütlich im Wellness-Kräuterbad und plötzlich geht die Geburt los? Ich frage mich, wie gesund diese Flut von Warnhinweisen eigentlich ist für Schwangere, die ja auch keinen Stress haben dürfen, wie in Studien deutlich nachgewiesen wurde.

Unsere Mütter haben zwar kein Schwangeren-Yoga gemacht und nicht meditiert, lebten in vieler Hinsicht aber um Welten entspannter. Sie haben nicht auf Rohmilchkäse, Schinken oder Pfefferminztee verzichtet und sich keinen Stress wegen Handy- oder WLAN-Strahlung machen müssen. Sicherlich wurden Alkohol und Nikotin damals viel zu sehr verharmlost, aber der Zeitgeist ist mittlerweile derart fanatisch auf dem Gesundheitstrip, dass es schon wieder ungesund ist. Im Bio-Fenchel-Anis-Kümmel-Tee, den wir gerade dauernd trinken, ist irgendwas Giftiges gefunden worden, Lebkuchen ist neuerdings krebserregend, genauso wie Pommes, Chips und sowieso alles, was geröstet, frittiert und lecker ist.

Kein Wunder jedenfalls, dass Jessica nicht erfreut war, als ihre Frauenärztin im zweiten Schwangerschaftsmonat feststellte, dass ihr Impfschutz gegen Tetanus und Diphtherie aufgefrischt werden musste. Das hätte man eigentlich schon vor Beginn der Schwangerschaft bei einer Vorsorgeuntersuchung bemerken können, aber da war es der Ärztin nicht aufgefallen. Jessica hatte in den ersten Schwangerschaftsmonaten mit viel Unwohlsein zu kämpfen gehabt und ihr ganzes Leben schon sensibel auf Impfungen reagiert. Von der Doppelimpfung, die ihr die Frauenärztin nun dringend anriet, wollte sie eigentlich nichts wissen. Dieselbe Ärztin, die ihr Null-Toleranz bei Alkohol und Nikotin empfohlen hatte, wollte ihr jetzt diese Spritze mit Krankheitserregern verpassen? Dass es sich um einen »Totimpfstoff« handele, der in der Schwangerschaft unbedenklich sei, klang für Jessica nicht sehr beruhigend.

»Wir warten jetzt erst mal ganz entspannt das erste Schwangerschaftsdrittel ab«, versuchte die Ärztin sie zu beruhigen, »da gibt es die meisten Komplikationen. Und impfen dann gemütlich im zweiten Trimenon.« Ganz entspannt im zweiten Drittel der Schwangerschaft impfen? Da war die Ärztin bei Jessica an die Falsche geraten. Sie nutzte ihre Galgenfrist und begann sich zu informieren.

»Totimpfstoff, bist du sicher?«, fragte ich völlig unbedarft, als Jessica mir von ihrem Dilemma erzählte. »Klingt irgendwie ja nicht so toll.«

»Es gibt wohl auch Lebendimpfstoffe, aber die darf man in der Schwangerschaft nicht benutzen.«

»Lieber tot als lebendig? Haha! Na, die Ärztin wird es schon wissen.«

Verschwommene Erinnerungen aus dem Biologieunterricht kamen in mir hoch: Eine Impfung ist eigentlich eine absichtlich herbeigeführte milde Infektion, die dem Körper helfen soll, sich vor richtigen Erkrankungen zu schützen. Wie war das noch mit den Gedächtniszellen? Und Antikörper, Fress- und Killerzellen: Waren die jetzt gut oder böse? Meine grauen Zellen ließen mich im Stich!

Mitten in der Nacht fand ich Jessica im Bett sitzend auf ihr Smartphone starrend. Es war nicht die übliche Schwangerschafts- oder Baby-Site, sondern der Onlinezugang eines Koch-Instituts. Klar, dachte ich, Ernährung ist halt DAS Thema gerade. Für eine Kochschule oder Rezeptsammlung sah die Seite allerdings verdammt nüchtern aus. Und warum geht es da um Bakterien – ist das ein Artikel über Rohmilchkäse? Erst langsam kapierte ich, dass es sich beim *Robert Koch-Institut* um Deutschlands Bundesoberbehörde für Infektionskrankheiten handelt. Der Name geht auf Robert Koch zurück, einen Pionier der Mikrobiologie, der Bakterien und deren Rolle als Krankheitserreger erforschte.

Jessica las auf der Website des Instituts über Diphtherie, eine schwere Atemwegserkrankung, die noch in der ersten Hälfte des 20. Jahrhunderts eine Hauptursache für Kindersterblichkeit in Deutschland gewesen war. Die Erkrankungen waren aber nach dem Zweiten Weltkrieg stark rückläufig gewesen, und der letzte Todesfall bei uns durch eine eingeschleppte Diphtherie lag über zwanzig Jahre zurück und hatte zu keiner Verbreitung geführt. Warum musste sie sich ausgerechnet jetzt dagegen impfen lassen? Sie hatte ja auch nicht vor, nach Russland oder in die Ukraine zu fahren, wo es noch in den Neunzigerjahren große Ausbrüche gegeben hatte. Ähnlich überschaubar schien das Risiko einer Erkrankung an Tetanus, auch als Wundstarrkrampf bekannt. Für eine Infektion mit diesen Bakterien müsste sich Jessica eine tiefe, mit Erdreich verschmutzte Wunde zuziehen oder von einem Tier gebissen werden. Die Bakterien können auch nur wirklich gefährlich werden, wenn sie von Sauerstoff abgeschlossen sind, was in einer tiefen, für längere Zeit unbehandelten Wunde der Fall wäre. Jessica arbeitete aber nicht im Garten, wir lebten in einer Stadtwohnung mit ein paar Zimmerpflanzen. Und sollte sie aus irgendeinem Grund im Streichelzoo bei uns im Park von einem Tier gebissen werden, könnte sie sich immer noch im Krankenhaus akut mit einem Tetanusserum behandeln lassen.

Und was war auf der anderen Seite mit den Risiken dieser Impfung? Von ihrer Ärztin hatte Jessica da leider nichts erfahren. Blieb wieder das Internet als Informationsquelle. Doch hier öffnet man eine Büchse der Pandora. Schnell gerät man an Horrorvideos angeblich impfgeschädigter, schwerstens behinderter Kinder und paranoide Verschwörungstheorien – ideale Lektüre in der Schwangerschaft vorm Impftermin. Ein Impfstoff habe in der Regel nur ganz harmlose Nebenwirkungen wie eine lokale Hautrötung oder etwas Fieber, nur extrem selten komme es zu schweren Komplikationen. Aber Impfkritiker trauen den Angaben der Hersteller und Behörden nicht, die die Probleme absichtlich herunterspielen würden. Zu Jessicas Schrecken wird speziell vor aluminiumhaltigen Totimpfstoffen gewarnt. Und genau die soll man ohne Bedenken in der Schwangerschaft verabreichen?

Jessica saß in der Zwickmühle: Sollte sie auf ihren Bauch und die Mahnungen aus dem Internet oder auf ihre Frauenärztin hören? Mit einem mulmigen Gefühl trug sie das Rezept für den Impfstoff in die Apotheke und erkundigte sich nach der Verträglichkeit des Präparats in der Schwangerschaft. Der Arzneihändler schaute nach und erklärte ihr, dass der Impfstoff nicht bei Schwangeren untersucht worden sei und er deswegen da keine Empfehlung geben könne. Sie solle sich am besten an ihren Facharzt halten. Jessica bestellte den Impfstoff zwar, holte ihn aber erst mal nicht ab. Mehrmals verschob sie die Impfung bei der Frauenärztin, da sie erkältet war oder sich schlecht fühlte. Eigentlich hoffte sie, die Gynäkologin würde es irgendwann einfach vergessen. Aber die Schulmedizinerin blieb hartnäckig und bestand auf der Impfung, die auch für Schwangere von der Weltgesundheitsorganisation empfohlen werde. Es ginge ja nicht nur um sie, sondern vor allem um das Baby und die Gefahr von Neugeborenen-Tetanus. Neugeborenen-Tetanus? Ein Tetanusschutz sollte bei einer Geburt unbedingt vorhanden sein, das übertrage sich dann auch aufs Kind und schütze es vor Wundstarrkrampf. Das wirkte bei Jessica.

»David, ich kann das nicht alleine entscheiden«, wandte sich Jessica in ihrer Not wieder an mich, »es geht schließlich um unser gemeinsames Kind.«

Sie fühlte sich jetzt eigentlich rundum gesund, und wenn

man impfen wollte, war es ein günstiger Moment. Na gut, dachte ich: Aus der Nummer kommst du jetzt nicht mehr raus, du musst dich einbringen! Ich recherchierte Neugeborenen-Tetanus und schaute ein paar fürchterliche YouTube-Videos an. Nichts für zarte Nerven. Es schien mir zwar eher ein Problem in Entwicklungsländern zu sein, aber sicher ist sicher!

»Also ich würde auf die Ärztin hören«, beschwor ich daraufhin Jessica. »Der vertraust du doch sonst auch. Sie ist doch der Profi und Experte auf dem Gebiet.«

Schweren Herzens beugte sich Jessica ihrem Schicksal und ließ sich am Anfang des zweiten Schwangerschafts-Trimesters impfen. Und genau wie sie befürchtet hatte, wurde sie einen Tag später krank, und zwar heftig. Am laufenden Band musste sie sich übergeben – sie konnte sich nicht erinnern, sich jemals so elend gefühlt zu haben. Der aggressive Infekt fesselte sie zehn Tage ans Bett, und es brauchte drei Wochen, bis sie sich wieder erholt hatte. Natürlich machte Jessica sich größte Sorgen um das Kind in ihrem Bauch und ärgerte sich, dass sie nicht auf ihr Gefühl gehört hatte. Sie telefonierte mit ihrer Ärztin, doch die Medizinerin wiegelte ab und gab sich fest überzeugt, dass es da keinen Zusammenhang mit der Impfung geben könne. Die Symptome hätten schließlich erst anderthalb Tage nach der Impfung eingesetzt, das sei jetzt einfach ein böser Zufall gewesen. Jessica habe sich einen Magen-Darm-Infekt eingefangen, so was gehe ja um zurzeit, da müsse man jetzt halt durch. Doch Jessica leuchtete das nicht ein, schließlich hatte sie sich vor der Impfung völlig gesund gefühlt. Ich verbuchte die Sache unter »dumm gelaufen« und dachte: Immerhin war ihr Impfschutz jetzt aufgefrischt und unser Baby vor Wundstarrkrampf gefeit!

3. Natürliche Kopfgeburt

Gerade als sich Jessica nach der Impfung einigermaßen erholt hatte und wieder mobil wurde, bekam sie Schmerzen beim Laufen. Die Frauenärztin stellte vorzeitige Wehen fest, und wir fürchteten, unser Kind zu verlieren. Es war schrecklich. Die Schwangerschaft war eine schmerzhafte Qual geworden, aber Jessica wollte das Kind unbedingt weiter austragen, als Frühchen hätte es noch keine Chance gehabt.

Nachdem die Wehen wieder abgeklungen waren, hätte Jessica eigentlich einfach die Beine hochlegen müssen, um sich zu entspannen und Kraft für die Geburt zu tanken. Aber es fehlte noch das richtige Nest für unser Baby, das jetzt wieder auf gutem Wege war.

Schon zu Beginn der Schwangerschaft war es für Jessica ein Graus gewesen, das steile und enge Treppenhaus ihrer Wohnung im vierten und fünften Stock des Hinterhauses zu erklimmen. Dieser Nistplatz war nicht nur zu abgelegen, sondern auch recht eng. Die Wohnung hatte nur zwei Räume, die durch eine schmale, steile Wendeltreppe verbunden waren: ein Schlafzimmer, wo ich mir eine Ecke unterm Dach zur Schreibstube eingerichtet hatte, und das Wohn- und Esszimmer, was gleichzeitig Jessicas Kompositionsstudio war und wo ihr Flügel gerade so noch Platz fand. Klar, ein Neugeborenes würde man hier noch gut unterbringen können, aber ein Kinderzimmer war nicht drin. Mussten wir wirklich unser romantisches Liebesnest unterm Dach verlassen?

Die Wohnung, die wir dann fanden, war zwar riesengroß und repräsentativ, aber sie war auch sehr, sehr teuer! Okay, wir waren ja jetzt auch zu zweit, und Jessica hatte die letzten Jahre stetig verdient, aber würde sie als Mutter überhaupt noch so viel arbeiten können beziehungsweise wollen? Wirklich Zeit war dann aber auch nicht mehr zum Suchen. Ihr

Bauch hatte schon unwirkliche Dimensionen angenommen: Der vollschlanke Körper einer Frau, die einen Basketball verschluckt hat. Es wurde immer schwieriger für sie, sich zu bücken, um etwas aufzuheben. Dummerweise mussten wir aber jetzt noch umziehen, und das streng genommen gleich zweimal, da wir ja beide unsere Wohnungen aufzulösen hatten. Hätten wir uns mal die Vögel zum Vorbild genommen, die den Nestbau schon vor der Brutzeit abgeschlossen haben.

»Erschreck dich nicht«, erklärte sie mir in dieser Umzugsphase am Telefon, als ich für eine Lesung unterwegs war, »aber die Frauenärztin hat mir dringend Bettruhe verschrieben, der Gebärmutterhals hat sich zu stark verkürzt. Und sogar der Muttermund etwas geöffnet.« Sie musste dringend kürzertreten – ging auch nicht anders zwischen all den Umzugskartons. Aus der Bettruhe wurden dann acht Wochen.

Bei dem, was Frauen, die ein Kind austragen, alles durchmachen müssen, können wir Männer wirklich froh sein über unsere Nebenrolle. Aber an der Seite einer Schwangeren hat man auch keinen leichten Job. Jessica wurde auf jeden Fall nicht weniger launisch. Ihr das Baby, über dessen zunehmendes Gewicht sie dauernd klagte, einfach mal abzunehmen, war leider nicht drin. Und ihr Hygienefimmel, der sonst nur alle paar Wochen zum Vorschein kam, steigerte sich noch mal deutlich und wurde quasi chronisch. Man muss dazu sagen, dass ich aus einem Elternhaus komme, in dem Hygiene nicht großgeschrieben wurde. Zwar bin ich wohl schon deutlich weniger »antiautoritär« erzogen worden als meine große Schwester, die angeblich noch barfuß durch die Salatschüssel laufen durfte. Aber es war kein Verbrechen, mal mit dem Finger zum Schlecken ins Nutella-Glas zu langen. Das sah bei Jessica ganz anders aus. Sie wurde viel strenger erzogen, und ihrer Ansicht nach gehörte in jedes Marmeladenglas ein eigener Löffel.

Auch mit der Wahl der Nahrungsmittel wurde es schwieriger. Neben der Liste von Dingen, die Jessica nicht essen durfte, gab es noch eine andere Liste von Dingen, die sie nicht mehr essen wollte. Die kannte ich aber nicht. Auf einmal schmeckten ihr keine Oliven mehr. Dafür war sie scharf auf Gurken, aber bloß keine Gewürzgurken! Zwiebeln ja, aber nur noch gebraten bitte, auch im Salat. Ihr Geruch- und Geschmackssinn verstärkte sich. Aber es war nicht so, dass Jessica mehr genießen konnte, sondern viel mehr Abscheu und Ekel empfand als sonst. Schon kleinste Rauchschwaden vom Nachbartisch führten dazu, dass wir unseren herrlichen Sonnenplatz im Café verlassen mussten und die Stimmung in den Keller ging. Legte ich mich nachts neben sie, nachdem ich ein Bier getrunken hatte, was früher nie ein Problem gewesen war, seufzte sie jetzt: »Tut mir leid Schatz!«, und drehte sich weg. Dabei hatte ich mir extra intensiv die Zähne geputzt!

Hatte ich gehofft, wir könnten es uns nach dem Umzug gemütlich machen, war ich schief gewickelt. Jetzt galt es noch, den passenden Geburtsort zu finden. Mir wurde schwindelig bei dem Gedanken, schon wieder durch die Stadt zu fahren, um Kliniken und Geburtshäuser abzuklappern. In Berlin gibt es Dutzende Geburtskliniken und Geburtshäuser, und alle bieten Infoabende an. »Muss das sein?«, dachte ich und blickte mich in unserer freundlich hellen Altbauwohnung um.

»Hast du mal über eine Hausgeburt nachgedacht?«, fragte ich Jessica bei nächster Gelegenheit und stellte ihr einen beruhigenden Kamillentee vor die Nase.

»Hausgeburt? Spinnst du? Wenn da was schiefgeht?«

»Ist ja nur so ne Idee. In Holland ist das übrigens ganz normal.«

Da Jessicas Mutter in Holland geboren und aufgewachsen ist, dachte ich, das Argument könnte verfangen. Meine

»Schwiegermutter« lebte zwar schon lange in Deutschland, war aber mit dem Herzen in den Niederlanden zu Hause, ein Land, das ihrer Ansicht nach fast alles besser macht als Deutschland. Tatsächlich wusste ich von meinen Alzheimer-Recherchen und den Erfahrungen mit meiner Mutter, dass das kleine Nachbarland ein vorbildliches Gesundheits- und Pflegesystem hat und sich viel flexibler an den tatsächlichen Bedürfnissen und dem Stand der Forschung orientiert als wir. Da fand ich es interessant, zu erfahren, dass die Niederlande unter den Industrienationen die weltweit höchste Hausgeburtenrate haben. Dort finden zwanzig bis dreißig Prozent der Geburten in den eigenen vier Wänden statt. Bei Schwangerschaften mit geringem Risikopotenzial wird das auch staatlich gefördert. Demgegenüber werden in Deutschland lediglich ein bis zwei Prozent der Kinder zu Hause geboren. Frauen, die sich hierzulande zu einer Hausgeburt entscheiden, gelten eher als extrem und waghalsig.

Jessica war geprägt von den Erfahrungen ihrer Mutter, die ihre beiden Kinder per Kaiserschnitt zur Welt gebracht hatte, da die Ärzte ihr Becken für zu eng befunden hatten. Sie glaubt zwar rückblickend, dass die Mediziner damals nur »Geld verdienen wollten«, aber Jessica war trotzdem felsenfest davon überzeugt, dass sie ein ähnliches Schicksal ereilen würde wie ihre Mutter. Ihr Becken wirkte noch schmaler als das ihrer Mutter, und im Ultraschall zeichnete sich ab, dass unser Kind viel größer ausfallen würde als Jessica oder ihr Bruder bei der Geburt. »Ich bin mir zu neunzig Prozent sicher, dass es ein Kaiserschnitt wird«, stellte sie fest.

Für Jessicas Mutter waren die Geburten in der Klinik, wo sie mehrere Wochen verbringen musste, keine schöne Erfahrung gewesen. Anfang der Achtzigerjahre gab es auch noch wenige stillfreundliche Häuser. Im Gegenteil: Es wurde massiv für angeblich gesündere industriell gefertigte Babymilch geworben, die weniger durch Umweltgifte belastet wäre als Muttermilch.

Heute empfiehlt die Weltgesundheitsorganisation, Kinder mindestens ein halbes Jahr zu stillen, und rät, eine Kaiserschnittrate von zehn bis fünfzehn Prozent anzustreben. Für dreißig Prozent Kaiserschnittquote in Deutschland gebe es keine medizinische Rechtfertigung. Neben den Risiken einer Kaiserschnitt-OP und möglichen Komplikationen bei der Heilung gibt es klare Vorteile einer natürlichen Geburt. Ein Kind, das über den Geburtskanal auf die Welt kommt, nimmt viele mütterliche Mikroben auf, die den Aufbau einer eigenen Darmflora günstig beeinflussen, das Immunsystem prägen und das Risiko für Asthma und Allergien verringern.

Man ist sicherlich gut beraten, rechtzeitig sein Nest zu bauen und nicht hochschwanger auf den letzten Drücker einen Geburtsort zu suchen. Aber als ich mich mal nach Kitas in unserer Nähe umhörte, geriet ich doch ins Staunen: »Wie bitte? Sie haben ihr Kind noch nicht angemeldet?« Eigentlich das Erste, was man nach einem positiven Schwangerschaftstest tun sollte: sein Kind in spe auf die Kita-Warteliste setzen und zur Sicherheit schon mal eine Tagesmutter reservieren, weil man eh keinen Platz kriegt. Den Kinderarzt sucht man dann idealerweise schon vor der Zeugung!

Das Kind war zwar noch nicht da und würde winzig sein bei seinem Auftritt, aber die Baby-Basisausstattung, die ich glücklicherweise von Freunden übernehmen konnte, füllte einen großen Kombi mit umgeklappter Rückbank bis zum Beifahrersitz. Mit mehr Sachen war ich damals auch nicht nach Berlin umgezogen! Ein Bekannter von mir, der in diesen Tagen einen Blick in unser Kinderzimmer warf, fragte schmunzelnd, ob wir denn Drillinge erwarteten. Egal wie viel man erledigte oder besorgte, immer tauchte etwas neues auf.

Zwar hatten wir jetzt einen schönen klassischen Wiegenwagen, aber Freunde empfahlen uns dringend eine Federwiege, um das Kleine leichter zum Schlafen zu bringen. Das war schnell besorgt, aber wie zum Teufel sollte man das aufhängen bei unseren vier Meter hohen Decken!? Der Kinderwagenkauf zog sich über Monate und fühlte sich an, als wollte man ein Auto kaufen. Testhefte wurden studiert, mehrere Beratungsgespräche geführt, Freunde gelöchert. Die Preise gingen in Richtung Gebrauchtwagen. Eine neue weitaus bessere Waschmaschine inklusive Trockner wurde angeschafft. Und dann bissen wir uns an der Frage fest, für welchen Windeleimer wir uns entscheiden sollten.

Und wie würden wir es beruflich und finanziell hinkriegen mit dem Kleinkind? Die Idee war, sich Beruf und Familie möglichst gleichberechtigt aufzuteilen, aber schon unser Ungeborenes inklusive Haushalt schien ein Fulltime-Job für uns beide zu sein.

Irgendwann saßen wir dann auf gepacktem Klinikkoffer, und es kehrte etwas Ruhe ein, obwohl Jessica dauernd irgendwelche Wehen bekam. Wir waren abgebrühter geworden. Was hatte Jessica schon alles durchgemacht? Frühzeitige Wehen, Übungswehen, Senkwehen und was weiß ich was für Wehen.

Und dann kam endlich der errechnete Geburtstermin und es passierte … nichts! Ich hatte die Nummern von verschiedenen Taxiunternehmen und Krankentransporten rausgesucht und saß in den Startlöchern, doch das Baby dachte nicht daran zu kommen. Unsere Hebamme erklärte, es sei typisch, dass nach vorzeitigen Wehen und viel Bettruhe die Kinder eher übertragen werden, also der Geburtstermin überschritten wird. So saß Jessica schließlich noch zwei Tage überm Geburtstermin in ihrem Studio an der Musik für die Szene eines Fantasyfilms, in welcher der Held vor einem feuerspeienden Drachen fliehen muss: Von wegen sechs Wochen Mutterschutz!

Nun sollte Jessica zur natürlichen Geburtseinleitung all das tun, was sie vorher vermieden hatte. Es gab eine Fülle von Tipps aus den verschiedensten Bereichen: Treppen steigen, Spazieren, Nelkentee trinken, Ananas essen, warm baden. Bloß nichts Süßes mehr, denn dann wachse das Baby nur unnötig weiter und denke nicht daran, sich auf den Weg zu machen. Die Hebamme ermahnte Jessica, auch auf süßes Obst wie Weintrauben zu verzichten. Es sei an der Zeit, das überfällige Baby quasi auszuhungern.

Auch Sex sollte helfen. Mir war zwar schon immer klar, dass man als Mann eine Geburt verursachen kann – aber dass man sich auch als Auslöser beteiligen konnte, war mir neu! Sex stimuliere den Muttermund und Samenflüssigkeit enthalte das wehenfördernde Hormon Prostaglandine, welches auch in der medikamentösen Einleitung im Krankenhaus verwendet wird. Wir sollten uns beim Liebesspiel ruhig Zeit lassen, hieß es auch, da das sogenannte Kuschelhormon Oxytocin ebenfalls wehenfördernd sei. Alles leichter gesagt als getan mit einem kiloschweren Baby im Dauergepäck, aber allemal besser als stark abführendes Rizinusöl!

Eine knappe Woche später, noch bevor Jessica zu so einem Hardcore-Abführmittel greifen musste, setzten die Eröffnungswehen der Geburt dann endlich ein, pünktlich zu unserem Besuch der Kino-Premiere eines lärmenden Actionthrillers, für den Jessica einen düster-rockigen Score geschrieben hatte. Glücklicherweise begannen die Schmerzen erst beim Abspann. Als wir durch die Reihe gingen, um den Saal zu verlassen, stand der Regisseur gerade vorne und rief ins Publikum: »Guckt mal, da ist die Komponistin. Die geht jetzt ins Krankenhaus, um ihr Kind auf die Welt zu bringen!« Jessica bekam Standing Ovations, und ich konnte endlich mal diesen Witz machen: »Mal sehen, ob es ein Oscar oder eine Emmy wird ...«

Der allerallererste Geburtstag unserer Tochter war mit Abstand der längste Tag meines Lebens. Ich wusste ja, dass so was lange dauern konnte, aber bis die Fruchtblase endlich platze, war schon ein halber Tag vergangen und dann dauerte es noch mal zwölf Stunden, bis es losging. Eigentlich wollte Jessica ganz tapfer auf Schmerzmittel verzichten, aber als die Wehen über viele Stunden zu unerträglichen Qualen angewachsen waren, verlangte sie endlich nach einer PDA. Die Periduralanästhesie ist eine starke Betäubung, die oft bei Geburten eingesetzt wird. »Tut mir sehr leid«, erklärte die für uns zuständige Hebamme sanft. »Eine PDA können wir erst mal nicht legen, jetzt ist Schichtwechsel.« Schichtwechsel, jetzt, mitten in der Geburt? Da war nicht dran zu rütteln. Gerade an diese nette Hebamme gewöhnt, waren wir auf einmal alleine im Kreißsaal. Jesica war kreidebleich und zitterte wie Espenlaub.

Endlich kam wieder eine Hebamme, die aber freundlich erklärte, dass es für die PDA jetzt zu spät sei, dafür sei die Geburt schon zu weit. Für Jessica mit ihren Höllenqualen natürlich eine herbe Enttäuschung. Aber hieß das, es war Land in Sicht!? Die Hebamme erklärte, dass eine Geburt ohne PDA meist schneller verlaufe und man unter weniger Nachwirkungen zu leiden habe. Das »ungetrübte Geburtserlebnis« war allerdings in dem Moment nur ein schwacher Trost für Jessica.

»Nicht hecheln, lieber zischen wie ein Zug. Hecheln führt zu hyperventilieren«, wurde die Blut und Wasser schwitzende Jessica angeleitet, die das Gefühl hatte, einen knallharten Fußball zur Welt zu bringen. Kein Wunder, dass Wehen auf Englisch »labor«, sprich »Arbeit« heißen! Was hat sich die Evolution nur bei so einem dicken Menschenkopf gedacht? Im Vergleich zum Menschen haben Affen viel weniger Geburtsprobleme. Nach Forschermeinung liege das am aufrechten Gang, durch den unsere Weibchen ein schmaleres

Becken entwickelten, lange bevor das überdurchschnittlich große Gehirn von Homo sapiens entstand. Diese schrecklich schmerzhaften Geburten sind also der Preis dafür, dass wir so verdammt schlau geworden sind?

»Durchhalten! Jede Wehe ist eine Wehe weniger!«, versuchte ich Jessica mit einem schlauen Spruch zu helfen. Aber Jessica hörte mich gar nicht und stöhnte nur: »Ich weiß nicht mehr, wo oben und unten ist!« Der wertvollste Tipp für die Geburt war laut Jessica von meiner Großmutter gekommen, die ihr geraten hatte: »Vertraue, dass die Natur das von selber regelt mit der Geburt ...« Nicht *dagegen* zu arbeiten und zu verkrampfen, sondern einfach möglichst entspannt mitzugehen, diese Devise half Jessica ungemein. Trotzdem hatte sie immer wieder das Gefühl, zu zerbrechen, und schließlich schrie sie: »Wenn sie jetzt nicht kommt, dann sterbe ich!«

Da lächelte die Hebamme: »Das Köpfchen ist draußen!« Der Rest flutschte dann wie von selber einfach so hinterher – der Mensch ist wirklich eine Kopfgeburt! Und dann noch die Nachgeburt – flatsch! Und zwischen Blut und Schmutz das reine Wunder: Ein kleines Menschlein macht die ersten Atemzüge. Nie hatte ich etwas Schöneres gesehen als unsere Tochter, wie sie auf die Welt kam. Obwohl völlig ausgetrocknet, liefen uns die Freudentränen über die Wangen. Sogleich wurde das kleine Wesen auf den Bauch ihrer Mama gelegt, und mit zitternder Hand schnitt ich die Nabelschnur durch, dabei in Sorge, die Lebensader zu durchtrennen, die unser Kind die letzten Monate hindurch so gut ernährt hatte. Doch die Kleine war schon auf der Suche nach Mamas Brust. Verrückt, woher wusste sie, was zu tun ist? Jessica strahlte völlig erledigt, doch voller Glück, und wir blickten wie hypnotisiert auf unsere Zaria. Ihr Name bedeutet in der slawischen Mythologie »Morgenstern« und »Sonnenaufgang«. Die Himmelsgöttin Zaria bringt jeden Morgen die Sonne hervor. Und so ging mitten in der Nacht ein heller Stern für uns auf, der uns seitdem zum Strahlen bringt und noch viele, viele Nächte wachhalten sollte.

4. Rätselhafter Kindstod

Am dritten Tag nach der Geburt haben wir uns von den Strapazen einigermaßen erholt, und zum Glück nimmt unser Wonneproppen stetig zu. Nach ein paar Startschwierigkeiten hat sich Jessica mit dem kleinen Dauerkunden ihrer Milchbar gut eingependelt, und es steht nur noch eine Vorsorgeuntersuchung an, die wir in der Klinik mitnehmen wollen, bevor wir nach Hause fahren.

Zaria lässt sich von der Kinderärztin anstandslos abtasten, abhören sowie auf Beweglichkeit und Reflexe untersuchen. Sie bekommt einen Tropfen Vitamin K und wir kriegen eine Ration Vitamin D für zu Hause mit, inklusive einer Belehrung zur optimalen Schlafumgebung zwecks Vorbeugung des plötzlichen Kindstodes. Jetzt braucht es nur noch ein bisschen Blut für eine Standarduntersuchung, um auf verschiedene, angeborene Stoffwechselerkrankungen oder Hormonstörungen festzustellen. Ein kleiner Tropfen aus der Ferse würde reichen – doch die junge Fachärztin drückt die Füßchen vergeblich, findet keine geeignete Ader. Genauso wenig am Arm oder der Hand. Jetzt wird es der kleinen Zaria doch langsam unangenehm, und sie beginnt zu wimmern. Arme Ärztin, ich will nicht in ihrer Haut stecken: Einem Neugeborenen vor den Augen der Eltern Blut abzunehmen, ist kein Traumjob! Nachdem sie eine Weile lang vergeblich herumgepresst hat, sagt sie entschuldigend, sie habe leider noch keine gute Vene gefunden. Unser Kind schreit aber schon, als würde das Blut in Strömen fließen.

»Also, das sieht jetzt vielleicht ein bisschen krass aus«, entschuldigt sich die frischgebackene Fachärztin, »aber ich nehme am besten die Vene am Kopf, weil ich da am besten Blut abnehmen kann und nicht mehrmals stechen muss.«

Jessica will instinktiv dazwischen gehen, um ihr Neugeborenes zu schützen. Doch die Medizinerin reagiert streng, wir sollten das jetzt schnell hinter uns bringen. Ich beschwichtige Jessica und bringe sie dazu, sich mit dem Rücken zu uns zu setzen, um das grausige Schauspiel nicht mit ansehen zu müssen.

Schließlich sind wir zu dritt am Baby zugange: Ich versuche Zaria abzulenken, schneide lustige Grimassen und stecke ihr zur Beruhigung einen Finger zum Nuckeln in den Mund, eine Krankenschwester hält sie wie im Schraubstock fest, und die Ärztin geht mit der Spritze an den Kopf. Zack, die Nadel steckt und ist schnell aufgezogen, aber das Kind schreit wie am Spieß, und Jessica heult wie ein Schlosshund. Wieder einmal hatte sich ihr die Schulmedizin mit unbarmherzigen Spritzen nicht im besten Licht gezeigt.

In den ersten Wochen daheim, als unser Baby zwischen all dem Stillen und Schreien, Wickeln und Tragen endlich mal kurz schlummert, hab ich oft keine Ruhe: Schön, dass das Kind jetzt schläft – aber wird es auch wieder aufwachen? Ich schleiche besorgt um das Beistellbettchen herum, um Atembewegungen auszumachen. Die sind aber nur schwer zu erkennen bei dem winzigen Körper im Schlafsack. »Die meisten plötzlichen Kindstode treten im Schlaf und in den frühen Morgenstunden auf«, habe ich gelesen, und erst, wenn ich eine Handbewegung bemerke oder sehe, wie sich da irgendwas atmend hebt und senkt, bin ich beruhigt.

Doch auch wenn ich die Augen schließe, geben meine Gedanken keine Ruhe. Ich kann einfach nicht fassen, dass der plötzliche Kindstod in den Industrienationen als häufigste Todesursache bei Säuglingen gilt! Bis dato gibt es keine eindeutige Erklärung für dieses Phänomen. Laut statistischem Bundesamt sind 2012 in Deutschland 131 Kinder innerhalb des ersten Lebensjahres gestorben, ohne dass man eine Todesursache feststellen konnte. Es gibt zwar noch mehr Todesfälle von Säuglingen in der Folge von angeborenen Krankheiten oder Geburtskomplikationen wie Frühgeburten. Aber wenn ein Kind augenscheinlich gesund zur Welt gekommen ist, bleibt diese seltsam unbestimmte Gefahr.

»Plötzlicher Kindstod« – das klingt eher wie so ein veralteter Begriff aus dem Volksmund, nicht wie ein medizinischer Fachbegriff. Irgendwie schwingt beim »Kripptentod« düsteres Mittelalter mit. Wenn man die Kindersterblichkeit insgesamt betrachtet, erleben wir heute in Europa paradiesische Zeiten. Dem »Lexikon des Mittelalters« zufolge starben in dieser Zeit über die Hälfte aller Kinder vor ihrem 14. Lebensjahr. Erst im 19. und 20. Jahrhundert sank die Kindersterblichkeit für die breite Bevölkerung deutlich. 1870 starben nach einer Statistik im *Deutschen Ärzteblatt* im Deutschen Reich noch etwa 250 von 1000 Kindern, 1970 sind es in Deutschland nur noch 25 von 1000. Und in den letzten Jahren schwankt die Kindersterblichkeit (die man mittlerweile als Sterblichkeit bis zum fünften Lebensjahr definiert) bei uns zwischen drei und fünf Kindern auf 1000 Lebendgeborene. Dazu im krassen Kontrast sterben in Angola, einem der Länder mit der höchsten Kindersterblichkeit, fast 100 auf 1000.

Demgegenüber ist der plötzliche Kindstod, genauer definiert als plötzlicher Säuglingstod, extrem selten. 2013 starben daran 152 von 682 069 Kindern, was bedeutet, dass von 1000 Kindern etwa 0.2 betroffen waren.

Ist der plötzliche Kindstod so etwas wie ein unerklärliches Restrisiko, was uns hier mit unserem hoch entwickelten Gesundheitssystem bleibt? Ein Denkzettel, dass auch in unserer rationalen Zeit große Mysterien bleiben, wir den Tod nicht abschaffen können? Es gibt über 200 wissenschaftliche Thesen zu den Ursachen des plötzlichen Kindstodes. Ein gestörter Blutfluss zum Hirnstamm könnte dahinterstecken. So eine Mangelversorgung sei auch bei einem gesunden Baby unter Umständen schon durch ein seitliches Eindrehen des Kopfes in Bauchlage möglich. Als ich von dieser Theorie lese, muss ich sofort gucken, ob unser Baby mit eingedrehtem Köpfchen noch lebt. Diese Recherche ist nichts für schwache Nerven!

Die Maßnahmen zur Vorbeugung des plötzlichen Kindstodes, die einem von den Ärzten empfohlen werden, wirken nicht wie präzise wissenschaftliche Anweisungen, sondern eher wie eine hilflose Liste von Schlafverschlechterungsmaßnahmen: keine Decke, keine Mütze, kein Kissen, kein Kuscheltier, kein Nest (gepolsterte Bettumrandung), kein Fell. Wer möchte schon gerne so schlafen? Vor gemeinsamen Schlafen mit dem Baby im Bett wird gewarnt, man könne sich dabei auf das Kind legen und es ersticken.

Die Raumtemperatur solle man leicht unter 18 Grad halten, denn eine Überwärmung des Neugeborenen müsse unbedingt verhindert werden, da es seine Körpertemperatur noch nicht richtig regulieren könne. Man soll im Nacken und zwischen den Schulterblättern fühlen, ob das Kind warm ist, aber nicht schwitzt. Zum Glück haben wir gerade Sommer, denn zwei Drittel dieser plötzlichen Todesfälle passieren in den Wintermonaten mit der trockenen Heizungsluft.

Eine Rückenlage beim Schlafen senke das Risiko eines plötzlichen Kindstodes um vierzig Prozent. Aber wer schläft schon gerne auf dem Rücken? Eher eine Position für ein Nickerchen. In diesem Sinne besagt eine Theorie, dass Auf-dem-Rücken-Schlafen tatsächlich dadurch helfe, dass ein zu tiefes Wegschlummern verhindert wird.

Alles total übertrieben? In Großbritannien und den Niederlanden hat man diese Vorsorgemaßnahmen besonders vehement auch über Fernsehen und Radio verbreitet. Und dort hat man den plötzlichen Kindstod am stärksten reduziert. Die Niederlande haben die geringste Quote weltweit, was auf diese Aufklärungskampagnen zurückgeführt wird.

Ein Ruhepol in dieser unruhigen, dauerbesorgten Wochenbettzeit ist Jessicas Hebamme. Sie gibt Jessica ein Grundvertrauen, alles im Prinzip richtig zu machen. »Deine Milch ist erste Sahne«, lobt sie Jessica beim Wiegen des Kindes. Sie empfiehlt keinen bestimmten Stillrhythmus, sondern ermuntert zum Stillen nach Bedarf, was für Jessicas Gefühl genau das Richtige ist. »Mach es dir bequem. Wenn das Kind nachts alle ein, zwei Stunden kommt, leg es doch einfach neben dich. Auch wenn die Ärzte davon abraten.« Sie solle sich von all diesen Regeln nicht verrückt machen lassen. Solange wir nicht im Schlafzimmer rauchten oder uns betrunken auf das Kind legten, sei alles gut.

Etwas erstaunt bin ich darüber, dass die Hebamme von der Vitamin-D-Gabe abrät. Das sei potenziell krebserregend, und wir sollten lieber gucken, dass das Kind genug Sonne bekommt. Dann könne das Kind sein Vitamin D, was eigentlich ein Hormon ist, nämlich selber bilden. Am besten, wir stellten das schlafende Kind täglich mal auf den Balkon in die Sonne. Auch wenn dieser Tipp nicht medizinscher Standard ist, fühlte es sich richtig an. Wir hatten sowieso schon dauernd versäumt, diese Tropfen zu geben, und auch ein befreundeter Kinderarzt hatte mir gesagt, Vitamin-D-Gabe sei im Sommer nicht so wichtig.

»Und macht euch bloß nicht wegen der Impfungen verrückt«, beschwört uns die Hebamme. Der beste Schutz vor Krankheiten sei das Stillen und der Nestschutz.

Dieser Nestschutz wird auch Leihimmunität genannt. Ein Kind hat zwar bei der Geburt noch kein voll ausgebildetes Immunsystem, ist aber von der Mutter schon über die Plazenta mit schützenden Antikörpern ausgestattet worden. Durch die Muttermilch werden laufend weitere Abwehrstoffe übertragen. Indem die Mutter mit dem eigenen Immunsystem auf ihre Umwelt reagiert, kann sie einen perfekt auf die Lebensumgebung abgestimmten Baby-Cocktail zusammenstellen. Im Grunde handelt es sich beim Stillen durch das Übertragen von Antikörpern um eine passive Impfung: Der Körper wird nicht angeregt, selber Abwehrstoffe zu bilden, sondern diese werden zugeführt. Muttermilch ist also ein ganz famoses Serum. Eine Bio-Impfung!

Doch so begeistert unsere Hebamme von dieser Art der Immunisierung ist, so ablehnend ist sie gegenüber »künstlichen« Impfungen. Als Jessica ihr von den Komplikationen in der Schwangerschaft berichtet, reagiert sie empört: »Impfen in der Schwangerschaft? So was macht man doch nicht! Das ist doch Gift für den Körper!« Sie hält es für mehr als wahrscheinlich, dass Jessica durch die Impfung nicht nur schwer krank geworden ist, sondern auch die vorzeitigen Wehen und frühgeburtlichen Tendenzen darauf zurückzuführen seien. Die Frauenärztin habe fahrlässig gehandelt! Wie solle sich jemand wie Jessica mit Tetanus oder Diphtherie infizieren?

Das mit Neugeborenen-Tetanus sei Angstmacherei und habe sie in Deutschland noch nie erlebt. Auch kenne sie keine Kollegin, die das erlebt habe. Das sei vielleicht ein Problem in irgendwelchen Entwicklungsländern, wo Babys unter unhygienischen Bedingungen die Nabelschnur abgetrennt werde, aber nicht in einem deutschen Kreißsaal.

Ich sage es nicht offen, aber mir geht diese Anti-Schulmedizin-Haltung der Hebamme zunehmend auf den Wecker. Einigt euch doch bitte untereinander im Gesundheitswesen!

Was bringt es, wenn die Ärzte das eine und die Hebammen das andere erzählen? Hebammen werfen den Ärzten Kuschelkurs mit der Pharmaindustrie vor, und umgekehrt haben Hebammen bei den Medizinern den Ruf als esoterische Naturheilfanatiker. Eltern sitzen man zwischen den Stühlen. Keine Ahnung, ob all die homöopathischen Kügelchen, mit denen die Geburtshelferin hier anrückt, was nützen. Sei es für den Milcheinschuss oder die Haut des Babys – die Dinger kullern schon überall in der Wohnung rum. Ich halte Globuli ja gar nicht für wirkungslos, sondern bin überzeugt, dass es einen starken Placebo-Effekt gibt, wenn man an deren Wirkung glaubt!

»Also du hast dein Kind gar nicht geimpft?«, frage ich unsere Hebamme.

»Geimpft? Nein. Wieso auch? Ich will doch, dass meine Tochter gesund bleibt.«

Ihre Tochter sei ohne Impfungen viel seltener krank geworden als deren geimpfte Freundinnen. Die positive Wirkung dieses künstlichen Krankmachens sei streng wissenschaftlich gar nicht erwiesen. Das Ausbleiben oder generell der Rückgang von Krankheiten sei vor allem den Lebensumständen wie bessere Hygiene und bessere Ernährung zu verdanken. Notwendige Studien, in denen Geimpfte mit Ungeimpften verglichen würden, seien nie gemacht worden. Ich kann meinen Ohren nicht trauen: Gibt es wirklich wissenschaftliche Belege für diese grundlegenden Zweifel am Impfen? Bei Jessica schüttet die Hebamme natürlich Öl ins Feuer.

Als wir beim ersten Termin in unserer neuen Kinderarztpraxis, die wir bei uns in der Nähe gefunden haben, darauf hingewiesen werden, dass ab der sechsten Lebenswoche mit der Grundimmunisierung des Kindes begonnen werden könne, will Jessica erst mal keinen Impftermin ausmachen. Doch der Inhalt eines gelben Faltblattes über die anstehenden Impfungen gibt mir zu denken. Die Empfehlungen stammen von der Ständigen Impfkommission (STIKO), einem Expertengremium, das ans Robert Koch-Institut angeschlossen ist. Es ist eine Liste des Schreckens, wie die zehn biblischen Plagen. Von den meisten dieser Seuchen hab ich noch nie gehört: Diphtherie, Tetanus (Wundstarrkrampf), Haemophilus-influenzae-b, Hepatitis-B, Polio (Kinderlähmung) und Pertussis (Keuchhusten) sowie eine Extradosis gegen diverse Pneumokokkenbakterien und eine Schluckimpfung gegen Rotaviren. Puh! Ist das ein Medizinertest? Aber auch wenn mich der Umfang dieser »Grundimmunisierung« erstaunt, denke ich doch, dass es eine gute Gelegenheit ist, sein Kind auf einen Schlag vor so vielen Geißeln der Menschheit zu bewahren. Sozusagen sieben oder gar acht auf einen Streich!

»Was spricht denn dagegen, dass wir erst noch etwas abwarten?«, will Jessica wissen.

»Stell dir mal vor, sie fängt sich jetzt was ein, wogegen wir hätten impfen können!«

»Kennst du irgendjemanden, der eine dieser Krankheiten hatte?«

»Äh … Jetzt nicht direkt. Also mein Vater hatte mal Hepatitis, aber nicht B. Das war in Südamerika. Mmh. Ich glaube, meine Mutter hatte in ihrer Jugend Diphtherie gehabt, aber sicher weiß ich das nicht.«

Ich muss Jessica insgesamt schon recht geben, von den Infektionen, gegen die geimpft werden soll, scheint unsere Peergroup in Berlin jetzt nicht betroffen zu sein. Aber liegt das nicht gerade daran, dass wir so gut wie alle geimpft sind?

»Ich finde es einfach vermessen, dass wir glauben, hier besser Bescheid zu wissen als die Ärzte und all die Experten, die diese Impfempfehlungen machen«, halte ich Jessica bei nächster Gelegenheit entgegen.

Jessicas Antwort kommt nachts per Internetlink. Es ist ein herzzerreißendes Dokument, das Eltern online eingestellt haben, um auf den Impfschaden ihrer Tochter aufmerksam zu machen. »Rosa Maria wurde am 2. Januar 2006 gesund und mit normalem Gewicht und normaler Größe zwei Tage nach dem errechneten Termin geboren. Sie war ein gesunder Säugling und entwickelte sich normal«, berichtet die Mutter. »Als Rosa 6 Monate alt war, bekam sie eine Sechsfachimpfung plus Pneumokokken-Impfung und von diesem Tag an war nichts mehr wie vorher. Sie schrie fast 10 Stunden am Stück, ein schrilles Schreien, nichts konnte sie trösten. Gleichzeitig fieberte sie hoch bis fast 41 °C. Am nächsten Tag wirkte sie abwesend, stellte keinen Blickkontakt her und bewegte sich kaum.« Im angefügten Impfschadens-Gutachten heißt es: »Es wurde gezeigt, dass die Diagnose des Kindes Rosa Marie hier einzuordnen ist: frühkindlicher Hirnschaden mit Mehrfachsymptomatik, hierunter auch autistische Symptomatik.«

Das klingt zwar ganz furchtbar herzzerreißend, aber wer sagt, dass die Impfungen wirklich die Ursache für die Beschwerden waren? Vielleicht war der Impftermin nur der Auslöser oder es war Zufall? Diese Fragen wurden offenbar vor Gericht erörtert, wobei ich nicht rausfinden kann, ob der Impfschaden tatsächlich zur Anerkennung gekommen ist. Allgemeiner Konsens ist, dass gegenüber dem extrem geringen Risiko von Impfungen deutlich der Nutzen überwiegt, indem vor gefährlichen Krankheiten geschützt wird.

Meine Recherchen zeigen, dass Keuchhusten oder Pertussis (lateinisch für *starker Husten*) sich gerade wieder in Deutschland ausbreitet und gar nicht so selten ist. Jedes Jahr gibt es viele tausend Fälle, 2013 erkrankten etwa 12 000, Tendenz steigend. Jedes Jahr sterben auch Babys. Man kann die Bakterien zwar mit Antibiotika bekämpfen, aber das nützt nur in einem sehr frühen Stadium, denn die Giftstoffe, die von den Bakterien freigesetzt werden, sind nicht behandelbar. Wenn sich diese Giftstoffe im Hustenzentrum des Nervensystems ablagern, das bei Säuglingen ganz dicht am Atemzentrum liegt, besteht speziell die Gefahr, dass die Atmung aussetzt. Der sogenannte »100-Tage-Husten« gilt auch als Risikofaktor für den plötzlichen Kindstod. Das effektivste Mittel gegen diese hässliche Erkrankung sei eine Impfung – dürfen wir die unserer Tochter vorenthalten?

Die Keuchhustenimpfung, lese ich nach, ist so ein bisschen ein Stiefkind. Der alte Ganzkeimimpfstoff fiel durch häufige Nebenwirkungen wie starke Unruhe, Fieber und Schreiattacken auf, aber es gab auch schwerere Komplikationen mit Hirnbeteiligung. Die neue Generation dieser Impfung, bei der nur mit einem Teil des Erregers gearbeitet wird, sei zwar erheblich verträglicher, aber auch weniger wirkungsvoll. Sie schütze nur sechzig bis achtzig Prozent der Geimpften vollständig und müsse alle paar Jahre aufgefrischt werden.

Und was ist mit unserem eigenen Impfstatus? Ich bin erst vor ein paar Jahren gegen Keuchhusten geimpft worden, aber Jessica nicht. Leider gibt es keinen Einzelimpfstoff gegen Pertussis, sondern mindestens mit Tetanus und Diphtherie kombiniert. Doch davon hat Jessica nach ihrer Erfahrung in der Schwangerschaft die Nase voll. Es kann auch sehr gut sein, dass sie mal Keuchhusten hatte und das gar nicht so richtig gemerkt hat, weil das bei Erwachsenen meist harmlos verläuft. Leider bauen weder die Impfung noch die Erkrankung einen sonderlich verlässlichen Schutz auf, sondern man kann ein Leben lang immer wieder an Keuchhusten erkranken und muss die Impfung immer wieder auffrischen.

Jessica hat sich inzwischen schon auf die Kokonstrategie verlegt: also zu versuchen, dass unser Kind gar nicht erst in Berührung mit Erkrankten kommt. Beim leisesten Hüsteln eines Besuchs ist sie schon alarmiert und hält das Kind auf

Abstand. Jeder Gast wird nach dem Eintreten angehalten, sich erst mal die Hände zu waschen.

Während die Zeit vorbeirast und ich mich ärgere, dass wir den ersten Termin im Impfkalender schon verpasst haben, stoße ich auf eine amerikanische Studie von 2011, die in einem angesehenen medizinischen Fachjournal veröffentlicht wurde. Die Autoren der Studie, Neil Miller, ein Wissenschaftsjournalist, und Dr. Gary Goldman, ein Computerwissenschaftler, wollten herausfinden, warum in den USA, dem Staat mit der höchsten Impfrate weltweit, eine verhältnismäßig hohe Kindersterblichkeit besteht. Unter den Industrienationen ständen die USA an der Spitze, wo Kinder unter zwölf Monaten 26 Impfungen kriegen und die Kindersterblichkeit bei sechs Todesfällen von 1000 Lebendgeborenen liegt. Im Gegensatz dazu wird auf Japan oder Schweden hingewiesen, wo am wenigsten geimpft werde und Kleinkinder nur zwölf Impfungen kriegen und es nur zu drei Todesfällen auf 1000 Lebendgeburten komme. Die Autoren schlussfolgerten, dass »eine hohe statistisch signifikante Korrelation zwischen der steigenden Anzahl von Impfungen und einer steigenden Kindersterblichkeit besteht«.

O Mann, das wär's noch: Impfen erhöht die Kindersterblichkeit! Aber ist so eine These haltbar? Die Studie scheint nicht sonderlich fundiert zu sein, um zu diesem provokanten Schluss zu kommen. Ist die Kindersterblichkeit in den hoch entwickelten Ländern nicht extrem zurück gegangen in den letzten fünfzig Jahren, während die meisten dieser Impfungen erfunden und eingeführt wurden? Auch der allgemeine Rückgang vom plötzlichen Säuglingstod in den letzten Jahren scheint nicht für einen Zusammenhang zu sprechen, da mittlerweile nicht weniger, sondern mehr geimpft wird. Interessant ist, dass die Abnahme dieser ungeklärten Todesfälle einen geografischen Weg von Norden nach Süden zu uns nahm, von Skandinavien über England, Holland, Norddeutschland bis Süddeutschland. Warum sich der Kindstod auf dieser Reiseroute zurückgezogen hat, ist bislang ein Geheimnis.

5. Wie die Medizin auf die Kuh kam

Ein Regiekollege, der auf einem Bauernhof lebt und dessen beide Kinder als Hausgeburten zur Welt kamen, schüttelt den Kopf, als er hört, dass ich mich gerade mit Impfen beschäftige: »Das ist doch moderner Scheiß! Völlig unnatürlich und ungesund. Damit verdient doch nur die Pharmaindustrie!«

»Na ja. Ist das nicht ganz schön pauschal? Man hat ja schon im alten China geimpft.«

»Ehrlich? Und wie haben die das gemacht?«

»Äh ...«

Leider habe ich mich da noch nicht eingelesen, aber das Gespräch stößt mich an, etwas gegen diese Geschichtsvergessenheit zu unternehmen! Die Gegenwart ist auch so verwirrend und umstritten in dieser Sache, dass ich es als erholsam empfinde, den Blick in die unverrückbare Vergangenheit zu richten, in eine Zeit, als es noch weitaus größere Gefahren als Rohmilchkäse in der Schwangerschaft und Nebenwirkungen von Impfungen gab.

Als die Europäische Union 2012 dafür den Friedensnobelpreis bekam, dass in diesem Erdteil über fünfzig Jahre mehr oder weniger Frieden geherrscht hatte, dachte man natürlich an das halbe Jahrhundert davor mit seinen beiden Weltkriegen. Doch eigentlich hätte man auch den seuchengeschichtlichen Frieden feiern können, der in unseren Breiten eingekehrt war. Denn noch verheerender als alle Waffen der Weltkriege hatte ein unsichtbares Heer von Krankheitserregern durch die Lande gewütet und die Menschen ins Grab gebracht.

Vor hundert Jahren, als gerade der schrecklich zähe Erste Weltkrieg zu Ende ging, fegte eine Grippewelle um die Erde, die besonders junge Menschen ans Bett fesselte. Die ersten Berichte über ungewöhnlich hohe Opferzahlen kamen aus Spanien, die sogenannte Spanische Grippe war jedoch ein weltweites Phänomen, das nach neueren Schätzungen von Medizinhistorikern fast fünfzig Millionen Opfer forderte, also mehr als das Dreifache der fünfzehn bis siebzehn Millionen im Ersten Weltkrieg Verstorbenen. Vergleichbar war die Auswirkung dieser Schweinegrippe-Pandemie nur noch mit der großen Pest von 1348, die ein Drittel der Bevölkerung Europas ausgelöscht hatte. Damals wurden ganze Landstriche und Dörfer vom »Schwarzen Tod« verwüstet. Der Begriff Quarantäne kommt aus dieser Zeit und leitet sich von »quarantaine de jours«, auf Deutsch »vierzig Tage«, ab (schreibt der Historiker Hans Michael Kloth auf *Spiegel Online*) – solange mussten Schiffe im Hafen warten, wenn die Pest an Bord befürchtet wurde.

Ende des 18. Jahrhunderts war die Pest in Europa von den Pocken als gefährlichste Seuche abgelöst worden, die jährlich Hunderttausende dahinrafften, vor allem Kinder. Hauptsorge der Eltern damals war weniger, die Kinder vor einer Erkrankung zu schützen, als sie gut »durch die Pocken« zu bringen, lese ich im Begleitband einer seuchengeschichtlichen Ausstellung im Deutschen Hygiene-Museum Dresden. Diese Krankheit war keine plötzliche und unerwartete Katastrophe wie etwa die Cholera und die Pest, sondern eine voraussehbare Bedrohung, wie später die klassischen Kinderkrankheiten Masern, Mumps, Röteln und Windpocken. So schrecklich sie waren, gehörten die Pocken damals zum Alltagsleben der Familien. »Es ist nur ein Pockenkind« soll man in dieser Zeit einem Medizinprofessor aus Halle gesagt haben, als er sich bei einer Beerdigung über die Teilnahmslosigkeit der Trauergemeinde wunderte.

Charakteristisch für die Pocken, dessen Erreger erst viel später im 20. Jahrhundert als Virus identifiziert wurde, waren neben Glieder- und Kopfschmerzen sowie hohem Fieber und Schüttelfrost die Bildung eines juckenden Hautausschlags, der Eiterbläschen am ganzen Körper bildete, die schließlich verkrusteten. Die Sterblichkeit konnte stark variieren und je nach Virusstamm zwischen dreißig und neunzig Prozent liegen. Die Pocken waren so tödlich, dass Nachwuchs vielerorts erst wirklich zur Familie gezählt wurde, wenn er die »Blattern«, wie sie im Volksmund genannt wurden, überstanden hatte und somit geschützt war vor einer weiteren Ansteckung. Viele Menschen waren durch Pockennarben verunstaltet. Das sah zwar nicht schön aus, war aber eine Versicherung, nicht wieder zu erkranken.

Schon seit dem Altertum war das Phänomen der Immunität nach einer überlebten Pockenerkrankung bekannt. Gängiges ärztliches Mittel zur Prophylaxe war die Variolation (nach lateinisch *variola* für *Pocken*). Die Technik ist Jahrtausende alt und wurde schon im alten China angewandt. Dort zerrieb man den Wundschorf eines Pockenkranken, der die Krankheit überstanden hatte. Man versuchte das Material möglichst von einem Erkrankten zu gewinnen, der von einer milden Form der Pocken heimgesucht worden war, die weniger tödlich verlief als bei anderen Ausbrüchen. Im Prinzip handelte es sich also schon damals um eine Impfung mit abgeschwächten Viren, genauso wie bei den heute noch verwendeten Lebendimpfstoffen. Das Pockenpulver wurde in China durch die Nase geschnupft, im alten Indien ritzten Wanderpriester ihren Impflingen eine kleine Wunde, um dort das Wundschorfmaterial einzuführen.

Interessanterweise waren es nicht Mediziner, die diese Methode von Ost nach West und schließlich nach Europa importierten, sondern georgische Mädchenhändler. Um zu verhindern, dass die jungen Frauen, mit denen die Harems beliefert wurden, starben oder durch Pocken entstellt wurden, hatte man sich im Orient die Variolation abgeguckt und kultivierte sie im Nahen Osten. Durch die Behandlung, die in den Händen kundiger Frauen lag, konnte einer Entwertung der »Ware« durch Pockennarben vorgebeugt und die Mädchen zu höheren Preisen verkauft werden, um sie vor allem in Persien und in der Türkei zu prostituieren. Einige geschäftstüchtige Frauen boten die Variolation schließlich auch in Konstantinopel an. Von dort verbreiteten italienische Ärzte dieses Wissen weiter in Europa. Man kann auf die Pharmaindustrie soviel schimpfen wie man will – der Kommerz ist doch immer wieder Motor des Fortschritts. Zum Durchbruch verhalf der Variolation aber vor allem der mutige Einsatz einer Frau aus England.

Lady Mary Montagu, Tochter eines Herzogs, muss für ihre Zeit eine moderne, emanzipierte Frau gewesen sein. Gegen den Willen ihres Vaters hatte sie den Bruder einer Brieffreundin geheiratet und die Laufbahn als Schriftstellerin eingeschlagen. Sie folgte ihrem Mann, was für Frauen damals untypisch war, nach Istanbul an den Osmanischen Hof, wohin er als Botschafter berufen worden war. In einem ihrer Briefe aus Konstantinopel berichtete sie von der Pockenimpfung durch Einpfropfung, was auch Inokulation genannt wurde. Sie wusste, dass die Pocken keine Gnade vor der Aristokratie kannten. Ihr jüngerer Bruder war an den Pocken gestorben, und auch sie selbst hatte die Erkrankung nur mit Glück überstanden. Nach der Geburt ihres zweiten Kindes in Istanbul ließ sie ihren beiden Kindern Pockenwundmaterial einpfropfen. Als die Kinder dies gut überstanden hatten und sie wieder nach England zurückgekehrt waren, versuchte sie diese Impftechnik weiterzuverbreiten. Dabei galt es, viel ärztlichen und kirchlichen Widerstand zu überwinden, der die Variolation als gefährlich oder unchristlich abkanzelte.

Doch Lady Montagu hatte gute Beziehungen, und als sie sich der Prinzessin von Wales mitteilte, leuchtete der späteren Königin von England die Idee der Variolation ein. Zunächst testete man das Verfahren an zum Tode verurteilten Verbrechern, damals die üblichen Versuchskaninchen für neue medizinische Methoden. Als dies gutging, folgten weitere Versuche auch mit Waisenkindern. Und als schließlich König George I. seine Enkel impfen ließ, sprang der Funke über, und die Variolation begann sich in England zu verbreiten

Auf dem europäischen Festland wurde die Methode allerdings skeptisch aufgenommen. Zum Leidwesen des französischen Schriftstellers und Philosophen Voltaire, der sich in einem Brief für die Variolation begeisterte: »Die Türken, die vernünftige Leute sind, übernahmen diese Sitte bald darauf; und heute gibt es keinen Pascha in Konstantinopel, der nicht seinem Sohn und seiner Tochter die Pocken gibt, indem er ihnen einen Nebenherd einsetzen lässt.« Er pries die Fortschrittlichkeit der Briten an und rechnete seinen Landsleuten vor, dass 20 000 von ihnen im Jahr 1723 überlebt hätten, wären sie einer Variolation unterzogen worden.

Die Inokulation war allerdings keineswegs harmlos, auch wenn man Pustelmaterial von nur mild Befallenen benutzte, denn der in seiner Wirkung nicht zu kontrollierende Lebendimpfstoff löste nicht selten echte Pocken mit schwerer Haut- und Hirnbeteiligung aus, was zu bleibenden Schäden führen konnte – ein bis zwei Prozent der geimpften Kinder starben. Man hatte dabei auch keinen blassen Schimmer, was eigentlich passierte, denn noch lag die Welt der Mikroben völlig im Dunkeln. Immerhin war aber die Sterblichkeit bei dieser Infizierung, die auch »künstliche Blattern« genannt wurde, deutlich geringer als nach einer echten Pockenerkrankung. Aber so eine Verabreichung von Pockenerregern konnte auch derart aus dem Ruder laufen, dass es zu weiteren Infizierungen kam und schlimmstenfalls sogar eine Pocken-Epidemie in einem Ort ausgelöst wurde. Um Letzteres zu vermeiden, mussten die Geimpften isoliert werden, sodass die Variolation überhaupt nur für gesellschaftliche Eliten in Betracht kam, die dafür die räumlichen Möglichkeiten hatten.

Auch der nächste fortschrittliche Impuls kam aus England. Der 1749 geborene Edward Jenner arbeitete als Wundarzt, was damals eine rein handwerkliche Ausbildung war. Er wusste von der Landbevölkerung, dass Personen, die mit Kühen arbeiteten, auffällig selten an Pocken erkrankten. Von einem Viehzüchter erfuhr er, dass wohl eine Ansteckung mit den für Menschen harmlosen Kuhpocken zu diesem Schutz führte. Als sich eines Tages eine junge Melkerin in Jenners Praxis einfand, um einen Hautausschlag auf ihrer Hand untersuchen zu lassen, diagnostizierte der Arzt Kuhpocken, und die Frau bestätigte die Erkrankung eines ihrer Tiere. Jenner witterte seine Chance: Konnte er den wissenschaftlichen Beleg für einen wirkungsvollen und sicheren Schutz vor der grässlichen Pockenseuche erbringen? Doch um die Menschheit zu überzeugen bedurfte es eines wagemutigen Schrittes. Jenner suchte eine geeignete, noch nicht an Pocken erkrankte Versuchsperson. Er fand sie in James Phipps, dem achtjährigen Sohn seines Gärtners.

Am 14. Mai 1796 begann Jenner sein gewagtes Experiment, das man heute als unethisch bezeichnen würde: Er entnahm der Melkerin etwas Eiterflüssigkeit aus einer ihrer Kuhpockenpusteln und träufelte sie in eine kleine Wunde, die er dem Jungen in den Arm geritzt hatte. Der so infizierte

James entwickelte wie erwartet ein paar Tage später leichtes Fieber und grippeähnliche Symptome. Doch schon nach gut einer Woche hatte sich der Junge wieder von den Kuhpocken erholt. Am 1. Juli ging Jenner dann aufs Ganze und verabreichte James Wundmaterial von echten Pocken eines infizierten Menschen.

Jenner war selber gerade Vater geworden, und ihm muss ein Stein vom Herzen gefallen sein, als klar wurde, dass die Pocken dem kleinen Jungen nichts anhaben konnten. Er nannte sein Verfahren Vakzination (von lateinisch *vacca* – Kuh) und ging als Vater der modernen Impfung in die Geschichte ein. Ihm wird nachgesagt, dass noch nie die Arbeit eines einzelnen Menschen so viele Leben gerettet habe wie seine Vakzination.

So weit die offizielle Schreibweise. Wenn man aber bei bestimmten Impfkritikern nachliest, bekommt das ruhmreiche Bild von Edward Jenner Risse. So schreibt Martin Hirte in seinem Buch »Impfen Pro & Contra«, Edward Jenner habe auch seinen eigenen Sohn geimpft, der daraufhin eine schwere Behinderung entwickelt habe und schon mit 21 Jahren gestorben sei. Die Geburtsstunde der Impfung wird also schon von einem schweren Impfschadensfall überschattet? Als ich im Anhang des Buches nachschlage, wo Martin Hirte sorgfältige Quellenangaben macht, stoße ich bei der Geschichte zu Jenner nur auf den Verweis zu einem anderen impfkritischen Buch, nämlich »Impfen. Das Geschäft mit der Angst«. Auch in diesem Buch von Gerhard Buchwald wird die Geschichte von Jenners impfgeschädigtem Sohn kolportiert, allerdings ohne Quellenangabe. Laut Buchwald ist sogar noch genaueres bekannt über Jenners »andere Seite«. Er soll kurz vor seinem Tod von Zweifeln geplagt worden sein, ob er wirklich etwas Gutes und nicht doch etws Furchtbares geschaffen habe. Und auf auf der Internetseite www.impfen-nein-danke.de gibt es sogar ein Zitat live von Jenners Sterbebett: »Ich weiß nicht, ob ich nicht doch einen furchtbaren Fehler gemacht und etwas Ungeheuerliches geschaffen habe.« Bei dieser Geschichte will ich jetzt doch mal genauer wissen, ob da was dran ist oder ob es sich um reine Propaganda handelt.

Ich nehme Kontakt mit dem Vorsitzenden des Edward-Jenner-Museums in Edinburgh und einem Professor für Medizin aus Bristol auf, der ein Standardwerk zur Geschichte der Pocken geschrieben hat. Ihnen zufolge hat sich die Sache so zugetragen: Jenners ältester Sohn, der ebenfalls Edward hieß, hatte schon von Geburt an geistig-körperliche Einschränkungen und wurde nie vakziniert, sondern mit einem Jahr einer Variolation unterzogen, sprich ihm wurden Pocken inokuliert. Edward Juniors Hauslehrer starb an Tuberkulose, nachdem er sowohl Edward Jr. als auch dessen Mutter angesteckt hatte. Beide starben an TB, Edward Jr. mit 21 Jahren. Schon damals vermuteten Impfkritiker eine Verbindung zwischen Tuberkulose und Vakzination, weil Rinder Träger von TB sind und sich Menschen über die Milch von infizierten Kühen anstecken können. So wurde der Vakzination vorgeworfen, Tuberkulose zu übertragen, und als Jenners Sohn starb, kam das Gerücht in die Welt, er sei an den Folgen der Impfung gestorben – obwohl er gar nicht mittels Kuhpocken geimpft worden war. Es war Jenners zweiter Sohn Robert, der bekannterweise mit einem Jahr von seinem Vater vakziniert wurde, der aber dadurch keinen Schaden davontrug und ein hohes Alter erreichte.

Das Zitat auf dem Sterbebett ist den britischen Jenner-Experten völlig neu und extrem unwahrscheinlich angesichts eines Mannes, der völlig überzeugt von seiner Entdeckung in seinem Garten einen »Tempel der Vakzine« gebaut hatte, wo er noch bis an sein Lebensende kostenlos die Armen impfte.

Es kann also vielmehr gut sein, dass Jenner noch kurz

vorm letzten Atemzug sagte: »Mist, jetzt hätte ich aber gern noch jemanden geimpft!«

6. Nudging

217 Jahre nach der Geburtsstunde der modernen Impfung und den ersten Streitereien um Nebenwirkungen hält Jessica liebevoll unsere knapp viermonatige Tochter Zaria im Arm. Selig schaut sie auf das unschuldige Baby mit den gesunden, dicken Pausbacken. Jessica braucht zum Glück keine Angst mehr vor den Pocken zu haben, die 1980 von der Weltgesundheitsorganisation für ausgerottet erklärt wurden. Auch die meisten anderen schlimmen Infektionskrankheiten sind zu einer theoretischen Gefahr geschrumpft. Trotzdem ist ihr Blick mit Sorge gefüllt, als sie zu mir aufschaut: »Ich hab solche Angst, dass die Ärztin ihr heute diese Sechsfach-Impfung verpasst. Die machen jetzt sogar schon achtfach, hab ich gehört!«

»Der Vorteil von diesen Kombinationsimpfstoffen ist halt, dass man sich viele einzelne Pikser sparen kann und auch nicht dauernd zum Arzt muss.«

»Aber es ist doch völlig abnormal, das kleine Kind mit so vielen Krankheitserregern auf einmal zu traktieren.«

»Weißt du, mit wie vielen Erregern die Kleine in Berührung kommt, wenn du sie hier auf den Teppich setzt? Oder wenn sie im Flur bei unseren Schuhen rumkrabbelt?«

»Kann ja sein, dass da viele Bakterien sind, aber bestimmt keine Erreger von Kinderlähmung, Diphtherie oder Wundstarrkrampf und was weiß ich alles.«

»Man muss ja nicht gleich achtfach impfen, da geht bestimmt auch weniger.«

»Allein schon der Gedanke, diesem kerngesunden Baby etwas anzutun, tut mir weh.«

»Keine Angst, noch gibt es in Deutschland keine Impfpflicht«, antworte ich beschwichtigend, wobei ich bemerke, dass es wie eine Drohung klingt.

»Ich wollte auch nicht, dass Zaria Blut abgenommen wird gleich nach der Geburt, und es ist trotzdem passiert.«

Ich blicke in ihr müdes, bleiches Gesicht und denke: Arme Jessica! Wie sie sich aufopfert, alles gibt, damit es der Kleinen gut geht. Nachts ist sie immer noch alle ein, zwei Stunden am Stillen. Es tut mir richtig weh, sie aus dieser geschützten Umgebung zu reißen. Es ist ja auch anstrengend, mit dem Kind dauernd zu diesen Vorsorgeuntersuchungen zu rennen.

»Wie wär's denn«, schlage ich vor, »wenn ich mit der Kleinen zum Arzt gehe und du dich mal ausruhst?«

»Wie bitte?! Meinst du, ich kann dann schlafen? Am Ende wird das Kind noch geimpft, und ich bin nicht da!«

»Keine Panik! Ich lass Zaria bestimmt nicht gegen deinen Willen impfen!«

»Aber vielleicht passt du nicht auf, und schwupps ist es passiert! Die kennen da nix.«

Wenig später sind wir unterwegs zur Kinderarztpraxis. Während ich versuche, Schritt zu halten, schiebt Jessica energisch den Kinderwagen durch die Hasenheide, einen Stadtpark direkt gegenüber von uns, der ebenso gut auch »Haschisch-Heide« heißen könnte. Die Dealer stehen praktisch an jeder Ecke. Gerade laufen wir an zwei dieser Typen vorbei, die ihre zwielichtigen Geschäfte im Unterholz abwickeln.

Nach fünfzehn Jahren in Kreuzberg sind für mich die ganzen Alkis, Penner und Drogenverkäufer zwar Normalität geworden. Aber mit Kind ändert sich der Blickwinkel. Auf den letzten Metern zur Kinderarztpraxis passieren wir die

Schwulenclubs *Ficken 2000* und *Triebwerk,* und ich bin heilfroh, dass unsere Tochter noch nicht lesen kann!

Die Vorsorgeuntersuchung läuft glatt. Hellhörig werde ich nur, als die Kinderärztin fragt, ob unser Kind schon durchschlafe.

»Gibt es denn Kinder, die in dem Alter durchschlafen?«

»Na ja«, erklärt die Ärztin mit Bedacht, »die meisten wachen noch alle drei bis vier Stunden mal auf, das ist normal.«

»Aber Zaria wacht alle ein bis zwei Stunden auf«, bemerkt Jessica entrüstet.

»Der Schlaf ist in den ersten vier bis sechs Monaten noch mehr oder weniger chaotisch. Aber dann sollte man wirklich anfangen, da einen Rhythmus reinzubringen, der für alle Beteiligten erträglich ist.«

Die Kinderärztin ist uns sympathisch. Sie steht schon kurz vor ihrer Pensionierung und strahlt so eine natürliche Weisheit aus. Sie reagiert gelassen, als Jessica erklärt, sie wolle unser Kind noch nicht impfen. Doch das erhoffte Impfaufklärungsgespräch findet leider nicht statt. Die Ärztin hätte zwar Zeit zum Impfen, aber nicht zum Reden. Wieder kriegen wir das gelbe Faltblatt vom letzten Besuch in die Hand gedrückt. Ich muss mich wohl an eine andere Adresse wenden.

Ein paar Tage später radele ich früh morgens durch die Stadt und genieße trotz regem Verkehr die Ruhe in meinem Kopf. Letzte Nacht habe ich mich mehrere Stunden von meiner Tochter anschreien lassen, die es gar nicht schön fand, anstatt ihrer kuscheligen Mama ihren bärtig piksigen Vater vorzufinden, der nichts weiter zu bieten hatte als eine Nuckelflasche.

Ich fahre unter Bahngleisen hindurch, vorbei an Plakaten mit der Überschrift »Deutschland sucht den Impfpass«, und bin unterwegs zur »Nationalen Impfkonferenz«, die bei uns um die Ecke in Berlin-Schöneberg veranstaltet wird. Die

Bundesregierung hat diesen Kongress einberufen, um gegen die wachsende Impfmüdigkeit der Bevölkerung vorzugehen. Eigentlich ist nur Fachpublikum angesprochen, aber vielleicht finde auch ich hier nützliche Argumente.

»Solche Impfkampagnen mit Plakaten und Werbung sind nicht rausgeschmissenes Geld«, hält Ortwinn Renn, Hauptredner der Impfkonferenz, den Zuhörern im großen dicht besetzten Saal vor und hat dabei spürbar Lust an der Provokation. »Aber Sie sollten wissen, damit kriegen Sie niemanden der Skeptiker dazu, seine Meinung zu ändern. Keinen!« Das Publikum besteht vor allem aus Ärzten und Mitarbeitern des Gesundheitssystems.

»Was Sie damit erreichen, ist, dass diejenigen, die ohnehin das glauben, was sie sagen, noch mal bestärkt werden. Das ist nicht falsch.«

Professor Ortwinn Renn ist Soziologe und international anerkannter Risikoforscher, der in seinem Vortrag Anregungen gibt, wie sich die Impfquote in Deutschland erhöhen lasse. Ein klein wenig mulmig fühle ich mich in den Reihen der Gesundheitswächter, denn bestimmt bin ich hier das einzige Elternteil, das sein Kind nicht nach medizinischem Standard hat impfen lassen. Der Verband der Kinder- und Jugendärzte fordert offiziell schon eine Impfpflicht für Kinder.

»Wir haben heute eine Lebenserwartung in Deutschland, die bei den Mädchen inzwischen bei fast 82 Jahren liegt, bei den Jungen bei 78. Das ist eine erstaunliche Leistung für eine Gesellschaft, die noch vor 150 Jahren nicht mal die Hälfte dieser Lebenserwartung aufzeigen konnte.« Diese Erfolgsgeschichte sei vor allem auf verbesserte Hygiene, technischen Fortschritt in der Medizin, gesündere Ernährung und die Sozialpolitik zurückzuführen. »Also die Tatsache, dass alle diese Errungenschaften nicht nur für die Elite, sondern im Prinzip für jede Frau und jeden Mann zugänglich sind. Könige und Fürsten haben immer schon relativ lange gelebt. Der Rest nicht.« Natürlich gebe es gerade bei der medizinischen Betreuung auch heute noch Ungleichheit. »Aber im Prinzip sind diese Leistungen für alle da. Und es gibt keinen Zweifel daran, dass die sehr starke Erhöhung der Lebenserwartung in allen OECD-Ländern auf medizinische Verbesserungen zurückzuführen ist. Und Impfen gehört dazu.«

Hohe Durchimpfungsraten seien für die Volksgesundheit sehr erstrebenswert, aber auch für den Einzelnen zeigten die Daten, dass es wesentlich gefährlicher sei, sich nicht impfen zu lassen, als zu impfen. »Die Risiken der Nebenwirkungen, die zu schweren Erkrankungs- oder gar Todesfällen führen, sind bei Impfungen um den Faktor 10 bis 10 000 geringer als die Risiken einer impfpräventablen Erkrankung. Die Zahlen sind deutlich, die Datenlage klar. Aber warum wird das von vielen Menschen in der Bevölkerung nicht so gesehen?« Rund ein Drittel der Deutschen sehe das Impfen skeptisch. Sie lehnten das Impfen nicht ab, seien aber vorsichtig und fragten: »Na ja, ist denn diese oder jene Impfung sinnvoll?« Richtige Impfgegner würden je nach Umfrage nur einen geringen Teil der Bevölkerung ausmachen. »Allerdings, was vielleicht etwas irritiert: Wenn wir fragen, wer diese ein bis drei Prozent eigentlich sind, dann stellen wir fest, dass es eher die Hochgebildeten sind. Meist obere Mittelschichten, die in der Regel in urbanen Zentren leben. Das sind hochgebildete Leute, die kennen die Daten wahrscheinlich besser als viele von Ihnen, interpretieren sie nur völlig anders, weil sie mit einer anderen Grundeinstellung herangehen.«

Ein Großteil der Deutschen sei sowieso schon überbesorgt: 78 Prozent glaubten, ihr Leben sei insgesamt riskanter und gefährlicher geworden als früher. Aber der Risikoforscher weist darauf hin, dass es, statistisch gesehen, praktisch in allen Bereichen nur Rückgänge gebe: weniger Unfälle, Kriege und gesundheitliche Bedrohungen. Renn nennt es das Risikoparadox: Wir fürchten uns vor dem Falschen.

Ein Hindernis dabei, die wahren Risiken des Lebens zu erkennen, liege im kausalen Denken. »Je komplexer Zusammenhänge sind, desto häufiger versagt unsere Intuition über Kausalität. Wenn ich mein Kind impfen lasse, und einen Tag später hat es Fieber, dann sage ich: ›Ist das wirklich notwendig, dass ich meinem Kind das zumute?‹ Die impfpräventable Krankheit ist weit weg. Wir kennen das von vielen anderen Bereichen. Denken Sie an Raucherprävention. Wenn Sie Jugendlichen sagen: Ihr kriegt später Krebs, lachen die und rauchen weiter. Wenn Sie sagen: Das gibt Pickel im Gesicht, dann denken sie nach.«

Ein weiterer Punkt, der Menschen vom Impfen abhalte, sei die Kausalitätenverursachung. Impfungen als aktiver Eingriff stünden Krankheiten gegenüber, die man als Schicksalsschlag wahrnimmt. »Ich interveniere in den Körper meines Kindes, und wenn ich ihm dadurch Leid zufüge, ist das meine Schuld. Wenn das Kind eine Krankheit bekommt, ist das nicht meine Schuld. Dann ist es meine Aufgabe zu helfen, aber ich bin da nicht der Verursacher.«

Einen wichtigen Anteil an der Entscheidungsfindung der impfkritischen Bevölkerung habe ein romantisches Naturverständnis. »Denken wir an Arzneimittel und die Pharmaindustrie: Alles, was natürlich ist, gilt als etwas, was nebenwirkungsfrei ist – nichts könnte falscher sein als das –, und alles das, was sozusagen von der ›bösen‹ Chemie kommt, ist was ganz Furchtbares, das hat immer viele Nebenwirkungen, nur im Notfall sollte man das einnehmen.« Und in diesem Verständnis sei die Krankheit durch die Natur gegeben, »eine Abhärtungskur, die wir unseren Kindern zumuten sollten, wodurch sie letztendlich reifen. Und das hat dann auch für ihre spätere Gesundheit nur positive Folgen.«

Dann geht Renn in die Offensive: »Was ist zu tun?«, fragt er, und das anwesende Gesundheitswesen spitzt die Ohren. Ein naheliegender Tipp ist, die Menschen da abzuholen, wo sie sind: »Wenn Sie in die Richtung gehen: ›Natur ist gütig und der Mensch ist gefährlich‹, dann ist es ganz wesentlich, zu kommunizieren, dass Sie Ihrem Patienten im Prinzip ein natürliches Produkt in kleinen Mengen geben. Und eigentlich das, was diese Patienten wollen, nämlich durch Krankheit ein besseres Immunsystem zu entwickeln, was durch die Impfung nur vorgezogen wird, und zwar in wesentlich risikoärmere Bahnen.«

Man solle weniger mit Zahlen um sich werfen, die keiner nachprüfen könne, sondern lieber Narrative erzeugen, Geschichten erzählen, die das aufnehmen, was an Ängsten und Befürchtungen da ist.

Dann geht es ans Eingemachte, und Renn kommt zu einer besonderen Form der Manipulation, dem *Nudging* (englisch *nudge* – Stups, leichter Stoß): »Nudging heißt, dass man die Wahlmöglichkeiten so strukturiert, dass derjenige, der die Wahlmöglichkeiten hat, das tut, was man will. Die Engländer machen das sehr häufig, indem sie schreiben: ›Achtzig Prozent ihrer Nachbarn haben sich schon impfen lassen. Sie gehören zu den zwanzig Prozent Minderheit, die das noch nicht gemacht hat. Wollen sie das wirklich? Kommen sie zum Arzttermin.‹ Die Art, wie ich meine Wahlmöglichkeiten aufzeige, beeinflusst, welche Wahlmöglichkeiten getroffen werden. Und das ist unterhalb des Impfzwangs. Die Kroaten machen das so, wie früher in Deutschland. Da kommt der Schularzt. Der impft. Und die Eltern müssen widersprechen, wenn sie nicht geimpft werden wollen. Das Widerspruchsrecht. Sie kennen das auch in der Organspende. Die Österreicher haben das Widerspruchsrecht, wir haben das Einstimmungsrecht. Österreich hat achtzig Prozent Organspender, wir haben unter zwanzig. Also, mit dieser Art von *choice architecture* kann man sehr viel tun, es ist aber ein gefährliches Instrument. Es ist eine Manipulation, aber es ist unterhalb des Zwangs. Man kann immer noch raus.«

Ein bisschen fühle ich mich, als hätte ich mich in ein PR-Seminar für Politiker oder Lobbyisten geschlichen. Das Thema ist im Grunde austauschbar, die Frage ist, wie man seine Agenda durchbringt und seine Gegner umdreht oder unschädlich macht.

»Wichtig ist, dass man Koalitionspartner hat, die schon ein Vertrauensverhältnis zu den entsprechenden Bezugsgruppen haben«, empfiehlt der gewiefte Professor. »Wenn man sich beispielsweise an naturverbundene Menschen wendet, wäre es dienlich, wenn Gruppen, Organisationen, die auch diese Grundbefindlichkeit teilen, sagen: ›Impfen ist gut. Mach das! Ist auch nichts Unnatürliches.‹ Das hat einen ganz anderen Effekt, als wenn, ich sag mal, BASF das sagen würde. Im Gegenteil, wenn BASF das sagt, sagen die: ›Da sieht man's wieder! Die Profitindustrie will, dass wir das machen. Dann machen wir's erst recht nicht!‹«

Zwischen Arzt und Patient bestehe ein schwieriges Vertrauensverhältnis, denn: »Vertrauen kann man nicht schaffen. Vertrauen ist immer ein Nebenprodukt. Das ist ganz wichtig. Also, wenn Sie hingehen zu Ihren Patienten oder zu Ihren Klienten und sagen: ›Ich möchte, dass wir ein gutes Vertrauensverhältnis haben!‹ Da fängt es schon an: ›Oh, oh, der will mir was verkaufen. Ganz klar. Der hat irgendwas mit der Pharmaindustrie. Vielleicht krieg ich hier ein Hustensäftchen angeboten.‹ Das gelingt nie. Das heißt, Vertrauen ist immer ein Nebenprodukt der Kommunikation und auch natürlich der ›Performanz‹, also wie man Patienten behandelt. Man muss sich Vertrauen verdienen.«

Nach dem Vortrag frage ich den Professor direkt um Rat.

Wie kann ich mit Jessica zu einer gemeinsamen Impfentscheidung für unsere Tochter kommen? Ich erzähle ihm auch von ihrer schlechten Erfahrung mit der Impfung während der Schwangerschaft.

»War es von der Ärztin richtig, sie zu impfen?«

»Ich halte es nicht für gut, wenn man Personen so unter Druck setzt, dass sie etwas tun, was sie eigentlich nicht tun wollen. Wir wissen heute, in der ganzen psychosomatischen Forschung, wenn Sie etwas tun, was Sie glauben, das ihrer Gesundheit außerordentlich schlecht bekommt, wirkt das zumindest als enormer ›Promotor‹. In dem Moment, wo ich etwas habe, was sozusagen tatsächlich eine kausale Nebenwirkung auslösen kann, zusätzlich mit einer psychischen Erwartung: ›Ich wollte das ja nicht, und jetzt müsst ihr die Rechnung zahlen‹ – wird der Körper entsprechende Reaktionen zeigen. So eine Nebenwirkung wie die Ihrer Freundin ist nicht sehr häufig, soweit ich das als Nichtmediziner beurteilen kann, aber es gibt diese Nebenwirkung. Und wenn jemand das nicht freiwillig tut, sondern nur mit Zwang, dann wäre ich dafür, so etwas nicht zu machen. Deshalb bin ich auch gegen Impfzwang. Sie werden plötzlich Nebenwirkungen haben, nicht weil die Nebenwirkungen da sind, sondern weil die Leute durch den Zwang sich so stark in etwas hineinsteigern, dass sie einen Teil der Symptome haben werden. Und die haben sie. Das sind keine eingebildeten Kranken.«

Renn empfiehlt mir aber, mit meiner Freundin in Kommunikation zu bleiben, und rät mir, ihr deutlich zu machen, »dass wir ja für Impfungen Viren nehmen, die natürlich vorkommen. Da sind andere Stoffe mit dabei, aber es ist ja nicht so, dass wir jetzt irgendwas total Synthetisches da einsetzen.«

Als ich die Konferenz verlasse, fühle ich mich innerlich gestärkt, als hätte mich ein fernöstlicher Meister in Kriegskunst unterwiesen: »Wenn du dich und den Feind kennst, brauchst du den Ausgang von hundert Schlachten nicht zu fürchten.« Wäre doch gelacht, wenn ich mit diesem Arsenal von Argumentationswerkzeugen zu Hause nichts ausrichten könnte!

»Was bitte schön soll eine ›natürliche Impfung‹ sein?«, fragt mich Jessica genervt, während sie schützend unser Kind in den Armen hält.

»Na ja, da ist ja keine Chemie drin, sondern Krankheitserreger – aus der Natur.«

»Quatsch, das kommt aus dem Labor. Und da ist noch allerhand anderes unnatürliches Zeugs drin. Antibiotika, glaube ich, manchmal, und so Metalle.«

»Metalle?«

»Aluminium. Manchmal auch Quecksilber oder so.«

»Äh ja, weiß ich jetzt nicht so genau.«

Mist! Ich bin am Schlingern und Rudern mit meinem Halbwissen, das eigentlich nicht mal ein Achtelwissen ist! Du musst jetzt an Meister Ortwinn Renn denken!

»Äh, da sind vielleicht ein paar nicht ganz natürliche Sachen drin, aber nur ganz, ganz wenig davon. Vor allem sind es ja so natürliche Krankheitserreger, die das Immunsystem stärken gegen die natürlichen Viren, äh, ich meine die echten Viren aus der freien Wildbahn!«

»David. Das ergibt alles keinen Sinn, was du da redest! Informier dich da mal richtig, bitte! Da sind irgendwelche Zusatzstoffe drin, die überhaupt nicht natürlich sind.«

Okay, das war es mit dem Argument der natürlichen Bio-Impfung! Durchatmen, nicht aufgeben. Und Narrative erzeugen. Genau! Aber was um Himmels Willen soll ich ihr für eine Geschichte auftischen? Fieberhaft suche ich nach einer passenden Story. Da kommt mir so ein YouTube-Video in den Sinn, das ich neulich gesehen habe:

»So eine Mutter hat mir erzählt, dass sie früher auch total impfkritisch war.«

»Wer denn?«

»Ich erinnere es gerade nicht genau, vielleicht auf dem Spielplatz«, flunkere ich, damit es dramatischer klingt. »Die wollte sich jedenfalls in der Schwangerschaft nicht impfen lassen und hat es auch nicht gemacht. Und dann hat sie ihr Kind nach der Geburt selber mit Keuchhusten angesteckt und das total bereut.«

»David! Ich werde mich ganz bestimmt nicht gegen Keuchhusten impfen, was es nur zusammen mit Diphtherie und Tetanus gibt. Nach dem, was ich in der Schwangerschaft erlebt habe, völlig undenkbar! Weißt du, wie schlecht es mir ging?«

»Ich meine ja gar nicht, dass du dich impfen lassen musst! Ich wollte nur ein Beispiel geben, wie wichtig es ist, unser Kind zu schützen. Das willst du doch auch, oder?«

»Ja, und deswegen stille ich sie auch! Das finde ich besser, als ihr Aluminium zu spritzen. Stillen ist zwar anstrengend, aber ich mach das gerne. Und jetzt hör auf, mich zu stressen, sonst kommt gleich keine Milch mehr!«

»Jessica, bitte!«, rufe ich ihr hinterher: »Vertrau mir doch bitte mal!«

Argh – jetzt hab ich's doch gemacht. Vertrauen kann man nicht schaffen, ich weiß, ich weiß! Das muss man sich verdienen!

Auch mein Versuch, ein Bündnis mit der Hebamme zu schließen, erweist sich als Fiasko. Sie ist gegen jegliche Argumente pro Impfen vollständig immun. Selbst bei Reiseimpfungen macht sie keine Ausnahme. Mittlerweile erwachsen, sei ihr Kind gerade ohne Impfschutz durch Indien gereist und kerngesund zurückgekehrt. Am Ende unseres Gesprächs drückt sie mir ein Buch in die Hand: »Die Impfentscheidung« von Friedrich P. Graf, wo es im Klappentext heißt, Impfungen seien Körperverletzung auf Kosten der Volksgesundheit. Ich gebe meine Koalitionsverhandlungen auf.

Als ich bald darauf anfange, nach Kitas in unserer Gegend zu recherchieren, kommt mir eine Idee: Letzte Ausfahrt *Nudging*! Jessica hat es nicht anders gewollt. Vielleicht braucht sie einfach so einen kleinen Stoß in die richtige Richtung! Ich finde Jessica im Schlafzimmer, wo sie es sich mit dem Kind gemütlich gemacht hat.

»Was würdest du denn machen, wenn wir eine tolle Kita bei uns in der Nähe gefunden hätten, mit netten Erziehern, alles super, aber die nehmen nur Kinder, die geimpft sind?«

»Welche Kita?«

»Ich weiß es jetzt nicht, aber es gibt so Kitas.«

»So eine Kita passt mir nicht. Die sollen sich da nicht einmischen und sollten froh sein über so ein gesundes Kind wie unseres! Und wenn die alle so gerne impfen, brauchen sie sich doch gar keine Sorgen zu machen! Dann suchen wir uns eben eine andere Kita oder eine Tagesmutter oder passen selber auf. Sowieso ist Zaria noch viel zu klein für eine Kita. Und jetzt lass uns bitte in Ruhe hier!«

Ich ziehe mich zurück. Wieder ein Fiasko, ein Waterloo. Meister Ortwinn hatte ja gesagt, *Nudging* sei ein gefährliches Instrument, und gewarnt: »Das wirkt nicht so gut bei Deutschen. Das wirkt tatsächlich in angelsächsischen Ländern etwas besser, auch in Holland, vielleicht aus vielen Gründen, die ich jetzt nicht erläutern möchte.«

Ich hatte ja Hoffnung, dass Jessica, die jahrelang in den USA gelebt und eine holländische Mutter hat, empfänglich sein könnte. Kommt da ihre deutsche Ader durch? Jedenfalls spornt mich ihre allergische Reaktion auf Manipulationsversuche an, jetzt erst recht in die Recherche für unsere Impfentscheidung einzusteigen!

2. Teil

Impfmüdigkeit

1. Viel Lärm ums Stillen

Zaria ist ein halbes Jahr alt, und wir haben nun schon drei Termine zur achtfachen »Grundimmunisierung« verstreichen lassen, die der offizielle Impfkalender eigentlich vorschreibt. Sie erfreut sich bislang bester Gesundheit, und wir haben ganz andere Sorgen als Impflücken und seltene Krankheiten. Jessica hat wieder angefangen zu arbeiten, und ich versuche ihr als Hausmann so gut es geht den Rücken freizuhalten. Sie ist die Hauptverdienerin, und meine autobiografischen Langzeitprojekte ohne direkten Auftraggeber lassen sich leicht aufschieben. Bei Jessica dagegen gibt es immer die Sorge, wenn sie einen Film absagt, dass sich ein Regisseur oder Produzent einen anderen Komponisten sucht und nach der Babypause gar nicht mehr anfragt.

Langweilig wird mir als Hausmann nicht! Zaria ist motorisch schon sehr weit. Nach wochenlangen Greifübungen war es ein großer Moment, als sie sich, gerade mal drei Monate alt, mit einer riesengroßen Kraftanstrengung unter lautem Stöhnen das erste Mal auf den Bauch wälzte. Bald darauf begann sie zu kriechen, und jetzt kann sie schon sitzen, sodass man aufpassen muss, dass sie einem nicht den Teller vom Tisch zieht. Die Begeisterung über unser bewegliches Kind hat sich schnell in Schrecken über all die potenziellen

Gefahren gewandelt, die auf einmal in Reichweite kommen. Überall lauern Steckdosen, und man darf keine verschluckbaren Gegenstände herumliegen lassen. Gerade hat man die Wohnung krabbelsicher gemacht, beginnt sich Zaria schon an Stühlen oder Schubladen hochzuziehen und hat schnell raus, wie man Schränke öffnet und Regale ausräumt. Lässt man die Balkontür nur einen Spaltbreit offen, ist sie blitzschnell rausgeflutscht, um sich am Balkongeländer hochzuziehen. Die Gefahren durch unsichtbare Mikroben sind da ziemlich weit in den Hintergrund gerückt.

Zaria lernt in vieler Beziehung in atemberaubender Geschwindigkeit dazu. Außer beim Schlafen. Alleine einzuschlafen, ohne gestillt oder getragen zu werden, ist einfach nicht drin. Und sie will auch nicht länger als eine bis anderthalb Stunden am Stück schlafen. Dann wacht sie auf, und die Einschlaf arie geht wieder von vorne los. Federwiege und Gymnastikball sind willkommene Schlummerhilfen. Das Fatale an so einem starken Stimulus ist, dass sie sich schnell daran gewöhnt hat. Mit dem Kinderwagen muss man jetzt schon über eine gleichmäßig unebene Strecke fahren, am besten grobes Kopfsteinpflaster – so einfach auf glattem Asphalt oder einem Kiesweg schläft sie nicht mehr ein.

Die unruhigen Nächte machen es Jessica schwer, sich auf die Arbeit zu konzentrieren. In wenigen Wochen muss sie die Musik für einen neunzigminütigen Fernsehfilm komponieren, der fast dauernd musikalisch untermalt werden soll. Obwohl sie mit über dreißig langen Filmen eigentlich schon ein alter Hase im Geschäft ist, bleibt so ein Filmscore eine Herausforderung. Wie immer ist die Zeit sehr knapp, und dauernd gibt es unerwartete Änderungswünsche. Doch diesmal, so bald nach der Geburt und mit einem Kind, das noch voll gestillt wird, ist es ganz besonders schwierig.

Muttermilch ist sicherlich sehr gesund für unser Kind, aber

nicht für die Mutter, die nachts stillen muss und dann oft nicht mehr einschlafen kann. Ich versuche zwar nun auch mein Glück mit der Nachtschicht, aber wenn Zaria aufwacht und es mir nicht gelingt, sie durch Herumtragen zu beruhigen, muss ich sie Jessica bringen, die dann sowieso schon vom Geschrei wach geworden ist. Natürlich wäre es super, wenn ich der Kleinen ein Fläschchen mit abgepumpter Milch von Mama geben könnte. Nur leider lehnt die Kleine bislang eine Nuckelflasche kategorisch ab. So ein künstlicher Nuckelnippel ruft geradezu Abscheu bei ihr hervor, und man muss sich beim Fläschchen-Geben die Ohren zuhalten.

Eigentlich dachte ich, als kochender und einkaufender Babysitter läge nun eine Zeit mit viel Freiraum vor mir, um mich in die Impfrecherchen zu vertiefen, Gitarre zu üben, Freunde zu treffen oder mal wieder ins Kino zu gehen. Aber Pustekuchen! Ich hatte ein völlig falsches Bild vom Haushälter-Sein. Ein Knochenjob, viel anstrengender als Berufsarbeit. Als Hausmann hat man eine Herkulesaufgabe vor sich. Es ist wie ein Kampf gegen eine vielköpfige Hydra, egal wie viele Köpfe man abschlägt, dauernd tauchen neue auf. Völlig unrealistisch, was man alles hinkriegen will, während das Kind endlich mal schläft. Küche aufräumen, Müll rausbringen, E-Mails beantworten, Überweisungen machen, den Wasserzähler ablesen, Handyvertrag kündigen, Impfen recherchieren. Aber man ist so platt, dass man selber einschläft, während man im Kopf noch die To-do-Liste durchgeht. Dabei mache ich bei uns nicht mal die Wäsche, das ist Jessis Bereich.

Als ich meine ältere Schwester frage, wie sie es mit dem Impfen gehalten habe, erstaunt mich ihre Antwort: »Ich hätte gerne weniger geimpft, aber ich konnte mir das als alleinerziehende Mutter einfach nicht leisten. Wenn die Kleine Masern gekriegt hätte, hätte ich mich ja wochenlang intensiv kümmern müssen.« Ihre Argumentation erinnert mich an die sogenannten »Cost-Benefit«-Studien, die für die Zulassung von Impfstoffen gemacht werden, um den Nutzen einer Impfempfehlung zu belegen. So wurde 2004 bei der Empfehlung der Windpockenimpfung gezeigt, dass bei dieser vergleichsweise harmlosen Erkrankung, beispielsweise durch den Arbeitsausfall der Eltern, die ihre Kinder pflegen müssen, der Volkswirtschaft ein deutlich größerer Schaden entstehe, als wenn man das Geld in schützende Impfstoffe investierte. Krankenkassen erhoben zwar Einspruch, mussten sich aber den Empfehlungen der Ständigen Impfkommission fügen und die Kosten erstatten.

Ähnlich wurde auch die Empfehlung der Rotavirenimpfung begründet. Diese Erreger können starken Brechdurchfall verursachen, wodurch ein Kleinkind im Krankenhaus landen kann. Lebensbedrohlich ist so ein Magen-Darm-Infekt, wenn er bei uns behandelt wird, jedoch nicht. Trotzdem lohne es sich für die Gesellschaft, in diese Impfstoffe zu investieren, um Zeit und Geld am Krankenbett zu sparen.

Wer sich maßlos über Impfgegner ärgert, sollte bedenken, dass auch hartgesottene Impfverweigerer sich durch ihre Krankenkassenbeiträge unfreiwillig an der Finanzierung der Impfprogramme beteiligen.

Meine alleinerziehende ältere Schwester sagt, sie hätte es lieber gemacht wie ihre Freundin Carola, die ihre Kinder gar nicht geimpft habe. Aber sie hätte weder die Zeit noch das Wissen gehabt, diese Kinderkrankheiten zu begleiten. Carola ist so eine Impfgegnerin wie aus dem Lehrbuch der Meinungsforscher: gebildet, Mittelschicht, im urbanen Zentrum lebend, sehr naturverbunden, kulturschaffend. Sie hat sich überdurchschnittlich intensiv mit der Materie beschäftigt. In ihren Augen überwiegen die Risiken durch schädliche Inhaltsstoffe der Impfungen den Nutzen, Krankheiten zu verhindern. Zumal Carola die klassischen Kinderkrankheiten wie Masern, Mumps, Röteln und Windpocken gar nicht verhindern will, sondern glaubt, diese seien für die seelisch-körperliche Entwicklung ihrer Kinder förderlich. Leider seien diese Krankheiten durch die Impfprogramme so selten geworden, dass es nicht unwahrscheinlich sei, dass sich ihre Kinder bis zur Pubertät gar nicht infizieren. Dann müssten sie wahrscheinlich doch noch geimpft werden, denn im höheren Alter gebe es ja öfter Komplikationen, und bei Mädchen müssten ja Röteln in der Schwangerschaft vermieden werden, weil das zu Missbildungen beim Ungeborenen führen könne. Carolas Älteste hatte zumindest schon die Masern, und es klingt so, als hoffe die Mutter inständig, ihre anderen Kinder bekämen noch die Chance, sich anzustecken. »Unglaublich, was die für Bilder malen in dieser Krankheitsphase!«, höre ich immer wieder von anthroposophisch orientierten Eltern, die mit leuchtenden Augen von sagenhaften Entwicklungsschüben ihrer Kinder nach einer Masernerkrankung schwärmen.

Dass die Kinder dabei nicht nur Spaß haben, erzählt mir eine Bekannte, die eine Stinkwut auf ihre Mutter hat, die ihr all diese schrecklichen Krankheiten zugemutet habe, obwohl man dagegen impfen konnte. Ihren eigenen Kindern wollte sie das nicht antun und habe sie durchgeimpft.

Die Familie meines Vaters besteht vor allem aus Medizinern und Juristen, die das Impfen befürworten. Mein jüngster Onkel allerdings hat Biologie studiert, sich intensiv mit alternativer Landwirtschaft beschäftigt und fällt beim Thema Impfen aus der Art. Er hat eine Tochter mit einer ebenfalls impfkritisch eingestellten Frau, die unter anderem als Waldorf-Kita-Erzieherin gearbeitet hat. »Wir haben Luzia nicht geimpft, denn es ist ja ihr Körper, über den sie selber entscheiden soll«, erklärt mir mein Onkel, »wenn sie sich impfen möchte, kann sie das natürlich gerne tun.« Seines Wissens habe sich die mittlerweile erwachsene Tochter bis heute aber nicht impfen lassen. Wozu auch? Ihr Immunsystem sei super, und sie sei noch nicht einmal ernsthaft erkrankt. Meine anderen beiden Onkel und mein Vater, Mediziner, Jurist und Mathematiker, schütteln über die Haltung ihres kleinen Bruders den Kopf. Das sei unverantwortlich, nicht nur gegenüber dem eigenen Kind, sondern auch gegenüber den Mitmenschen, deren Gesundheit durch Ungeimpfte gefährdet werde.

Ich frage meinen Vater um Rat für unsere Impfentscheidung: »Wie lief das ab, damals bei dir und Gretel? Ihr habt uns Kinder ja so geimpft, wie es der Arzt gesagt hat, oder? Habt ihr darüber geredet?«

»Mmh. Also so ein großes Thema war das nicht, soweit ich mich erinnere. Diese Gesundheitsfragen, das war Gretels Job. Sie war schon kritisch Ärzten gegenüber, aber gegen Impfen hatte sie nichts.« Er könne Jessicas Impfskepsis mit ihren schlechten Erfahrungen gut nachvollziehen, aber mahnt: »Einfach nur nach dem Bauchgefühl zu handeln, davon rate ich ab. Man sollte versuchen, auf die Statistik hören, um sich richtig zu entscheiden.«

Ich will mich ja gerne an Fakten orientieren, aber auf welche Statistik soll ich hören? Es gibt Millionen Studien zu Impfungen und Krankheiten – ist es nicht anmaßend von mir, mir in diesem Bereich eine fundierte Meinung zu bilden? Aussagen stehen gegen Aussagen, die ich nicht überprüfen kann. Beeindruckende Zahlen aus den USA belegen den Rückgang von Erkrankungen und damit einhergehenden Todesfällen nach Einführung von Impfungen. So gelang es in den Sechzigerjahren beispielsweise, Polio in Amerika komplett auszurotten, an der vor Einführung der Impfung noch jährlich über Zehntausend erkrankt waren.

Impfgegner wie Dr. Buchwald wiederum weiten den Blick und zeigen in ihrer Statistik, dass in der Nachkriegszeit sowieso schon ein starker Rückgang von Infektionskrankhei-

2. Teil – Impfmüdigkeit

ten zu verzeichnen war und Impfungen auf diesen Trend nur noch aufsprangen, ohne entscheidenden Anteil daran geleistet zu haben. Nach dieser Sichtweise war es vor allem die Verbesserung der Hygiene und der allgemeinen Lebensumstände, die Krankheiten bei uns zurückdrängten. Und egal, welcher Statistik und Interpretation man vertraut, kann man solche Durchschnittswerte auf das eigene individuelle Kind übertragen? Jessicas Bauchgefühl speist sich schließlich aus ihren eigenen Erfahrung und Eigenschaften, die sie unserem Kind auch vererbt hat.

Mein Vater musste sich mit solchen Fragen gar nicht beschäftigen. Er verdiente das Geld, meine Mutter organisierte das Familienleben und war grundsätzlich für Gesundheits- und Erziehungsfragen zuständig. So eine klare Arbeitsteilung birgt weniger Konfliktpotenzial, als wenn man versucht, alles gemeinsam zu entscheiden, wie Jessica und ich. Auch meine alleinerziehende Schwester, die es bestimmt nicht leicht hatte, musste sich wenigstens nicht noch mit einem anderen Erziehungsberechtigten abstimmen.

Als meine Mutter Ende der Sechziger schwanger wurde, verzichtete sie auf ihre vielversprechende Karriere als Fernsehmoderatorin beim NDR in Hamburg und folgte meinem Vater nach Erlangen, wo er eine Assistentenstelle in der mathematischen Fakultät angenommen hatte. Als wenige Jahre später das nächste Kind auf die Welt kam, kristallisierte sich trotz Emanzipation und 68er-Engagment für Frauenrechte doch ein klassisches Familienmodell heraus. Kein Wunder, dass meine Mutter einen Kinderladen gründete, um Müttern Zeit für Studium und Arbeit zu verschaffen. Sie nutzte die gewonnene Zeit vor allem für politisches Engagement in einer marxistischen Organisation.

Auch ich interessiere mich gerade für den Sozialismus, allerdings nicht wegen einer gerechteren Güterverteilung, sondern wegen der sagenhaften Kinderbetreuung. In der DDR konnten Frauen und Männer nicht zuletzt gleichberechtigt arbeiten gehen, weil Kitas im ersten Lebensjahr normal waren. Bei allem »Unrechtsstaat« hätten wir uns mal die eine oder andere Scheibe vom Arbeiterstaat abschneiden sollen!

Nicht dass ich gerne in einer Diktatur leben würde, aber mit lähmenden Impfdebatten mussten sich die Eltern in der DDR nicht rumschlagen: Da gab es Impfpflicht, und es wurde einfach in Kitas und Schulen durchgeimpft, ohne die Eltern überhaupt zu fragen. Vater Staat hat einem die Entscheidung abgenommen. Natürlich nicht die feine englische Art, aber interessant finde ich, dass auch sozialistische Staaten, die sich ja in vieler Hinsicht von den »westlich-imperialistischen« Staaten abzugrenzen suchten, doch mehr oder weniger zu den gleichen Impfempfehlungen kamen. Anstatt als antikapitalistische Impfgegner in Opposition zu gehen, suchten sie den Westen mit staatlich forcierten Impfprogrammen zu übertrumpfen. Im Kalten Krieg entbrannte sogar ein Wettbewerb der Systeme, wer seine Bevölkerung besser immunisiert und in der Seuchenbekämpfung aussticht. Die autokratisch geführten Ostblockstaaten konnten dabei für deutlich höhere Impfquoten sorgen, und 1961 verkündete die DDR stolz, frei von Kinderlähmung zu sein, während es in der BRD noch bis Mitte der Sechzigerjahre Polio-Ausbrüche gab.

Aus medizinischer Sicht war die deutsche Teilung und Wiedervereinigung die seltene Gelegenheit, Daten einer riesenhaften Gesundheitsstudie zu gewinnen. Ein Millionenvolk mit relativ homogenem Genpool wurde in zwei Populationen geteilt, die ähnliche Ausgangsbedingungen hatten. Dann folgten vierzig Jahre unterschiedlicher politischer und wirtschaftlicher Entwicklung. Nun konnte man den Gesundheitszustand der Bevölkerung vergleichen.

Die gängige Lehrmeinung zur Entstehung von Allergien

und Asthma war damals, dass vor allem Luftverschmutzung für diese Zivilisationskrankheiten verantwortlich sei. Doch obwohl es in der DDR vor allem durch den Braunkohletagebau viel mehr industrielle Luftverschmutzung gab als im Westen, litten deutlich weniger Menschen daran. Auch die unter Impfkritikern populäre These der Zunahme von Allergien und Asthma durch Impfungen konnte am Beispiel der DDR nicht bestätigt werden, wo eine viel höhere Impfquote bestand als im Nachbarland. Impfbefürworter mutmaßen sogar das Gegenteil: Konnten Impfungen nicht sogar die Empfänglichkeit einer Bevölkerung für Allergien und Asthma vermindern? Nach der Wiedervereinigung glich sich der Osten Deutschlands dann mit der Zeit an das höhere westliche Allergie-Asthma-Level an. Ob das mit der gesunkenen Impfmoral zu tun hat?

Die plausibelste Erklärung für die starke Zunahme von Allergien und Asthma speziell in Industrienationen ist die sogenannte Hygienehypothese. Da viele Menschen heute deutlich weniger Kontakt zu Schmutz und Mikroben haben, die unser Immunsystem herausfordern, ist unsere Körperabwehr sozusagen unterfordert und reagiert schon auf harmlose Reize mit heftigen Attacken, die aus dem Ruder laufen können.

Zur Hygienehypothese passt auch, dass die Kinder in der DDR schon deutlich früher flächendeckend in Kitas untergebracht waren als im Westen und somit mehr Keimkontakt hatten, was ihr Immunsystem abgehärtet haben könnte. Geschwisterkinder und Haustiere sind Faktoren, die ein Allergierisiko senken. Mit ihrer Besonderheit sind die DDR-Bürger nicht allein. Auch Studien an der russisch-finnischen Grenze zeigten erstaunliche Ergebnisse: Dort reagierten nur zwei Prozent der russischen Kinder in Tests auf Birkenpollen allergisch, auf finnischer Seite waren fast dreißig Prozent betroffen. In Australien erhalten asthmatische Kinder schon

»Dreckpillen« mit probiotischen Bakterien, die sie als Babys und Kleinkinder mutmaßlich nicht abbekommen haben. Und unsere Kinderärztin erzählte uns von einer »Mist-Spritze«, an der die Pharmaindustrie arbeite, um auch den Stadtkindern den wertvollen »Schmutz« zu verabreichen, der das Immunsystem in Balance hält.

Wir besuchen meine hundertjährige Großmutter Eva Sieveking, geborene Mönckeberg, die alle in der Familie, egal ob Kind, Enkel oder Urenkel, einfach nur »Mammi« nennen. Sie lebt heute in einer Berliner Seniorenwohnanlage in einer kleinen Wohnung mit Balkon und klagt darüber, dass »hier doch niemand mehr weiß, wer ich bin!« Das ist natürlich ein modernes Dilemma, dass im täglichen Umgang mit betagten Menschen wenig Zeit bleibt, sich mit ihrer Biografie zu beschäftigen. Aber bei meiner Großmutter geht es auch um die fehlende Anerkennung ihrer tollen Vorfahren, was einen heute schmunzeln lässt. »In Hamburg wäre das anders!«, verkündet sie, und ich lasse sie gerne in dem Glauben.

Eva hat einen sicheren Instinkt, Dinge anzusprechen, denen man lieber aus dem Weg geht. Und natürlich bemerkt sie, dass wir ziemlich müde aus der Wäsche blicken. »Das Kind hält euch ganz schön auf Trab«, folgert sie. Als sie erfährt, dass unser Kind bislang noch keinmal krank war, fragt sie: »Wird sie denn gestillt?« Als Jessica dies bejaht, nickt sie bestätigend: »Meine Mutter hat immer gesagt: Die Zeit, die eine Mutter ins Stillen investiert, spart sie am Krankenbett.«

Aber Mammi kriegt auch schnell mit, dass Jessica die Kleine, sobald sie quengelt, an die Brust nimmt. »Hast du denn einen Stillrhythmus, liebe Jessica?«

»Äh, na ja. Also ich stille eigentlich nach Bedarf.«

»Wie bitte?! Welcher Bedarf? Wie oft stillst du sie denn?«

»Äh, ich weiß es nicht so genau, so alle paar ...«

»Jessica, du DARFST dich dem Kind nicht unterwerfen! Du musst eisern den Fünf-Stunden-Rhythmus einhalten! Jessica, verstehst du mich? Das ist ganz wichtig! Sonst bist du ausgeliefert. Das Kind kann sich ja nicht selber zügeln.«

»Wie steht es denn um deine Gesundheit, Mammi?«, versuche ich abzulenken.

»Sagt mal, habt ihr sie denn geimpft?«, kontert sie.

»Noch nicht«, erwidere ich zögernd.

»Aber ihr müsst doch impfen, was gesetzlich vorgeschrieben ist!«

»Es gibt in Deutschland keine Impfpflicht mehr, seitdem die Pocken ausgerottet sind.«

»Aber habt ihr sie etwa auch nicht gegen Kinderlähmung geimpft?«, fragt meine Großmutter sorgenvoll.

»Nein, aber das ist heute auch sehr, sehr selten geworden.«

»Vorsicht! Ich hatte mehrere Cousinen, die konnten sich nach einer Erkrankung an Kinderlähmung nicht mehr richtig bewegen. Eine am Arm, eine am Bein. Meine Mutter sagte, wenn es etwas gibt, was die Kinder schützt, sollte man es ihnen nicht vorenthalten. Sie war eine moderne Frau. Sie hat sich damals schon mit gesunder Ernährung beschäftigt, so wie das heute auch gemacht wird. Also bitte, bitte impft das Kind gegen Kinderlähmung!«

Als sich Zaria schon wieder anfängt zu beschweren und Jessica mit dem Stillen zögert, um meine Oma nicht unnötig aufzuregen, nehme ich das Kind auf den Arm und versuche es mit wippenden Bewegungen zu beruhigen.

»Ihr müsst das Kind auch mal schreien lassen!«, fordert Eva da.

»Ja, ja, das machen wir ja auch«, beschwichtige ich sie, höre auf zu wippen und laufe stattdessen hin und her. »Sie ist wahrscheinlich müde, und wir müssten mal eine Runde mit dem Kinderwagen drehen.«

»Das halte ich für übertrieben heutzutage, dieses dauernde Herumfahren der Kinder. Wir hatten dazu früher gar keine Zeit. Was meint ihr, wie das mit Kochen und Waschen ohne Maschinen war? Habt ihr einen Balkon?«

»Ja.«

»Da könnt ihr das Kind doch abstellen und mal ausschreien lassen.«

Jessica und ich schauen uns an, und ich nicke lächelnd: »Danke, das probieren wir mal aus!«

Jetzt wird Zaria so langsam richtig wütend über die unnötig lange Stillpause.

»Müssen wir nicht noch was einkaufen?«, fällt es mir plötzlich ein.

»Oh ja, und zwar ganz dringend«, erwidert Jessica und guckt auf die Uhr.

Wir schaffen es gerade noch aus der Wohnung, bevor das Kind anfängt zu brüllen, und Jessica stillt im Foyer der Wohnanlage. Ich lasse mich müde in einen der Sessel fallen. Da fällt mir siedend heiß ein, dass meine Oma ja immer von ihrem Balkon aus winkt zum Abschied. Ich renne raus und rufe zu meiner Großmutter, die leicht bedröppelt im Nieselregen auf ihrem Balkon steht und winkt.

»Wir müssen das Kind noch wickeln«, rufe ich hoch, »viele Grüße von Jessica, du brauchst nicht warten!«

»Denkt an den Fünf-Stunden-Rhythmus!«, ruft sie zurück.

Ich winke ihr und gehe wieder rein. »Fünf-Stunden-Rhythmus!«, höre ich es noch einmal.

Manchmal muss man auch Omas auf dem Balkon ausschreien lassen.

Mir geht in den folgenden Tagen die Impfempfehlung meiner Großmutter und diese Kinderlähmung nicht aus dem Kopf. Ein guter Freund meines Vaters geht deswegen am Stock. Das

Poliovirus wird durch Schmierinfektion oral-fäkal übertragen, also dadurch, dass man Erreger, die irgendjemand ausgeschieden hat, durch den Mund aufnimmt. Im Darm können sich die Viren dann vermehren. Polio ist lange nicht so ansteckend wie Grippe- oder Masernviren, die durch Tröpfcheninfektion übertragen werden.

Kinderlähmung wird auch als eine »Krankheit des Elends« bezeichnet und kommt heute nur noch in sehr armen Krisengebieten vor. Aber das war nicht immer so. Eigentlich müsste man denken, dem Problem könnte man durch Hygiene Herr werden. Aber während sich Cholera durch sauberes Wasser, Pest durch weniger Ratten und überhaupt viele andere Krankheiten durch bessere Hygiene zurückdrängen ließen, hat das bei Polio nicht funktioniert. Im Gegenteil. Die Nachkriegszeit brachte zwar immer mehr Reinlichkeit und Körperpflege mit sich, aber trotzdem kam es in den Industrienationen weiter zu großen Polio-Ausbrüchen. Die Hygiene spielt hier eine paradoxe Rolle.

Den Polioerreger gibt es seit Menschengedenken, schon bei den alten Ägyptern findet man Darstellungen von Poliokranken, deren Beine typisch verkümmert sind. Aber bis zum Ende des 19. Jahrhunderts wurden nur Einzelfälle beschrieben. Erst mit zunehmender Hygiene kam es zu richtigen Ausbrüchen und Epidemien von Kinderlähmung. Offenbar hatte sich der Erreger über die Jahrtausende als normaler Gast beim Menschen ganz gut mit dem Immunsystem arrangiert. Die Körperabwehr eines gesunden Menschen konnte den Virus in Schach halten, sodass es ihm nicht gelang, ins Nervensystem zu dringen, wo er für die berüchtigten Lähmungen oder gar Atemstillstand sorgen konnte. Da fast jeder mal befallen war, gaben die Mütter einen verlässlichen Nestschutz weiter. Doch als der Erreger durch Hygiene immer weniger im Alltag vorkam, wuchsen Kinder ohne Immunschutz heran.

Wenn das Virus, das weltweit noch vielerorts zirkulierte, nun wieder auf diese hygienische Bevölkerung traf, fand es sie schutzlos, vor allem die kleinen Kinder.

Noch heute findet man bei ungeimpften Naturvölkern Antikörper gegen Polio im Blut, die ihnen Schutz vor Kinderlähmung attestieren. Menschen in hygienischen Bedingungen dagegen musste man geplant mit dem Erreger in Kontakt bringen, um sie zu schützen. Für die Ausrottung von Polio sind Impfungen also unabdingbarer.

2. Auf dem Weg zur Vakzi-Nation

Impfgegner sind keineswegs ein Auswuchs der Moderne, auch wenn das Internet ein dankbares Medium für die virale Verbreitung von impfkritischem Gedankengut ist. Aus einem pharmazeutischen Referat von Dr. Eva Maria Henig und Prof. Dr. Fritz Kraft erfahre ich, dass es Opposition zum Impfen schon immer gegeben hat, nur war es zu Beginn der Vakzinations-Ära erst mal umgekehrt: Die Impfgegner von damals waren die Schulmediziner von heute, und die Vakzination war alles andere als Mainstream.

1796 schickte Edward Jenner seinen Artikel über die *Vakzination*, in dem er das waghalsige Experiment mit den Kuhpocken beschrieb, an die Royal Society, die britische Akademie der Wissenschaften, die eine Veröffentlichung jedoch ablehnte – zu abwegig erschien die Theorie von einer Tierkrankheit, die Menschenleben retten könne.

Doch Jenner ließ sich nicht beirren und testete die Kuhpockenimpfung an knapp zwei Dutzend weiteren Probanden, darunter auch seinem knapp einjährigen zweiten Sohn. Durch diese Versuchsreihe bestätigt, veröffentlichte er 1798 seine Forschungsergebnisse im Eigenverlag. Wieder stieß er auf breite Ablehnung des Establishments. Man warnte gar vor einer »Verkuhung« des Menschen durch Jenners »Kuhsubstanz« und versuchte, ihn lächerlich zu machen. Dabei spielten auch religiöse Ressentiments eine Rolle: Der Mensch als Krone der Schöpfung konnte unmöglich durch eine Kuhkrankheit geheilt werden! Viele Ärzte verdienten zudem mit der althergebrachten Variolation, also der Impfung von menschlichen Pockenviren. Sie sahen das neue Verfahren als Konkurrenz, an Kuhpocken war auch nicht so einfach heranzukommen.

Doch Jenner propagierte hartnäckig sein Verfahren, und schon bald wurde britischen Regierungsvertretern klar, welch bestechenden Vorteile die Vakzination gegenüber der Variolation hatte: viel weniger schwerwiegenden Begleiterscheinungen wie hohes Fieber und Pockenausschläge. Außerdem mussten die Geimpften nicht mehr isoliert werden, um einer durch die Variolation verursachten Pockenepidemie vorzubeugen. Edward Jenner bekam staatliche Unterstützung, um sich ganz auf die Arbeit mit der Vakzination zu konzentrieren, seinen Praxisbetrieb ließ er vorerst ruhen. Da nicht nur Wundärzte, Chirurgen, Apotheker und Hebammen die neue Impfung anwandten, sondern auch Pfarrer und Schullehrer, verbreitete sich die Vakzination schnell im ganzen Land.

Jenner entwickelte derweil ein Verfahren, um den Impfstoff transportfähig zu machen, und schon bald schickte er getrockneten menschlichen Kuhpocken-Eiter an Fäden oder auf Glasplatten zu den Fürstentümern Europas. Im englischen Wikipedia lese ich über die »Balmis Expedition«, eine 1803 von der spanischen Krone finanzierte Mission in die neue Welt nach Amerika, während der Tausende Menschen in Mittel- und Südamerika sowie den Philippinen und China gegen die Pocken geimpft wurden. An Bord des Schiffes befanden sich neben der Mannschaft und dem ärztlichem Personal 22 Waisenkinder, die als sukzessive Träger der Kuhpocken fungierten, um für dauernden Impfstoffnachschub zu sorgen. Es war damals üblich, Waisenkinder für medizinische Zwecke einzusetzen. Die Überfahrt wurde als großer Erfolg gefeiert und gilt als erste internationale Gesundheitsmission.

Napoleon verlieh dem britischen Landarzt 1804 eine Ehrenmedaille, vom russischen Kaiser gab es einen Ring, und 1806 erhielt Jenner von Thomas Jefferson, dem Präsidenten der Vereinigten Staaten von Amerika, ein Dankesschreiben: »In der Medizin hat es noch nie einen Fortschritt von solcher Nützlichkeit gegeben«, feierte Jefferson in dem Schreiben Jenners Leistung und stellte mit typisch amerikanischem Optimismus fest: »Sie haben eines der größten Übel aus dem Katalog der menschlichen Leiden gestrichen. Zukünftige Nationen werden nur noch aus den Geschichtsbüchern von der Existenz der abscheulichen Pocken erfahren, die Sie ausgerottet haben.« Bis dahin sollte es zwar noch ein langer, steiniger Weg sein, aber die Vakzination war auf ihrem weltweiten Siegeszug nicht mehr aufzuhalten.

Als große Herausforderung bei ihrer Verbreitung erwiesen sich Herstellung, Lagerung und Transport des Impfstoffes. Es gab noch keine Kühlketten für Medikamente, und getrockneter Impfstoff verlor schnell seine Wirksamkeit. Außerdem kam es oft zu unsachgemäßer Anwendung. Man impfte sowohl mit dem Kuhpockenvakzin als auch mit menschlichen Pockenviren, je nach Verfügbarkeit. Durch mangelnde Hygiene bestand so die Gefahr, sich durchs Impfen nicht vor den Pocken zu schützen, sondern sich an ihnen zu infizieren.

Um die Bevölkerung vor Quacksalbern zu schützen und mit genügend wirksamem Impfstoff zu versorgen, wurden in München, Berlin und Köln Anfang des 19. Jahrhunderts staatliche Impfanstalten gegründet. Dort gewann man zunächst echte Kuhpocken, die einem »Vorimpfling« verabreicht und dann von Mensch zu Mensch weitergezüchtet wurden. Zur Züchtung der Impfviren von Arm zu Arm nutzte man meist Waisenkinder. Ein Impfarzt konnte nun das »Vakzin« von der Anstalt beziehen, musste aber die Weiterzüchtung für eine gesamte Impfsaison selbst besorgen, indem er die Impftermine in seinem Bezirk so plante, dass laufend frisch geimpfte »Abimpflinge« zur Verfügung standen und die Kette zu einer Impfstoffquelle nicht unterbrochen wurde.

Die Deutschen Landesherren fanden bald, dass man die Bevölkerung zu ihrem Glück zwingen musste: 1807 wurden im Großherzogtum Hessen und im Königreich Bayern weltweit die ersten Pflichtimpfungen gegen Pocken eingeführt. Von Anfang an war die Impfpflicht umstritten, Impfgegner formierten sich. Viele Eltern lehnten die Impfung aus Furcht vor schädlicher Wirkung ab oder konnten sich die Kosten und den Zeitaufwand der Impfung nicht leisten, Krankenversicherung gab es schließlich noch nicht.

Das »Impfgeschäft« unterlag auf deutschem Boden strengen Vorschriften. Die Impfärzte wurden angehalten, über alle Geimpften Buch zu führen. Es fielen zwar immer wieder ungewöhnliche Reaktionen und heftige Nebenwirkungen auf, aber die Ärzte waren von der Wirkung der Vakzine derart überzeugt, dass solche Beobachtungen nicht kritisch gewertet und ernsthaft hinterfragt wurden. In der Medizin war damals das Prinzip von Krankheitserregern ja noch gar nicht bekannt, die Keimtheorie setzte sich erst Ende des 19. Jahrhunderts durch. Auch die Desinfektion von Arbeitsgeräten war den Ärzten noch nicht geläufig, vielmehr wurde dieselbe Lanzette (Ritzmesser) absichtlich bei mehreren Kindern nacheinander benutzt, damit der wertvolle Impfstoff für möglichst viele Vakzinationen ausreiche. So bemerkte man erst nach Jahren, dass durch das Züchten der Viren am Menschen so gefährliche Krankheiten wie Hepatitis-B, Wundrose, Blutvergiftung und vor allem Syphilis übertragen wurden. Eine Infizierung an Syphilis durch das Impfen kam sogar derart häufig vor, dass man diskutierte, ob nicht Pocken und Syphilis identisch seien.

Um die Verunreinigung des Impfstoffes durch menschliche Erreger zu vermeiden, entwickelten private Impfanstalten ein Verfahren zur Herstellung von Impfstoff aus originären Kuhpocken. Doch die Gewinnung dieser »Kuhpocken von der Kuh« war schwieriger, die Ausbeute und Haltbarkeit auch geringer, diese Vakzine damit insgesamt teurer. Sie wurde von den staatlichen Impfärzten abgelehnt, von denen nur wenige das mühsamere Fortzüchten der Kuhpocken am Tier beherrschten. Gegenüber der Menge an Todesfällen durch die weiterhin grassierenden Pockenepidemien schien die Gefahr durch Impfnebenwirkungen auch nicht ins Gewicht zu fallen. 1871 starben allein im Königreich Preußen noch 60 000 Menschen an Pocken.

Um die Seuche endlich in den Griff zu kriegen, wurde 1874 das Reichsimpfgesetz verabschiedet. Es war weltweit das erste Gesetz dieser Art und sollte im gesamten Deutschen Reich die Impfpflicht gegen Pocken durchsetzen. Doch die Einführung des Gesetzes war höchst umstritten: Durfte man gegenüber der Seuchengefahr die schweren Kollateralschäden durch Impfungen in Kauf nehmen? Nur mit knapper Mehrheit, nach tumultartigen parlamentarischen Auseinandersetzungen, kam das Gesetz durch. Von nun an mussten im ganzen Reich alle Kinder im ersten und zwölften Lebensjahr geimpft werden. Wer der Pflicht nicht nachkam, musste mit Geld- oder Haftstrafen rechnen.

Das Reichsimpfgesetz führte zu einer nie dagewesenen Welle des Widerstands und Antiimpfpropaganda. Der neu gegründete »Deutsche Reichsverband zu Bekämpfung der

Impfung« warnte vor verunreinigten Impfstoffen, der Gefahr einer Impfinfektion, Impfsyphilis und prognostizierte den Anstieg von Krankheiten wie Rachitis oder Typhus. Die impfbefürwortende Ärzteschaft nannte die Impfgegner eine Gruppe von »halb- und ungebildeten Laien, innerhalb welcher die Homöopathen und Naturärzte, Sozialdemokraten und Ultramontane eine wunderliche Collegialität« bildeten.

Aber die Impfgegner ließen nicht locker, und ihr beharrliches Engagement führte schließlich dazu, dass eine Reichsimpfkommission eingesetzt wurde, um die Gefahren der Impfung von Mensch zu Mensch zu überprüfen. Starke Nebenwirkungen, Impfkomplikationen sowie Folgeschäden konnten nun nicht mehr geleugnet werden, sodass der Bundesrat beschloss, auf Impfungen durch Tierlymphe umzustellen, also den Impfstoff fortan auf Kälberhaut zu züchten. 1885 erlangte dieser Vorschlag Gesetzeskraft. In der Umsetzung haperte es allerdings, da nun für jede Behandlung jeweils eine Impfstoffdosis hergestellt werden musste. Dies bedeutete eine erhebliche Verteuerung gegenüber der Impfung von Mensch zu Mensch, denn man musste flächendeckend Tierimpfanstalten errichten.

Aber der Aufwand lohnte sich: Bis zum Ersten Weltkrieg waren die Pocken im Deutschen Reich nahezu ausgerottet. Doch trotz verbesserter Impfstoffqualität und Sicherheit verstummten die Impfgegner nicht. Im Vergleich zu heutigen Impfstoffen ging die Pockenimpfung auch mit heftigen Nebenwirkungen einher. Und mit weniger Opfern durch die Pocken wurde die Aufmerksamkeit für Impfschäden natürlich größer.

1912 geißelte der Offenbacher Mediziner Hugo Wegener in seinem Buch »Impf-Friedhof« den »inquisitorischen Impfzwang« und dokumentierte 36 000 Impfschäden. Die erste wissenschaftliche Arbeit zu Impfschäden wurde 1925 von

Professor Lucksch, Pathologe an der Deutschen Universität in Prag, veröffentlicht. Er stellte Hirnschäden nach Pockenimpfungen fest und nannte das Phänomen »postvakzinale Enzephalitis«: eine durch Impfung verursachte Entzündung des Gehirns.

Als die Pocken nach dem Zweiten Weltkrieg noch ein gutes Stück seltener geworden waren, diskutierte man in den Sechzigerjahren in Deutschland, ob die Impfung nicht zu schädlich sei gegenüber der geringen Gefahr einer Erkrankung. Die Pflichtimpfung für Neugeborene und Kinder war schon länger umstritten gewesen, da es praktisch keine Pockenerkrankungen mehr gab, aber relativ viele Impfkomplikationen. Der *Spiegel* schrieb 1967 unter dem Titel »Tödlicher Schutz« von durchschnittlich acht Todesfällen pro Jahr durch die Impfung gegenüber nur sieben Todesfällen durch Pockeninfektion in den vergangenen zwanzig Jahren.

Doch jährlich befiel die Seuche noch weltweit etwa 2,5 Millionen Menschen, und die Weltgesundheitsorganisation (WHO) beschloss im selben Jahr, die Pockenimpfung weltweit zur Pflicht zu machen. Es begann eine globale Ausrottungskampagne, wobei das Pockenvirus als idealer Gegner erschien: genetisch stabil, also nicht laufend mutierend wie ein Grippevirus, und nur beim Menschen vorkommend. Im Zuge des »Projekts Zero« der WHO wurden ganze Völker in den pockenträchtigen Ländern durchgeimpft, und Hunderttausende von Ärzten und Helfern schwärmten aus, um den Impferfolg zu kontrollieren. Der Durchbruch kam dann durch die Entwicklung eines gefriergetrockneten Impfstoffes, der auch bei tropischen Temperaturen einen Monat lang haltbar war und der Anfang der Siebzigerjahre zu einem Großteil in den Entwicklungsländern selbst hergestellt werden konnte. Die Virusjagd verlief vielversprechend, und der Erreger konnte immer enger eingekreist werden. Ab 1970 wurden in Deutschland keine Neugeborenen mehr gegen Pocken geimpft, 1972 trat hier der letzte Pockenfall auf, und 1976 endete bei uns die allgemeine Impflicht. 1977 wurde der weltweit letzte Fall von Pocken in freier Wildbahn bei einem Koch in Somalia dokumentiert. Um sicherzugehen, lobte die WHO noch eine Prämie aus für jeden Pockenkranken, der gemeldet würde – das Tausend-Dollar-Kopfgeld musste aber nie ausgezahlt werden.

Gerade als man sich schon siegreich wähnte, wurde 1978 Janet Parker im britischen Birmingham plötzlich krank. Fieber, Kopf- und Gliederschmerzen plagten sie, ein seltsamer Ausschlag breitete sich auf ihrer Haut aus. Entsetzt stellten die Ärzte fest, dass sich die Vierzigjährige mit den Pocken infiziert hatte. Parker hatte als medizinische Fotografin in der Anatomieabteilung eines Universitätsklinikums gearbeitet. Das Virus war wohl durch die Lüftungsanlage eines unter ihrem Arbeitsplatz befindlichen mikrobiologischen Instituts zu ihr gelangt. Parker steckte auch ihre Mutter an, die aber nicht starb, dafür erlag ihr quarantänisierter Vater einem Herzinfarkt. Der verantwortliche Institutsleiter verzweifelte über den Laborunfall derart, dass er sich das Leben nahm, einige Tage bevor die Fotografin den Pocken erlag. Dieser letzte Todesfall durch Pocken gab den Anstoß, in weltweit über siebzig Laboratorien alle Pockenvirenstämme zu vernichten.

1980 erklärte die WHO feierlich die Erde für pockenfrei. Die Pocken sind somit die erste und bisher einzige weltweit ausgerottete Seuche, worüber Mediziner ins Schwärmen geraten und diesen Sieg als einen der größten Erfolge der Menschheitsgeschichte preisen, vergleichbar mit der Mondlandung, nur ungleich gesünder und nachhaltiger!

Zu früh gefreut? Immer noch gibt es offiziell zwei Orte, wo Pockenviren existieren: Das CDC-Labor der amerikanischen Gesundheitsbehörde und ein Militärlabor in Russland, wo man während des Kalten Krieges auch den Einsatz von biologischen Waffen in Erwägung zog. Die Vernichtung dieser letzten Bestände wurde immer wieder gefordert, aber wieder verworfen. Die Virenbestände des Militärs seien die letzte Möglichkeit, Impfstoffe gegen Pocken herzustellen, die der Feind theoretisch als Waffe einsetzen könne.

Nach den Terroranschlägen vom 11. September 2001 wurde vor Bioterrorismus gewarnt. Man befürchtete etwa, ein mit Pocken infizierten Selbstmordattentäter könne versuchen, Menschenmengen zu verseuchen. Die Bundesregierung schaffte vorsorglich 100 Millionen Pockenimpfdosen an, wobei es nicht einfach war, für genügend Kühltruhen zu sorgen. Seitdem lagert der Impfstoff in geheimen Depots in Deutschland und musste zum Glück nie ausgepackt werden. Gut gekühlt sei die Vakzine bis zu vierzehn Jahre lang haltbar, erklärte der damalige Leiter des Robert Koch-Instituts – vor fünfzehn Jahren.

Da sich Selbstmordattentäter in letzter Zeit auf deutlich simplere Anschlagsformen konzentrieren, hat man wohl bislang von einer Neubestellung abgesehen.

3. Angst ist kein guter Ratgeber

Mit den Öffentlichen brauche ich anderthalb Stunden bis zur abgelegenen Klinik Havelhöhe und nicke unterwegs öfters ein – die letzten Nächte waren hart. Wir wollten das unserem Baby nicht antun, aber viele andere Eltern haben die lange Anfahrt auch mit ihren Neugeborenen nicht gescheut. Im schlichten Gebäude des »Familienzentrums« steht heute der Vortrag eines anthroposophischen Kinderarztes auf dem Programm, der Eltern helfen soll, eine individuelle Impfentscheidung zu treffen. Der Raum strahlt verblichenen Siebzigerjahre-Charme aus und sieht aus wie eine ausgediente Schul-aula. Vorne eine Tafel und ein Klavier, dahinter eine Bühne mit Vorhang. Am Eingang steht ein Körbchen für Spenden, wie früher in der Schule beim Weihnachtsbasar.

Dutzende Mütter und Väter suchen sich ihre Plätze, viele mit einem Säugling im Tragetuch oder einer Babyschale in den Händen. Mittelschichtmenschen, die es sich leisten kön-nen, bei *Alnatura* oder *Biocompany* einzukaufen, und nicht einfach alles impfen, was die Kasse zahlt. Ich würde mich nicht wundern, hier einen Bekannten zu treffen. Klar gibt es hier auch radikalere Typen: Ein langhaariger Papa mit Pferdeschwanz fällt auf, der sein Kind im jamaikafarbenen Tragetuch umgebunden hat und es in elliptischen Bewegun-gen massiert, während er sich in groovigen Moves hin- und herwiegt. Ob er weiß, wo die nächste Masernparty steigt? Viele hier sehen aber ganz normal aus, ein Mann im Business-anzug fällt am meisten auf. Interessant ist die Rollenvertei-lung: Die Mütter sitzen teils mit Notizblock hochkonzen-triert in den Stuhlreihen, während die Väter am Rand mit den Babys im Arm oder im Kinderwagen hin- und herlaufen.

»Es ist nicht so, dass wir glauben, dass Impfungen keine Wirkung haben. Wir sind hier auch keine Impfgegner, aber sehr wohl für eine differenzierte Impfentscheidung«, beginnt Dr. Meinecke seinen Vortrag, ein Kinderarzt, der sich mit Kol-legen auf dem Gelände der Klinik eine anthroposophisch aus-gerichtete Praxis teilt. »Wir sind keine Freunde der aktuel-len Impfinflation. In den letzten Jahren sind nämlich immer mehr Impfungen dazu gekommen.« Dr. Meinecke steht zwar nicht direkt auf der Bühne, aber hat sichtlich Spaß, vor Pu-blikum zu sprechen, und einen Sinn für Theatralik, wenn er am Ende eines wichtigen Satzes leicht auf die Zehenspitzen geht und in die Gesichter der Eltern blickt, denen die Sorge ins Gesicht geschrieben steht, bei diesem Thema bloß nichts falsch zu machen.«Offiziell wird empfohlen, in der neunten Lebenswoche mit dem Impfen zu beginnen. Da ist das Kind gerade mal zwei Monate alt. Und da kriegt es an einem Tag über zwanzig Impfstoffe gleichzeitig verabreicht.« Der Arzt macht eine Kunstpause und lässt seine Worte genüsslich in die besorgten Zuhörerköpfe sinken.»Da haben viele Eltern irgendwie Hemmungen: natürlicherweise! Das ist ein gesunder Instinkt!«

Mich wundert diese Zählweise, über die ich auch schon beim Recherchieren gestolpert bin: Wie kommt man auf zwanzig Impfstoffe, wenn eigentlich im Impfkalender von maximal drei Impfungen an einem Tag die Rede ist? Impfkritiker zählen jedoch jeden Keim, vor dem ein Kombinationsimpfstoff schützen soll, als eigene Impfung. Dementsprechend stecken in einer Sechsfachimpfung schon acht Impfstoffe, da bei Polio gegen drei Arten von Polioviren gleichzeitig geimpft wird. Im Pneumokokken-Impfstoff wird gegen dreizehn Erregerstämme geimpft und bei Rotaviren gegen drei oder vier, so kommt man dann schnell auf 25 Impfungen bei einem Termin. Bis zum Abschluss der offiziell empfohlenen »Grundimmunisierung« im zweiten Lebensjahr wären es dann über achtzig Teilimpfungen gegen dreizehn Krankheiten.

Und Meinecke legt noch eins oben drauf:»Je jünger ich anfange, zu impfen, umso höher muss die Impfdosis sein. Weil das Immunsystem noch so unreif ist, das kann noch gar nicht richtig was damit anfangen. Das wird in einer Zeit gezwungen, Gedächtnis zu bilden, wo es das eigentlich vom Wesen her noch gar nicht so gut kann.«

Mir wird schwindelig bei dem Gedanken, dass eine einzige Impfung bei einem Neugeborenen, das drei Kilogramm wiegt, bei einem Erwachsenen von neunzig Kilogramm eigentlich ja dreißig Impfungen entsprechen müsste. Wenn so eine Impfung wie bei Tetanus beispielsweise für Säuglinge auch noch die doppelte Dosis wie für Erwachsene enthält, käme man sogar auf eine sechzigfache Dosis – nicht gerade die Idealvorstellung von einer Kinderimpfung.

»Es ist nämlich so«, Meinecke, »dass ein Kind am Anfang, wenn es auf die Welt kommt, noch kein spezifisches Immunsystem hat.« Dann hebt er zu einem Immunologieblitzkursus an, und ich komme mir vor wie damals im Bio-Leistungskurs.

Höhere Säugetiere haben neben dem angeborenen unspezifischen Immunsystem ein erworbenes spezifisches Immunsystem entwickelt. Dieses spezifische Immunsystem kann sich Erreger merken, um sie beim nächsten Kontakt gezielt abzuwehren. Bis zum zehnten Lebensmonat überwiegt das unspezifische Immunsystem des Kindes. Die weißen Blutkörperchen (Leukozyten) der angeborenen Abwehr arbeiten nicht gezielt, meist als sogenannte Fresszellen. Fremdes und Gefährliches wird aufgenommen und abgebaut oder ausgeschieden. Diese Art der Verdauung von Fremdkörpern ist aber langsam und kommt bei bestimmten Infekten nicht hinterher. Deshalb ist in dieser Phase der Nestschutz der Mutter noch so wichtig, wodurch das Kind mit Antikörpern versorgt wird, die es selber noch nicht bilden kann.

Gegen Ende des ersten Lebensjahres reift das spezifische Immunsystem heran, das wiederum auf zwei Säulen fußt: das zelluläre und das humorale Immunsystem. Die humorale Immunantwort ist nicht etwa witziger als die zelluläre, sondern leitet sich vom lateinischen Begriff *humor* für Flüssigkeit ab. Diese humorale Immunität arbeitet mit den Antikörpern, die von weißen Blutkörperchen gebildet werden. Antikörper sind kleine Eiweißstoffe, die im Blut herumschwimmen, und wenn ein Keim, zu dem schon einmal Kontakt bestand, wiedererkannt wird, können die maßgeschneiderten Antikörper dort am sogenannten Antigen andocken, wie ein Schlüssel in einem Schloss. Ein Antikörper passt genau auf ein Antigen, das an der Oberfläche von Fremdkörpern oder gefährlichen Zellen sitzt. So verklumpen die unliebsamen Partikel und sind leichte Beute für Fresszellen und Konsorten.

Das zelluläre Immunsystem arbeitet mit den sogenannten Gedächtniszellen. Das sind Leukozyten, die sich nach einem Keimkontakt in die Lymphknoten im Knochenmark zurückziehen und dort schlummern, bis der Erreger wieder auftaucht, zu dem ein immunologisches Gedächtnis aufgebaut wurde. Dann wachen diese Blutkörperchen auf, vermehren sich, regen andere Zellen zur Antikörperbildung an oder gehen direkt auf die Eindringlinge los. »Das zelluläre Immunsystem können wir tatsächlich erleben. Immer, wenn wir richtig krank sind, also einen Infekt haben. Fieber, Rötung, Ausschlag, Schwellung, Schmerz, da, wo was los ist.« Dr. Meinecke hat die beiden Seiten des spezifischen Immunsystems an der Tafel jeweils in Rot und in Blau skizziert. Er deutet auf den roten Bereich: »Das ist die zelluläre Immunität. Da wissen wir: Ah, das Immunsystem arbeitet! Das ist sozusagen heiß. Das bekommen wir mit. Also das typisch kranke, infektige Kind, da arbeitet das zelluläre Immunsystem auf Hochtouren. Diese weißen Blutkörperchen sind alarmiert, schütten Entzündungseiweiße aus, melden ins Temperaturzentrum: ›Wir brauchen Fieber, wie brauchen Fieber!‹ Denn: Fieber ist der Freund des Kindes. Wenn Sie Fieber senken, schwächen Sie das Immunsystem und die Infektabwehr. Wer viel Fieber haben durfte als Kind und wer auch im späteren Leben noch dazu neigt, immer mal wieder einen fieberhaften Infekt zu bekommen, hat weniger Krebs. Und lebt länger.« Meinecke weist darauf hin, dass es nicht nur für Anthroposophen frevelhaft ist, dauernd Fieber zu senken. Auch in der Schulmedizin sei es mittlerweile Konsens, dass zu viel und zu starkes Fiebersenken kontraproduktiv ist. Man verhindere so die optimale Arbeitstemperatur für das Immunsystem. Meinecke rät den Eltern, die Nerven zu behalten und überhaupt erst ab 40 Grad einzugreifen.

»Die häufigste Nebenwirkung von Impfungen ist ja, dass die Körpertemperatur mal ein bisschen erhöht ist oder eine Rötung an der Stelle auftritt, wo man geimpft hat. Das finden wir als anthroposophische Ärzte eigentlich nicht schlimm. Weil dann diese zelluläre Seite auch gestärkt wird. Aber wenn Sie nach jeder Impfung eine Woche Fieber hätten, wäre das wohl schlecht für die Impfmoral. Dann wäre ja der Mensch durch die Impfung kränker als ohne. Aber wir fänden es eigentlich viel besser, weil wir dann wüssten, dass diese heiße Seite gefördert wurde.« Jetzt deutet der Mediziner auf die blau gemalte humorale Seite des Immunsystems. »Normalerweise arbeiten Totimpfstoffe aber nur hier. Das hat sich die Natur für natürliche Infekte schon gut ausgedacht, dass wir nicht jedes Mal, wenn der gleiche Virus auftaucht, wieder in Feuer geraten, in Wallungen. Deswegen haben wir diesen Teil der Körperabwehr, aber sie ist kühl. Man kann auch sagen, die kalte Seite des Immunsystems. Das ist der Forschung bekannt. Die hätten gerne mehr Impfungen, die zwar unser Immunsystem zum Arbeiten bringen, die man aber trotzdem nicht merkt. Das geht nur nicht, weil sich unser Immunsystem eben bei der Arbeit bemerkbar macht.«

In der anthroposophischen Sichtweise ist Fieber eine erwünschte Nebenwirkung des Impfens, als Zeichen für eine natürlich ablaufende Immunantwort. Ziel der Impfstoffhersteller scheint jedoch zu sein, uns möglichst gar keine bemerkbare Immunreaktion zuzumuten, die wir als lästige Nebenwirkung sehen könnten.

»Jetzt kommt halt der springende Punkt«, fährt der Arzt fort. »Wenn dieses Gleichgewicht des Immunsystems zur kalten Seite hin verschoben ist, dann führt das zu mehr Erkrankungen im späteren Leben. Genau die Krankheiten, die in den letzten dreißig Jahren massiv zugenommen haben. Wir sprechen da von *new morbidity*, von neuen Krankheiten bei den Kindern, aber die betreffen natürlich auch die Erwachsenen.« Das seien keine Infektions-, sondern Zivilisationskrankheiten, denen ein gestörtes Immunsystem zugrunde liegt, wie beispielsweise Allergien, Asthma, Diabetes, Neurodermitis. »Bei Krebs hat das Immunsystem ganz die Führung verloren«, führt der Arzt aus. »Außerdem sogenannte Autoimmunerkrankungen, wie rheumatische Arthritis, Morbus Basedow, Colitis ulcerosa, Morbus Crohn, Multiple Sklerose und so weiter.«

Man spricht von Autoimmunerkrankungen, wenn sich die Immunabwehr gegen den eigenen Körper richtet. Die genauen Ursachen sind nicht bekannt, Wissenschaftler haben sich bislang grob auf »bad luck and bad genes« geeinigt. Zu »Pech« und »schlechten Genen« kommen noch negative Umwelteinflüsse, und hierbei könnten Impfungen eine Rolle spielen.

»Was muss das Immunsystem eigentlich lernen im ersten Lebensjahr? Es muss lernen, Eigenes vom Fremden zu unterscheiden. Das nennen wir Prägung. Das ist ein Lernprozess. Und wenn diese Prägung nicht glücklich funktioniert, dann entstehen mehr Autoimmunerkrankungen. Rheuma und so weiter. Erkrankungen, wo das Immunsystem eigene Körperzellen angreift und zerstört.« Auch sogenannte Angsterkrankungen und überhaupt psychische Erkrankungen könnten in diesem Zusammenhang stehen, mutmaßt Meinecke.

»Ich bin nicht impfkritisch wegen der Nebenwirkungen. Richtige Impfschäden sind extrem selten, ich habe in meiner gesamten Zeit in der Praxis noch keinen erlebt. Ich sehe es aber kritisch, dass wir mit dem Impfen in die Reifung und Entwicklung des Menschen eingreifen. Das erste Lebensjahr ist ein ganz empfindliches, das auch mit der Gehirnentwicklung einhergeht. Aber wenn das Kind erst einmal aufrecht läuft, haben auch das Immun- und das Nervensystem einen großen Reifungsschritt durchlaufen. Für uns anthroposophische Ärzte ist es am schönsten, wenn man dann erst mit dem Impfen beginnt. Dann ist aber die Frage: Wie lebe ich mit dem Risiko in der Zeit davor ohne Impfungen?«

Es folgt nun ein knapp zweistündiger Parforceritt durch Nutzen und Risiken aller empfohlenen Impfungen und einer Beschreibung der zu verhindernden Krankheiten, ein Overkill an Informationen, die man nicht einordnen kann. Ich bekomme Ohrensausen und falle immer wieder in Sekundenschlaf. Am Ende dieses Rundumschlages rät Dr. Meinecke, sich bei der ganzen Angst und Panik, die das Thema beherrsche, nicht in die Irre führen zu lassen. Wenn man auf die Impfungen im ersten Jahr verzichte, sei es praktischerweise so, dass das reifere Immunsystem wesentlich weniger Impfdosen brauche, um einen wirkungsvollen Schutz aufzubauen.

Viele Patienten seiner Praxis würden ihr Kind mit *Revaxis* impfen. Eigentlich eine Auffrischungsimpfung für Kinder ab fünf Jahren gegen Diphtherie, Tetanus und Polio. »Wir impfen das frühestens mit elf Monaten, am liebsten erst mit einem Jahr. Und man kann dann auch mal im Blut überprüfen, ob dieser Impfstoff gut angegangen ist. Wir haben bisher noch nie einen Impfversager gehabt, obwohl dieser Impfstoff im Vergleich zum typischen Sechsfachimpfstoff im ersten Lebensjahr nur ein Zwanzigstel der Diphtherie-Dosis und nur die Hälfte der Tetanus-Dosis beinhaltet und deshalb mit viel weniger Nebenwirkungen einhergeht.«

Man müsse aber wissen, dass diese Art zu Impfen ein »Offlabel Use« sei, eine Anwendung außerhalb der Packungsbeilage. »Wenn der Staat eine Impfung offiziell empfiehlt und Nebenwirkungen mit bleibenden Schäden auftreten sollten, also tatsächlich ein Impfschaden nachgewiesen wird, dann haftet der Staat.« Wenn man *Revaxis* impfe, müsse man eine Vereinbarung unterschreiben, dass man wisse, dass es keine staatliche Berentung gebe, wenn etwas schiefgeht.

»Angst ist kein guter Ratgeber«, schließt Meinecke seinen Vortrag. »Deswegen sage ich auch: Wenn ich mich gegen die Masernimpfung entscheide, muss ich mich streng genommen auch für die Krankheit entscheiden, in dem Sinne, dass ich nicht sage: ›Siehst du, du Depp, jetzt hat es uns doch erwischt. Hättest du mal geimpft!‹ Das ist dann keine gute Grundlage. Dann bin ich eher fürs Impfen ab einem gewissen Alter, man muss ja nicht ganz so früh impfen.«

Auf der Rückfahrt im Bus komme ich ins Grübeln. »Angst ist kein guter Ratgeber« klingt ja wie eine schlüssige Handlungsanleitung. Man will sich nicht dauernd ängstlich wegducken oder paranoid verhalten. Auf der anderen Seite gilt aber auch: »Angst ist der beste Ratgeber!« Etwa wenn man als Mensch früher in der Steinzeit bei der Jagd einem Säbelzahntiger begegnete oder heute auf offener Straße einem Linienbus gegenübersteht.

Interessant finde ich, dass sich einige Eltern so sehr um Nebenwirkungen von Impfungen sorgen, dass sie bewusst aus der Haftung rausgehen bei dieser Off-label-*Revaxis*-Impfung. Sie verlassen freiwillig das Sicherheitsnetz, das im Fall der Fälle den Worst Case abfedern würde. Man misstraut der kommerziellen Impfstoff-Forschung und schlägt lieber einen Weg ein, der wissenschaftlich noch viel weniger fundiert ist. Hier geht es offensichtlich um Vertrauen. Lieber dem Rat einer Handvoll Ärzte folgen, die nicht dem Mainstream angehören, als sich den Richtlinien der Behörden zu unterwerfen, die mutmaßlich von der Industrie gesteuert werden. Klingt mutig. Aber ist das wirklich vernünftig oder doch eher fahrlässig?

Eine aufgeweckte Grafikdesignerin, Mutter zweier Töchter im Kindergartenalter, beschwört mich auf einem Kreuzberger Spielplatz, dass man gerade hier unbedingt impfen müsse. Sie senkt ihre Stimme verschwörerisch, guckt sich verstohlen um und erklärt mir, dass viele Muslime aus religiösen Gründen nicht impfen würden und hier viele Krankheiten kursierten, die es in Deutschland normalerweise gar nicht mehr gebe. Ob ich denn keine Nachrichten gucke? Polio sei jetzt aus Syrien wieder in die Türkei eingeschleppt worden und von dort sei es doch nur noch ein Katzensprung hierher.

Die Vermutung, unter türkischen Kopftüchern würden sich besonders viele Impfgegner verbergen, stimmt allerdings nicht. »Die Impfgegnerschaft ist bei Berliner Akademikereltern, die aus dem Westteil stammen, am ausgeprägtesten«, sagt Dietrich Delekat, Facharzt für Kinderheilkunde in der Berliner Gesundheitsverwaltung. »Türkische Mütter haben keine Bedenken vor den Spritzen und vertrauen dem Rat ihrer Kinderärzte.« Auch syrische Flüchtlinge seien in der Regel durchgeimpft und gerne bereit, die Impfangebote in Deutschland wahrzunehmen. Es gibt zwar Muslime, die aus religiösen Gründen Impfungen ablehnen, weil sie die Präparate als unrein betrachten. Aber hier handelt es sich um eine sehr kleine fundamentalistische Minderheit, die es genauso unter Christen gibt, die Impfen als unzulässige Einmischung in Gottes Werk ablehnen.

Doch auch Minderheiten können mitunter großen Einfluss haben. So wurde in den Achtzigerjahren ein wissenschaftlicher Artikel über eine empfängnisverhütende Impfung in katholischen Kreisen missverstanden. Tatsächlich wurden in der Publikation Möglichkeiten erörtert, die Impfung in bestimmten Ländern als Geburtenkontrolle einzusetzen, wobei es nur zu einer vorübergehenden Unfruchtbarkeit kommen sollte. Der in der Studie besprochene Impfstoff enthielt Tetanustoxoid als Proteinträger. Zu einer Lizenz und breiten Anwendung kam es zwar nicht, aber ein katholisches Netzwerk von Abtreibungsgegnern schickte eine Nachricht in sechzig katholische Gemeinden, in der sie warnten, Tetanusimpfungen würden zur heimlichen Sterilisierung der Bevölkerung eingesetzt. Das führte zu einem weltweit teils dramatischen Abfall der Tetanusimpfrate. Auf den Philippinen wurde die Impfung eine Zeitlang ganz ausgesetzt.

Nach den Terroranschlägen vom 11. September 2001 tauchte ein ähnliches Gerücht in Nigeria auf, das in Teilen von radikalen Islamisten kontrolliert wird. Dort hieß es, der islamfeindliche Westen wolle mit Impfungen gezielt Muslime sterilisieren. Außerdem wurde kolportiert, die Impfung verursache Aids oder enthalte Schweineprodukte, die für Muslime tabu sind. Die radikalislamische Sekte Boko Haram behauptete schließlich, dass Polio-Schluckimpfungen zu Unfruchtbarkeit führen. Anfang 2015 kamen zehn Mitarbeiter eines Impfteams der WHO bei Anschlägen ums Leben.

Im selben Jahr wurden sechs Mitarbeiter einer UNICEF-Impfkampagne in Pakistan ermordet. Dort sind es die Taliban, die Impfhelfer im Fadenkreuz haben. Es gibt No-go-Gebiete für Mitarbeiter des Gesundheitswesens, wo die Islamisten Impfverbote verhängt haben. In den letzten Jahren wurden in Nigeria und Pakistan über hundert Mitarbeiter von Polio-Impfkampagnen ermordet.

Offenbar hat die CIA den weltweiten Impfzielen einen Bärendienst erwiesen, als sie 2011 in Nordpakistan eine fingierte Impfkampagne nutzte, um den vermuteten Aufenthaltsort von Al-Qaida-Chef Osama bin Laden zu verifizieren. Ob es tatsächlich mit dieser Finte gelang, die entscheidenden Hinweise zu erlangen, ist nicht bekannt. Aber nach der Ergreifung und Hinrichtung von Osama bin Laden sickerten die

Informationen über das Vorgehen der Agenten durch, und die Taliban erließen eine Fatwa gegen Impfkampagnen.

Ich will ja nicht ängstlich sein, aber tauche ich mit meinen Sucheingaben zu Al-Qaida und Taliban vielleicht schon auf dem Radar der NSA auf? Da schlägt meine Wanze im Kinderzimmer an! Geschrei dringt durchs Babyphone. Die Überwachungsanlage funktioniert! Zugriff! Blitzschnell hole ich das weinende Kind aus seinem Bettchen und trage es mit beruhigenden Worten in die Küche, um die Spezialflasche aus dem Kühlschrank zu holen, deren Inhalt ich leicht erwärme. Immer wieder streichele ich meiner schluchzenden Tochter über den Kopf, bis die Milch lauwarm ist und ich sie mit einer Hand präzise in die kleine Flasche gieße. Einhändig den Nuckel auf die Flasche zu schrauben, ist eine Herausforderung, aber jeder Handgriff sitzt. Jetzt kommt der Moment, in dem sich zeigt, ob sich all die mühsame Vorarbeit der letzten Wochen gelohnt hat, und ich gebe Zaria die Flasche. Der Plan scheint aufzugehen: Sie nuckelt, und ich kann sie ohne Protest wieder in ihr Bettchen legen. Dann schließt sie die Augen, und ich kann es kaum glauben: Sie trinkt die ganze Flasche leer, ich erwarte einen entrüsteten Ruf nach Nachschub, aber nein, sie hat die Augen geschlossen, dreht sich zur Seite und schläft. Die Mission ist erfüllt!

Die Amerikaner haben ja für Nuckel das schöne Wort: *pacifier* – Friedensstifter.

4. Interessenkonflikte

Heute tagt die STIKO. Eigentlich trifft sich die Ständige Impfkommission stets unter Ausschluss der Öffentlichkeit, aber ich darf ausnahmsweise Aufnahmen vom Beginn der Sitzung machen. Vor allem habe ich aber einen Interviewtermin mit dem Vorsitzenden der STIKO, den ich über Wochen per Telefon und E-Mail angebahnt habe. Zum Glück weiß er nicht, dass wir bislang den STIKO-Impfkalender komplett ignoriert haben.

Das Filmteam ist bestellt, die Uhr läuft, aber leider bin ich spät dran und komme und komme einfach nicht weg von zu Hause! »Wo, verdammt noch mal, ist mein Schlüssel?« Pünktlichkeit war noch nie meine Stärke, aber seit Zarias Geburt ist es gleich ein paar Level schwieriger geworden, Termine einzuhalten. Es gibt einfach zu viele Unwägbarkeiten. Jeden Moment kann sie spucken, etwas umkippen oder, gerade wenn man durch die Tür ist, noch mal in die Windel machen, und zwar so, dass alles den Body hinten hochrutscht und man sie komplett umziehen muss. Eigentlich sollte man mit Kleinkind stets eine Stunde Puffer einplanen.

Seitdem ich die Nachtschichten mit Zaria mache, kommt mein Kopf noch weniger hinterher. Innerhalb von zwei Monaten habe ich sage und schreibe fünfmal meine EC-Karte im Fahrkartenautomaten stecken lassen. Noch während ich das Ding reinstecke, denke ich, diesmal darfst du es nicht vergessen! Aber dann kommt die Fahrkarte, die Bahn fährt ein, das Kind jammert, ich such das Fläschchen, und schwupps bin ich im Waggon, die Tür schließt, und wieder ist die EC-Karte im Automaten geblieben.

Beim dritten Mal Karte sperren und neue beantragen habe ich dann angefangen, mir ernsthaft Sorgen zu machen, und mich daran erinnert, wie es bei meiner Mutter mit Alzheimer losging. Für Frauen nach der Geburt gibt es eine Menge verständnisvolle Kommentare und Artikel im Internet, Stichwort »Stilldemenz« oder »Schwangerschaftsdemenz«. Angeblich stecken dahinter hormonelle Veränderungen bei der Mutter, aber vor allem ist es wohl Schlafmangel, der vor und nach der Geburt bei Frauen für kognitive Einschränkungen sorgt. Aber was ist mit uns Männern? Gerechterweise müsste es »Elterndemenz« heißen!

Da erreicht mich eine SMS von zu Hause. Eine Einkaufsliste. Soll das ein Witz sein? Da habe ich endlich ein Interview mit dem STIKO-Vorsitzenden und soll einkaufen gehen? Glaubt sie, ich fahre zum Koch-Workshop oder was? Na gut! Ich will Jessica ja beweisen, dass sich Beruf und Familie vereinbaren lässt, selbst wenn beide Eltern arbeiten. Jetzt bin ich doch zum Ernährer geworden: Verdiene zwar kein Geld, aber besorge die Nahrungsmittel!

Das Robert Koch-Institut (RKI) liegt gleich neben dem Virchow-Klinikum, ein großes Krankenhausgelände, das zur Uniklinik Charité gehört. Hier treffe ich meinen Kamera- und Tonmann, aber es gibt erst mal nichts Spannendes zu filmen. Dieser Teil vom RKI ist ein schlichter Neubau aus rotem Backstein mit gläsernen Schiebetüren. Die STIKO-Mitglieder kommen nicht mit Stretch-Limos vorgefahren, von Glamour keine Spur. Das viele Pharmageld, das hier im Spiel ist, wird jedenfalls nicht gezeigt.

Die Ständige Impfkommission (STIKO) ist ein unabhängiges Expertengremium, das dem Robert Koch-Institut angeschlossen ist, der Bundesoberbehörde für Infektionsschutz. Zwölf bis achtzehn Mitglieder, die alle drei Jahre berufen werden, treffen sich zweimal im Jahr zu vertraulichen Sitzungen. Die STIKO spricht für die von der Pharmaindustrie entwickelten und von den Gesundheitsbehörden zugelassenen Impfstoffen Empfehlungen für die Bevölkerung aus, die als offizielle Richtlinie gelten.

Seit April 2007 sind die STIKO-Empfehlungen nach einem Urteil des Bundesgerichtshofes zu »medizinischem Standard« erklärt worden. Die Krankenkassen müssen diese empfohlenen Impfungen bezahlen und Ärzte auf sie hinweisen. Bei derart weitreichenden Entscheidungen wundert es nicht, dass sämtliche Verstrickung der STIKO mit der Industrie genau unter die Lupe genommen werden. Als der langjährige STIKO-Vorsitzende Heinz-Josef Schmitt in die Chefetage von *Novartis* wechselte, einem Unternehmen also, dessen Produkte er zuvor kritisch bewertet haben sollte, schrieb die *Süddeutsche* 2010 von einem »irritierendem Jobwechsel« unter dem Titel ›Experten mit den falschen Freunden‹.

Durch den Gemeinsamen Bundesausschuss (G-BA) gibt es theoretisch eine Kontrollinstanz, die die STIKO-Vorschläge zurückweisen kann. Der G-BA ist ein übergeordnetes Gremium der Akteure im Gesundheitswesen, das über die Leistungen der Kassen entscheidet und wacht. Doch Thomas Müller, Leiter der Abteilung Arzneimittel beim G-BA, der den STIKO-Sitzungen beiwohnen darf, erklärte 2010: »Wir sind aber vom Gesetzgeber angehalten, Abweichungen besonders zu begründen. Das heißt, dass wir die Empfehlungen in der Regel durchwinken. Die STIKO verfolgt das veraltete Konzept der Expertenrunde: Die Tür wird zugemacht, ein bisschen so wie beim Papst-Konklave. Dieser Zustand ist unhaltbar. Es muss etwas passieren.«

Seitdem wurde die STIKO teilweise neu besetzt, und es gab eine Transparenzinitiative. Protokolle werden veröffentlicht, und zur aktuellen Sitzung kann ich im Internet die Selbstauskunft der STIKO-Mitglieder zu ihren Interessenkonflikten anschauen. Nur einer der derzeit siebzehn Mediziner hat gar keine Interessenkonflikte angegeben. Lediglich Vorträge zu Impfthemen haben fünf Mitglieder gehalten, von denen aber drei ein Honorar erhielten, das auch von der Pharmaindustrie bezahlt wurde. Zehn Mitglieder haben zusätzlich zu solchen Vorträgen auch an Impfstoffstudien gearbeitet, die von der Industrie finanziert wurden. Vier STIKO-Mitglieder sind direkt als Berater oder Forscher bei Pharmaunternehmen tätig.

Immer wieder tauchen die Namen der größten Impfstoffhersteller auf: *GlaxoSmithKline* (GSK) aus Großbritannien, *Sanofi Pasteur* aus Frankreich sowie *Pfizer* und *Merck* aus den USA.

Eine quasi reine Weste der Selbstauskunft nach zu urteilen hat der aktuelle STIKO-Vorsitzende Dr. Jan Leidel, der lediglich Vorträge zum Thema Impfen gehalten hat. Leidel ist Virologe und Sozialmediziner und hat über zwanzig Jahre lang das Kölner Gesundheitsamt geleitet, das erste Gesundheitsamt Deutschlands. Ich habe Glück, denn Leidel hat einen Sinn für Kunst als Sohn eines Lyrikers und Ehemann einer Schriftstellerin, die ihm geraten hat, er solle mir für die Dreharbeiten zusagen, da sie meinen letzten Film »Vergiss mein nicht« sehr schätze. Leidel, der mit seinem Rollköfferchen im Robert Koch-Institut eintrifft, war 2009 am Ende seines Berufswegs angekommen. Als Rentner bekleidet er nur noch ein paar Ehrenämter, wie den STIKO-Vorsitz. Wir schütteln herzlich die Hände. Als ich ihn frage, ob er wegen der Versammlung heute aufgeregt sei, entgegnet er gelassen in hessischer Mundart: »Bevor isch misch uffreesch, isses mir lieber egal.«

Nachdem der Vorsitzende die Sitzung eröffnet hat und wir ein paar Aufnahmen von der Runde gemacht haben, bittet er uns, den Raum zu verlassen. Beim Rausgehen kann ich durch Seitenblicke noch ein paar Punkte erhaschen, die heute auf der Tagesordnung stehen: HPV-Impfung für Jungen, Pneumokokken-Impfung für Senioren und irgendwas mit schmerzreduziertem Impfen.

Immerhin hat die Geheimniskrämerei den Vorteil, dass ich mich jetzt um meinen eigenen Interessenkonflikt kümmern und einkaufen gehen kann: perfektes Timing!

Ein paar Stunden später stelle ich meine Einkaufstüten in der Hochsicherheitsschleuse des RKI bei der Security unter – das nenne ich Lebensmittelsicherheit! Dann treffen wir Dr. Jan Leidel, der etwas erschöpft aus der Sitzung kommt.

Um in den begrünten Innenhof des Instituts zu gelangen, muss man auch wieder durch eine Sicherheitstür, die sich nur mit einem Ausweis öffnen lässt. In den Gebäuden des RKI wird mit hochinfektiösen Erregern wie Ebolaviren gearbeitet, die auf keinen Fall in falsche Hände geraten dürfen.

»Wie ist das eigentlich als STIKO-Chef«, beginne ich unser Gespräch, »impft man streng nach STIKO-Vorschrift?«

»Nein.«

»Nein?«

»Ich bin durchaus gelegentlich über die STIKO-Vorschriften hinausgegangen. Aber nie hinter ihnen zurückgeblieben. Es sei denn aus Nachlässigkeit, die ich manchmal auch bei mir mit Bedauern feststellen muss. Dass ich irgendwas vergesse.«

»Ach so! Sie impfen sogar mehr, als die STIKO empfiehlt!«

»Ich habe meine Enkel schon gegen Rotaviren geimpft, als das noch nicht von der STIKO empfohlen wurde. Ich impfe meine Familie jedes Jahr gegen Grippe, auch wenn abgesehen von mir altem Sack meine übrige Familie gar nicht zur Risikogruppe gehört.«

Leidels spärliches weißes Haar weht leicht zerzaust im Wind. Hätte er einen dicken Stock und eine Robe, man könnte ihn als Yoda casten, den weisen Ober-Jedi.

»Impfkritische Ärzte sprechen von einer regelrechten Impfinflation, und es heißt, dass die Industrie den Takt für die STIKO-Empfehlungen angibt.«

»Es ist aber nicht richtig, dass alles, was zugelassen ist, von der STIKO auch empfohlen wird. Wir haben teilweise richtig viel Ärger, weil wir Dinge nicht oder noch nicht empfehlen. Zum Beispiel gibt es seit einigen Jahren einen Impfstoff gegen eine sehr bedrohliche bakterielle Hirnhautentzündung durch Meningokokken B. Aber da reicht der STIKO die Datenlage noch nicht aus, um eine generelle Empfehlung für die gesamte Bevölkerung auszusprechen. Unabhängig davon würde ich als privater Opa Leidel meinen Enkel im Säuglingsalter dagegen impfen, weil diese Krankheit scheußlich ist. Zehn Prozent sterben, und zehn, zwanzig Prozent haben bleibende Schäden. Es gibt jetzt diesen Impfstoff, und er ist zugelassen. Das heißt, er hat unsere Kriterien an Wirksamkeit und Sicherheit erfüllt, und ich würde ihn impfen. Aber jetzt zu sagen: ›Leute, lasst alle eure Säuglinge impfen!‹, das traue ich mich noch nicht, weil wir sehr, sehr viele Kinder impfen müssen, um einen Krankheitsfall zu verhindern, und dann wüsste ich doch gerne, was diese Impfung wirklich bringt. Wie lange hält der Schutz? Wie gut ist er? Wie sieht es mit sehr seltenen, aber vielleicht schwerwiegenden Nebenwirkungen aus? Aber ich habe vorgestern erst mit einem Arzt aus einer Kinderklinik gesprochen, der mich anrief und sagte: ›Wir haben ein dreijähriges Mädchen an dieser Meningokokken-B-Erkrankung verloren. Es war schrecklich. Tränen sind geflossen. Wann empfehlt ihr das endlich!?‹ Die STIKO hat nicht den Auftrag, ein einzelnes Individuum möglichst gut zu schützen, sondern eine Empfehlung auszusprechen, die auf Bevölkerungsniveau einen möglichst guten Effekt hat. Das ist ein Unterschied. Doch die Volksgesundheit spielt dann keine Rolle, wenn man die weinenden Eltern vor sich hat.«

»Aber so ein staatlicher Impfkalender ist natürlich für die Hersteller eine Lizenz zum Geldverdienen, wenn flächendeckend millionenfach geimpft wird und die Kassen zahlen. Da muss die Verlockung groß sein, Einfluss zu nehmen?«

»Also, soooo wahnsinnig viel Geld ist es gar nicht. Impfungen machen knapp ein Prozent des deutschen Gesundheitsbudgets aus. Für vieles, was ich für unnötig halte, wird wesentlich mehr Geld ausgegeben. Und es ist auch kein so lukrativer Markt. Es ist ja viel besser, einen Cholesterinsenker herzustellen, den die Leute über Jahrzehnte jeden Tag schlucken müssen, als einen Impfstoff, der einmal angewendet wird und dann lange nicht mehr. Und auch die Entwicklung ist wahnsinnig teuer. Sehr viele Versuche, einen Impfstoff zu entwickeln, scheitern. Dann haben sie Milliarden in den Sand gesetzt. Wenn mehr Aspirin gebraucht wird, dann kann man die Maschinen schneller stellen. Aber wenn sie plötzlich Pilze in einer Bakterien- oder in einer Zellkultur haben, auf der Viren wachsen sollen, dann schmeißen sie Hunderte Liter einfach weg und müssen alles neu ansetzen. Das dauert Monate.«

»Trotzdem ist es noch ein lohnendes Geschäft, ein Milliardenbusiness.«

»Ja, sonst würden sie es nicht machen.«

»Und der Hauptvorwurf, der immer wieder gegen die STIKO erhoben wird, ist ja der Verdacht, dass da Interessenkonflikte vorliegen. Wie groß ist das Problem in der Realität?«

»Auch ich habe da eine Wandlung vollzogen. Man hat in den 1980er-Jahren über viele Dinge gar nicht so penibel nachgedacht. Da wäre ich nicht auf die Idee gekommen, dass das was Schlimmes sein könnte, wenn mich eine pharmazeutische Firma zu einem Kongress eingeladen hat. Mittlerweile wäre das völlig undenkbar, absolutes No-go. In der Vergangenheit war es so, dass man der STIKO oder einigen ihrer Mitglieder, vielleicht auch mit einer gewissen Berechtigung, Verquickungen unterstellt hat. Seit 2001 müssen Interessenkonflikte publik gemacht werden. Und in der STIKO hat es Konsequenzen. Wer zum Beispiel für ein Pharmaunternehmen eine Impfstudie durchgeführt hat, ist für zehn Jahre für STIKO-Entscheidungen und Beratungen zu dieser Impfung verbrannt. Insofern kann man sich schon darauf verlassen, dass die Experten, die an einer solchen Entscheidung über eine Impfempfehlung mitwirken, solche Interessenkonflikte nicht haben.«

»Aber kann man denn keine Experten finden, die einfach gar nichts mit der Industrie zu tun haben?«

»Die haben dann wahrscheinlich aber auch kaum was mit Impfstoffen zu tun. Das hängt ein bisschen damit zusammen, wie Forschungsförderung in der Bundesrepublik überhaupt abläuft. Die wird häufig nicht steuerfinanziert, sondern heute ist universitäre Forschung auf Drittmittel angewiesen. Und diese Drittmittel kommen natürlich zum Großteil von der Industrie, und mit dem Forschen daran kommt die Expertise. Wenn Sie jemanden finden, der überhaupt keine Verquickungen hat, dann wird der auch nicht der allerbeste Experte sein.«

»Wie könnte es denn besser funktionieren?«

»Dass der Hersteller, der später vom Verkauf seines Produktes profitiert, auch die Kosten, die mit der Zulassung verbunden sind, trägt, halte ich irgendwo für vernünftig. Aber eine andere Möglichkeit wäre, man sagt zu den Impfstoffherstellern: ›Ihr gebt jetzt in Abhängigkeit von eurem Jahresumsatz einen Betrag X in eine Kasse, die vom Forschungsministerium verwaltet wird.‹ Und mit diesen Mitteln finanziert das Forschungsministerium die entsprechende Forschung zum Impfen. Dann wäre man aus diesem Dilemma raus. Das scheint aber auch aus rechtlichen Gründen gar nicht so leicht möglich zu sein.«

»Was haltet ihr von dem Verdacht«, komme ich wieder auf unsere konkrete Impfentscheidung zurück, »dass zwischen dem Anstieg von Autoimmunerkrankungen und dem Anstieg der Menge an Impfungen ein Zusammenhang besteht?«

»Dieses Thema ist sehr schwierig zu beurteilen, denn es können sich dahinter jederzeit auch Scheinrelationen verbergen. Wir haben heute deutlich mehr Achtzigjährige mit bestimmten Problemen, aber wir haben auch einfach viel mehr Achtzigjährige. Und tatsächlich gab es mal eine Zeitlang eine Parallelität zwischen dem Rückgang der Störche in Niedersachsen und der Zahl der Geburten. Das sind aber Scheinrelationen.«

»Was raten Sie Eltern, die aus Sorge vor Nebenwirkungen beim Impfen zögern?«

»Tatsächlich bin ich überzeugt davon, dass die STIKO derzeit ihre Empfehlungen wirklich auf der Grundlage der besten verfügbaren wissenschaftlichen Erkenntnisse ausspricht. Die STIKO hat eine Methodik, die außerordentlich aufwendig ist. Es werden zunächst Forschungsfragen formuliert: Worum geht es uns? Was wollen wir überhaupt verhindern mit der Impfung? Was ist unser Impfziel? Und dann werden alle diese Fragen mit systematischen Literaturrecherchen untersucht. Wir versuchen dann wirklich, alles an Publikationen, was vorhanden und nicht zu alt ist, auszugraben und daraufhin auszuwerten, was es über unsere Fragen aussagt. Und das dauert unglaublich lange.« Jetzt kriegt der ansonsten so entspannte Opa Leidel etwas sehr Bestimmtes und blickt mir fest in die Augen. »Und die Vorstellung, dass man das dann doch lieber selber recherchiert, vielleicht unterstützt mit Google und mit einem Buch von irgendeinem impfkritischen Kinderarzt – das ist mutig!«

5. Impfunglücke

Bei der Entwicklung von aktiven Impfstoffen gibt es seit jeher zwei Wege: Entweder tötet man die Erreger ab, woraus die sogenannten Totimpfstoffe entstehen. Oder man versucht, den Erreger abzuschwächen oder so zu verändern, dass er nicht mehr wirklich gefährlich ist und als Lebendimpfstoff verabreicht werden kann. Die Pockenimpfung nach Edward Jenners Methode gehört zur Gruppe der Lebendimpfstoffe.

Auch schon beim Vorläufer der Vakzination, also der Variolation, hatte man versucht, mit nicht mehr ganz so infektiösem Pockenmaterial zu impfen, aber das war sehr ungenau und schwer zu kontrollieren. Als die Ära der Mikrobiologie anbrach, versuchte man dieses Prinzip wissenschaftlich zu verfolgen. Um einen Erreger, der Menschen befallen kann, abzuschwächen oder zu attenuieren, wie es im Fachjargon heißt, vermehrte man ihn in artfremden Zellkulturen, beispielsweise in Hühnereiern oder Versuchstieren. So passte sich der Erreger der neuen Wirtsspezies an, und wenn man oft genug »passagierte«, zwischendurch immer wieder den Wirt oder die Zellkultur wechselte, verlor der Erreger mit der Zeit Eigenschaften, die die Gefährlichkeit im ursprünglichen Wirt ausgemacht hatten.

So eine Impfstoffzüchtung konnte sich über Jahre hinziehen. Immer wieder testete man den abgeschwächten Erreger in Versuchstieren in der Hoffnung, er werde nicht mehr richtig krank machen, um dann mit dem echten Erreger die Schutzwirkung zu überprüfen. Es gehörte ganz schön viel Mut dazu, unter den damaligen Bedingungen mit solchen lebendigen Erregern zu hantieren, bei denen höchste Ansteckungsgefahr bestand.

Tuberkulose oder »Schwindsucht« war im 19. Jahrhundert noch eine der häufigsten Todesursachen, und nachdem Robert Koch den Erreger identifiziert und beschrieben hatte, wofür er mit dem Nobelpreis für Medizin ausgezeichnet wurde, bestand große Hoffnung auf ein Heilmittel. Die wichtigsten Pioniere der Bakteriologie stammten aus Deutschland und Frankreich, die damals auf diesem Gebiet im Wettstreit miteinander standen.

Der Mikrobiologe Albert Calmette und der Tierarzt Camille Guérin versuchten Anfang des 20. Jahrhunderts am Institut Pasteur in Paris einen Weg zu finden, um im Labor verlässlich Tuberkulosebakterien zu vermehren. Bei Versuchen mit verschiedenen Nährmedien stellten sie fest, dass sich die Erreger durch fortlaufendes Kultivieren abschwächten. Über viele Generationen vermehrten sie schließlich die Tuberkuloseerreger auf einer Nährlösung aus Alkohol, Galle und Kartoffeln. Immer wieder zeigten aber Tests in Versuchstieren, dass die Bakterien noch zu gefährlich waren oder keine Immunität bewirkten. Erst nach über einem Jahrzehnt dauernder Abschwächungsversuche wagten die Forscher sich an den Menschen. Und 1928, zwanzig Jahre nachdem die beiden Forscher mit ihrer Arbeit begonnen hatten, wurde der *Bacillus Calmette-Guérin* (BCG) als Impfstoff vom Gesundheitsgremium des Völkerbunds offiziell akzeptiert.

Die Impfung war bereits außerhalb Deutschlands an über 100 000 Kinder verimpft worden, als sich das Lübecker Gesundheitsamt entschloss, die Impfung in ihrer Stadt einzuführen. Im Sommer 1929 bezog man aus Paris eine BCG-Kultur, die im Labor eines Lübecker Krankenhauses von einer Krankenschwester vermehrt und zu Impfstoff verarbeitet werden sollte. Die Schwester war bakteriologisch nicht speziell ausgebildet und ahnte nicht, dass ihr Arbeitsplatz zur Impfstoffherstellung ungeeignet war, da dort ohne ausreichende räumliche Trennung auch infektiöse Tuberkulosekulturen verarbeitet wurden.

Im Februar 1930 begann die kostenlose Impfkampagne. Vertrauensvoll unterließ man es, im Tierexperiment nachzuprüfen, ob die Impfkultur sich während der sieben Monate im Labor mit Tuberkulosebakterien kontaminiert haben könnte. In den folgenden zwei Monaten ließen über drei Viertel aller Lübecker Eltern ihre 256 Neugeborene oral gegen Tuberkulose impfen. Die Verantwortlichen waren von der Sicherheit der Impfung derart überzeugt, dass es keinerlei ärztliche Sicherheitskontrollen der geimpften Kinder gab. Geplant war lediglich ein Test nach sechs Monaten, um die Wirksamkeit der Impfung festzustellen.

Gut einen Monat nach der Impfung erkrankte das erste geimpfte Kind und starb bald darauf an Tuberkulose. Als kurz darauf drei weitere geimpfte Kinder starben, wurde die Impfkampagne gestoppt. Insgesamt starben 77 Kinder infolge des mit nicht abgeschwächten Bakterien verunreinigten Impfstoffes an Tuberkulose. Weitere 131 Impflinge erkrankten schwer. Die Tragödie war der schwerste Impfzwischenfall des 20. Jahrhunderts und ging als »Lübecker Impfunglück« in die Medizingeschichte ein.

Im monatelangen »Calmette-Prozess« kam es zur Verurteilung der Verantwortlichen wegen fahrlässiger Tötung sowie Körperverletzung und zur Entschädigung der Opfer. Natürlich fachte der Vorfall die Diskussion um Impfstoffsicherheit an und war für Impfgegner ein gefundenes Fressen, sodass sich die Einführung der BCG-Impfung in Deutschland bis nach dem Zweiten Weltkrieg verzögerte.

Nach dieser Erfahrung war es kein Wunder, dass man im Prinzip Totimpfstoffe präferierte, die ja keine echte Erkrankung mehr verursachen konnten und somit sicherer erschienen. Auch auf diesem Gebiet taten sich die Forscher am Institut Pasteur hervor.

Dem Tierarzt Gaston Ramon gelang es, die Gifte, die Diphtherie- und Tetanusbakterien bilden, mithilfe von Formaldehyd und Hitze unschädlich zu machen. Er wandelte die gefährlichen Toxine in ungefährliche Toxoide um, die er Tieren verabreichte, die daraufhin Antikörper bildeten, die auch gegen die gefährlichen Toxine wirkten.

Mitte der Zwanzigerjahre hatte Ramon schließlich ein Diphtherietoxoid entwickelt, das bald darauf als Impfstoff in Kanada breite Anwendung fand. Die Einführung der Impfung wurde von 1926 bis 1930 von einer großen Studie begleitet, in deren Verlauf etwa 36 000 Kinder geimpft wurden. Als sich zeigte, dass in der Folge der Impfeinführung die Erkrankungshäufigkeit und Sterblichkeit drastisch abfiel, wurde der Sieg über Diphtherie, der »Würgeengel der Kinder«, weltweit gefeiert, und der Impfstoff setzte sich in nahezu allen entwickelten Ländern der Erde durch.

Inzwischen hatte Ramon ebenfalls einen aktiven Tetanusimpfstoff am Menschen getestet und erstellte einen ersten Kombinationsimpfstoff gegen Tetanus und Diphtherie. Ein Problem bei Totimpfstoffen war, dass die abgeschwächten Toxine, chemisch gesehen sind diese Toxoide Eiweiße, keine besonders starke Immunreaktion hervorriefen und die Schutzwirkung schnell wieder verflog. Die Körperabwehr stuft die Eiweiße folgerichtig als ungefährlich ein und räumt sie einfach ab, ohne dass es zu einer größeren Reaktion und einem anhaltenden immunologischen Gedächtnis kommt.

1925 stellte Ramon bei der Immunisierung von Pferden gegen Diphtherie fest, dass sich bei einigen der Tiere an der Einstichstelle ein Abszess bildete und gerade diese Tiere viel besser auf die Impfung reagierten. Der Abszess förderte offenbar die Immunisierung oder machte sie effektiver. Ramon glaubte, dass die mit der Impfung verabreichten Eiweiße, die zur Antitoxin- beziehungsweise Antikörperbildung führen sollen, einfach nicht lange genug an der Einstichstelle blieben, um dem Immunsystem genug Zeit zu geben, sich damit auseinanderzusetzen, wie bei einer richtigen Infektion. Er fing an zu experimentieren und entdeckte, dass das Hinzufügen von sterilisiertem Maniokwurzel-Pulver diese lokale Reaktion verlässlich provozieren konnte. Bald darauf fand der britische Tierarzt Alexander Glenny heraus, dass sich Aluminiumsalze noch viel besser als Trägersubstanz der Toxoide eigneten: Es war die Geburtsstunde der Hilfsstoffe und Wirkverstärker. Wirklich verstanden hatte man nicht, warum das Aluminium so eine famose Wirkung zu haben schien, aber man freute sich über das Ergebnis. Ab 1931 wurden Aluminiumsalze erstmals beim Menschen eingesetzt und wurden dann schnell Standard bei Totimpfstoffen. Die Toxoidimpfstoffe nach Ramon sind heute die ältesten noch routinemäßig gebräuchlichen Impfstoffe.

Aufgrund des mangelnden Verständnisses der Wirkungsweise von Aluminiumhydroxid wurde der Stoff in der Immunologie lange Zeit als »dirty little secret« bezeichnet, da man etwas benutzte, weil es gut zu wirken schien, aber gar nicht genau verstand, wie es funktioniert. Man begann erst viel später zu begreifen, dass das Aluminium selber eine starke immunologische Wirkung hat, es ist nicht nur Wirkstoffträger, sondern auch Wirkstoffverstärker. In diesem Sinne war aber auch schon die Pockenimpfung ein »dirty little secret« und überhaupt viele Substanzen in der Medizin, die in Gebrauch sind, ohne dass man den Wirkmechanismus genau verstanden hat.

Im Zweiten Weltkrieg wurden die Toxoidimpfstoffe gegen Diphtherie und Tetanus von den Alliierten im breiten Maßstab eingesetzt und bewährten sich. Die deutsche Wehrmacht machte angeblich viel weniger Gebrauch von diesen Impfstoffen und litt unter deutlich mehr Erkrankungen.

Auch das in den Vierzigerjahren entdeckte Penicillin soll eine kriegsentscheidende Wirkung gehabt haben. Es verschaffte vor allem den Amerikanern einen großen Vorteil gegenüber den antibiotikalosen Achsenmächten, indem sich auf einmal bakterielle Infektionen behandeln und heilen ließen wie nie zuvor.

Eine Zeitlang glaubte man, durch das Wundermittel Antibiotika sei die Menschheit nun bald vor sämtlichen Erregern gefeit, und die Impfforschung geriet ins Stocken: Wozu gesunde Menschen impfen und eventuell Nebenwirkungen in Kauf nehmen, wenn man sie doch im Falle einer Erkrankung wunderbar heilen konnte? Doch schon bald musste man erkennen, dass Antibiotika Viren nichts anhaben konnten und sich außerdem resistente Bakterien bildeten. Impfstoffe hatten also nicht ausgedient!

Ein Virus, das die Welt noch bis weit über die Mitte des 20. Jahrhunderts auch in den Industrienationen in Atem hielt, war Polio, Verursacher der Kinderlähmung. In den Fünfzigerjahren entbrannte in den USA ein Wettstreit zweier Mediziner um die Entwicklung eines Polio-Impfstoffes – diesmal sollte der Kalte Krieg eine Rolle spielen. Albert Salk setzte auf einen Tot-, Albert Sabin auf einen Lebendimpfstoff.

Salk wurde Erster: Seinen Impfstoff, für den er Polioviren mit Formalin inaktiviert hatte, testete er zunächst an sich selber und seiner Familie, woraufhin er eine große Studie zur Lizenzierung des Impfstoffes anmeldete.

Die US-Regierung setzte auf den scheinbar leichter zu handhabenden Totimpfstoff, und Sabin sah sich mit seinem Ansatz im Abseits. Er nahm ein Angebot der UdSSR an, seinen Lebendimpfstoff dort weiterzuentwickeln, und begann schon bald Studien mit Kindern durchzuführen.

Inzwischen lief in den USA mit mehr als einer Million Teilnehmern die bis dahin größte amerikanische Impfstudie an, die die Wirksamkeit und Sicherheit des Totimpfstoffes deutlich belegte, der 1955 bei der Publikation der Ergebnisse mit großem Medienrummel weltweit gefeiert wurde. Kurz nach der Freigabe des Impfstoffes überraschte Salk die Öffentlichkeit in einem Interview auf die Frage, wem das Patent gehöre: »Na ja, ich würde sagen, den Menschen. Es gibt kein Patent. Könnte man die Sonne patentieren?«

Nach der öffentlichen Ankündigung vom Erfolg des neuen Impfstoffes bekamen eine Reihe von Firmen die Lizenz zur Herstellung, darunter auch die Firma *Cutter Laboratories*. Wenige Wochen nach Beginn des Routineeinsatzes des inaktivierten Impfstoffes in den USA kam es zu einem schweren Zwischenfall. Durch Mängel in der Produktion gelangten nicht inaktivierte Polioviren in den Impfstoff, was in den Sicherheitskontrollen nicht aufgefallen war. Über hunderttausend Kinder wurden so durch die Impfung mit Polio infiziert, es kam zu über fünfzig Fällen von dauerhaften Lähmungen und zu fünf Todesfällen. Durch Ansteckungen kam es zu weiteren Ausbrüchen in den Familien und Gemeinden der betroffenen Kinder, in dessen Folge über hundert Menschen Lähmungen davontrugen und weitere fünf starben. Der sogenannte *Cutter Incident* gilt als einer der schwersten Arzneimittelskandale der USA und als größtes Impfunglück der Nachkriegszeit. Der Vorfall führte in den USA zu strikteren Standards der Arzneimittelüberwachung.

Obwohl die Impfung große Erfolge im Zurückdrängen von Polio verbuchen konnte, geriet sie weltweit in Misskredit. Besonders die Deutschen waren Polio-Impfmuffel. Die Behörden klagten über die deutschen »Angst vor der Spritze«, die dem Poliovirus ein leichtes Spiel bot. Während es in Skandinavien, wo der Totimpfstoff breit eingesetzt wurde, zu keinen größeren Ausbrüchen mehr kam, war Deutschland in den Sechzigerjahren in Sachen Polio noch Spitzenreiter in Europa.

Da traf es sich gut, dass Albert Sabin inzwischen in der Sowjetunion und anderen Ländern des Ostblocks erfolgreich seinen Polio-Lebendimpfstoff an Millionen von Kindern getestet hatte. Zur Abwechslung zeigte sich der Kalte Krieg mit all seiner atomaren Sprengkraft mal von seiner besten Seite und bescherte der Welt gleich zwei Polio-Impfstoffe.

1960 kam es zu ersten Einsätzen der Lebendimpfung in den USA und 1962 auch dort zu einer Lizenz, was dann mit großangelegten Impfkampagnen den Durchbruch im Kampf gegen Polio brachte. Ein großer Vorteil der Lebendimpfung war die Art der oralen Verabreichung als »Schluckimpfung«, meist mit einem Zuckerstück oder als Tropfen. So wurde es besser angenommen und konnte auch von ungelernten Kräften leicht und sicher verabreicht werden.

Mit dem Zuckerstückchen konnten sich schließlich auch die Deutschen anfreunden. »Schluckimpfung ist süß, Kinderlähmung ist grausam« lautet ein Werbeslogan von damals, den mein Vater noch aufsagen kann. So fand die Lebendimpfung schließlich auch noch den Weg in meinen Mund, und die Kinderlähmung verschwand aus unseren Klassenzimmern.

Der Lebendimpfstoff hatte auch noch einen anderen etwas delikaten Vorteil. Dadurch, dass sich der Polio-Impfvirus im Darm der Geimpften vermehrte und sich so durch Schmier- und Kontaktinfektion etwa beim Wickeln eines geimpften Babys weiterverbreiten konnte, wurden Impflinge zu unfreiwilligen Mitarbeitern der Impfkampagnen, indem sie Kontaktpersonen mit dem Impfvirus infizierten und also unmerklich impften oder deren Schutz auffrischten. Durch diese Unterstützung des Verdauungstraktes konnte eine deutlich höhere Durchimpfungsrate erzielt werden als beim Totimpfstoff. Die Polio-Lebendimpfung erwies sich also insgesamt als der effektivere Impfstoff.

Doch als die Kinderlähmung schließlich immer seltener und in vielen Ländern ausgerottet wurde, wurde ein Problem der Lebendimpfung deutlich. Der Impfvirus konnte in seltenen Fällen im Darm zum Wildvirus rückmutieren. Und dieser rückmutierte Poliovirus führte durchschnittlich unter ein bis zwei Millionen Geimpften zu schweren Lähmungen oder gar zum Tod. Diese sehr seltenen Impfschäden hatte man natürlich angesichts der Verhinderung großer Polioausbrüche mit vielen Opfern noch in Kauf genommen, aber als die Kinderlähmung irgendwann öfter in Folge der Impfung als durch Ansteckung mit dem Wildvirus auftrat, war die Situation nicht mehr tragbar.

Nun hatte erneut die Stunde von Salks Totimpfstoff geschlagen! Er wurde Anfang der Neunzigerjahre wieder als Standard in den USA eingesetzt, wo Polio bereits als ausgerottet galt. 1998 wurde auch in Deutschland auf den Totimpfstoff umgestellt, und seit 2002 gilt Europa als poliofrei.

So gelten Totimpfstoffe trotz des *Cutter Incidents* als unterm Strich »sicherer«, denn sie aktivieren das Immunsystem, bauen einen Schutz auf, aber machen nicht mit dem geimpften Erreger krank. Sie müssen zwar immer wieder aufgefrischt werden, aber im Gegensatz zu Lebendimpfstoffen dürfen sie Schwangeren und Immungeschwächten gemäß WHO-Empfehlungen verabreicht werden. Die inaktivierten Impfstoffe sind auch in der Herstellung einfacher zu handhaben, weil sich mit inaktivierten, also nicht mehr vermehrungsfähigen Erregern, leichter arbeiten lässt. Lebendimpfstoffe sind hingegen schwieriger zu kontrollieren und zu lagern, da die Kühlkette nicht unterbrochen werden darf.

Anfang der Neunzigerjahre fiel Professor Doktor Romain Gherardi, einem Pathologen und Leiter der Abteilung für neuromuskuläre Erkrankungen am Hôpital Henri Mondor in Paris, etwas Seltsames auf. Eine ungewöhnlich große Zahl von Patienten stellten sich bei ihm vor, die über Muskelschmerzen, chronische Müdigkeit und Konzentrationsschwierigkeiten klagten. Auf der Suche nach einer Erklärung wurden Muskelfasern bei den Betroffenen entnommen. Unter dem Mikroskop konnte man anschließend ungewöhnliche Verklumpungen von Immunzellen feststellen. »Diese Zellen hatten sehr spezielle Einschlüsse und tauchten überall in Frankreich bei einer größeren Zahl von Patienten auf, bei denen Muskelbiopsien durchgeführt wurden«, erklärt mir Professor Gherardi am Telefon, wobei es nicht einfach ist, dem Fachenglisch mit dem starken französischen Akzent zu folgen. Als Gherardi die abnormen Immunzellen damals ins Labor schickte, war er höchst verwundert über den Befund: In den Zellen waren Aluminiumsalze eingelagert. Ihm war damals trotz Medizinstudium nicht bewusst, dass es sich dabei um den meist verwendeten Wirkverstärker in Impfstoffen handelt. »Das war wirklich reiner Zufall, dass wir hier etwas mit Impfungen zu tun kriegten. Der Grund, warum wir gerade in Frankreich diese Beobachtung machten, war, dass die WHO damals die Richtlinie für die Verabreichung von Impfungen geändert hatte, sodass Erwachsene fast ausschließlich in den Oberarm geimpft wurden. Und das ist in Frankreich der Ort, wo man typischerweise eine Muskelbiopsie vornimmt.« An der Einstichstelle ließ sich also glasklar die Herkunft des Aluminiums nachweisen.

Warum es Mitte der Neunziger zu einem derartigen Ansturm dieser Patienten auf Gherardis Abteilung gekommen war, ließ sich dadurch erklären, dass wenige Jahre zuvor in Frankreich eine große Kampagne durchgeführt worden war, um die gesamte erwachsene Bevölkerung gegen Hepatitis B zu impfen. Die französischen Behörden hofften, mit dem gerade neu entwickelten Impfstoff die Krankheit komplett auszurotten.

»Die Krankheit, an der unsere Patienten leiden, heißt: Chronisches Erschöpfungssyndrom – Myalgische Enzephalomyelitis«, erklärt der Professor. »Eine Entzündung des Gehirns und des Rückenmarks in Verbindung mit Muskelschmerzen.« Er ist davon überzeugt, dass das Leiden dieser Menschen auf den Wirkverstärker der Impfstoffe zurückzuführen ist. »Diese Aluminiumpartikel verhalten sich im Körper wie kleine unlösliche Steine. Manche Menschen scheinen genetisch bedingt größere Schwierigkeiten zu haben, Aluminium aus ihrem Immunsystem herauszuschwemmen.« Bei einigen Patienten konnten Aluminiumrückstände sogar noch fünfzehn Jahre nach der Impfung festgestellt werden. Wenn der Wirkverstärker aber im Körper bleibe, werde er das Immunsystem monate- oder jahrelang immer weiter stimulieren, was wahrscheinlich die Ursache des Chronischen Erschöpfungssyndroms sei.

Ende der Neunzigerjahre veröffentlichte Professor Gherardi seine Beobachtungen und nannte das neuartige Krankheitsbild *Makrophagische Myofasciitis* (MMF). Die WHO erkennt die MMF allerdings nicht als Ursache des Chronischen Erschöpfungssyndroms an, und man kann mit einem positiven MMF-Befund noch lange nicht von der Anerkennung eines Impfschadens ausgehen. In einer Stellungnahme, der sich das Paul-Ehrlich-Institut angeschlossen hat, erklärt die WHO, es könne zwar durchaus sein, dass sich Aluminiumhydroxid nach einer Impfung langfristig im Gewebe hält und dort Entzündungen und Schmerzen verursacht. Für langfristige Folgen und eine systemische Erkrankung durch den Wirkverstärker sehen sie aber keine hinreichenden Belege.

Hersteller und Behörden weisen in diesem Zusammenhang immer wieder darauf hin, dass der Mensch durch Impfungen nur eine vergleichsweise geringe Menge Aluminium zu sich nehme. Das Argument lässt Ghreradi allerdings nicht gelten: »Wenn man einen Toten im Swimmingpool findet, der erschossen worden ist und man anschließend den Pool und den Körper untersucht, wird man nur eine extrem geringe Menge Blei feststellen. Trotzdem ist die Bleikugel die Todesursache.« Ähnlich könne es sich mit winzigen Aluminiumpartikeln verhalten, die vom Immunsystem ins Gehirn transportiert werden. »Auch ein kleiner Stein im Schuh kann unheimlich große Schwierigkeiten beim Laufen machen!«

Gherardi ist sich sicher, dass es mehr MMF-Diagnosen geben wird, je häufiger geimpft werden wird. »Wissen Sie, dass sich gerade 120 neue Impfstoffe in Entwicklung befinden?«

Momentan seien Menschen, die mit großen Gesundheitsproblemen auf Aluminium in Impfungen reagierten, noch eine große Seltenheit, aber wenn in Zukunft zehnmal so viele Impfstoffe verabreicht würden, beträfe das auch viele andere Menschen, die momentan noch fähig wären, mit Aluminium im Körper besser umzugehen.

Deshalb sei es unheimlich wichtig, so wenig Aluminium wie möglich einzusetzen. Es sei beispielsweise schon seit Längerem bekannt, dass man Adjuvantien nur zur Grundimmunisierung brauche. Wenn das Immunsystem in einer initialen Impfung oder Impfreihe mit Totimpfstoffen einmal gelernt habe, gegen den Wirkstoff aktiv zu werden, sei es für die Auffrischungsimpfungen nicht mehr nötig, einen Wirkverstärker hinzuzusetzen. Vor allem müssten aber alternative Wirkverstärker eingesetzt werden. »Aluminium wird seit achtzig Jahren benutzt, es ist Zeit für eine neue Ära!« Man habe nachgewiesen, dass es für eine gute Immunantwort nur etwa zwei Stunden Persistenz eines Wirkverstärkers an der Injektionsstelle brauche. Eine echte Alternative zu Aluminiumhydroxid sei beispielsweise Calciumphosphat, das früher schon erfolgreich am *Institut Pasteur* benutzt worden war. Calciumphosphat ist der Grundbaustein unserer Knochen und eigne sich hervorragend als Adjuvans, wobei es vom Körper ohne Weiteres abgebaut werden könne. Da es bei Impfstoffen um einen wachsenden Milliardenmarkt gehe, könne man aber nicht erwarten, dass da ohne Not mal eben etwas am Herstellungsprozess geändert werde. Die Pharmakonzerne würden auf Zeit spielen und am Althergebrachten festhalten, solange es geht. Adjuvantien hätten große Sprengkraft. Wem es gelänge, ein nichtgiftiges, effizientes, schnell abbaubares, sicheres Adjuvans zu finden, hätte den Impfstoffmarkt in seiner Hand. Es sei auffällig, dass es in diesem Bereich praktisch nur Patente von Forschern aus der Industrie gebe und nicht

2. Teil – Impfmüdigkeit

von akademischen Forschern. »Das ist ein Gebiet von großer Geheimhaltung. Ich arbeite nun schon über zwanzig Jahre in dem Gebiet und habe trotzdem keine Ahnung, was da in der Industrie tatsächlich passiert.«

6. Gemeines Wohl

Einen neuen Impfstoff zur Marktreife zu bringen, kostet die Hersteller schon in der Forschung und Entwicklung Milliarden, und ein hohes Risiko besteht darin, auf dem Weg zu oder schließlich während der Zulassung zu scheitern. Dass dieser Industriezweig sich für die Pharmariesen trotzdem lohnt, hat auch mit dem Patentschutz zu tun, der bei Impfstoffen eine besondere Rolle einnimmt.

Bei herkömmlichen Arzneimitteln ist es so, dass sie nach jahrelanger Forschung und Entwicklung für ein Patent und die Zulassung angemeldet werden. Da ein Patentschutz normalerweise zwanzig Jahre hält und es meist um die zehn Jahre bis zur Zulassung braucht, bleiben den Pharmakonzernen normalerweise zehn Jahre, um ihr Produkt mit großer Wertschöpfung zu vertreiben. Wenn das Patent erloschen ist, können billige Generika hergestellt werden, und es ist vorbei mit dem Monopol und den hohen Preisen.

Bei neuen Impfstoffen gibt es den Vorteil, dass sie per Definition komplexe biologische Produkte sind, deren chemische Zusammensetzung nicht einfach kopiert werden kann, sondern deren Patent mit dem aufwendigen Zulassungsverfahren verknüpft ist, sodass in der Regel keine Generika produziert und zugelassen werden können. Das verspricht eine längere gute Wertschöpfung als bei anderen Medikamenten. Wer es dann noch in den europäischen oder weltweiten

Impfkalender schafft, hat seinen garantierten Blockbuster geschaffen.

Für die Zulassung und Sicherheit von Impfstoffen ist in Deutschland das Paul-Ehrlich-Institut (PEI) zuständig, das Bundesinstitut für Impfstoffe und biomedizinische Arzneimittel, eine international renommierte Bundesoberbehörde, die oft an europaweiten Zulassungen beteiligt ist. Das Institut betont, dass es sich bei Impfstoffen um besonders gut überwachte Arzneimittel handele. Das sei wichtig, da Impfungen vornehmlich Gesunden verabreicht werden. Zur Behandlung von Krankheiten würden Nebenwirkungen viel eher toleriert als bei einer Prophylaxe.

Doch nicht nur bei Impfstoffen wird Sicherheit im PEI großgeschrieben, auch in der Kommunikation geht man mit äußerster Vorsicht vor. Als ich in der Pressestelle für einen Drehtermin anfrage, reagiert man skeptisch. Schon der Titel meines Projektes »Eingeimpft« klinge irgendwie so »Anti«, ich möge doch bitte meine Fragen übermitteln und mein Anliegen genau erläutern. Als ich ein paar Fragen nenne, ist die Reaktion allergisch: Das klinge nach typischen Impfgegnerthemen! Mit diesen Leuten habe man schlechte Erfahrung gemacht, die seien unbelehrbar. Ich versichere, neutral an das Thema heranzugehen, und erkläre meinen persönlichen Ansatz und den Konflikt zu Hause, der den Anstoß für die Recherchen gegeben hat.

Die von Kritikern geäußerte Vermutung, das PEI stecke mit den Herstellern unter einer Decke, für deren Produkten es die Zulassung erteilt, wird entschieden zurückgewiesen. Erwiesenermaßen sei Impfstoffentwicklung und -herstellung nur von der Privatindustrie zu leisten und könne dort zudem sehr viel effektiver ablaufen, als in staatlichen Betrieben. Im Zulassungsverfahren müssten die Pharmaunternehmen Ergebnisse aus klinischen Prüfungen vorlegen – die selbstverständlich von denen finanziert werden, die den Impfstoff später auf den Markt bringen wollen. Um solch eine klinische Prüfung machen zu dürfen, sei die Genehmigung des PEI und einer Ethikkommission erforderlich. Die unabhängige Bewertung der Studienergebnisse liege ebenfalls in behördlicher Hand, entweder beim PEI oder zunehmend bei der Europäischen Arzneimittelagentur EMA. Alle Fachleute, die an diesen Bewertungen beteiligt sind, dürfen keine finanziellen oder anderen Interessen an pharmazeutischen Unternehmen haben, was auch überprüft werde. Interessenkonflikte würden ausgeschlossen. Für die Nutzen-Risiko-Abwägung bestände aufgrund strenger gesetzlicher Vorschriften der Zugang zu den vollständigen Datensätzen der klinischen Prüfungen, sodass es nicht möglich sei, Studien zu schönen oder verschwinden zu lassen. Es würden zudem Inspektionen vor Ort bei den Unternehmen erfolgen und die klinischen Prüfungen würden streng überwacht.

Nach einer Reihe Telefonaten, während derer ich immer wieder versicherte, dass ich kein Impfgegner sei, sondern eigentlich nach guten Argumenten suche, mein Kind impfen zu lassen, bekomme ich schließlich einen Termin in der Behörde, allerdings unter der Bedingung, dass die Beteiligten ihre Aussagen im Film vor der Veröffentlichung sichten dürfen.

Wir verabreden Aufnahmen im Labor, in dem experimentelle Untersuchungen eines Impfstoffs im Rahmen der staatlichen Chargenprüfung stattfinden, sowie ein Interview mit dem Präsidenten des Instituts. Die Mäuse, Meerschweinchen und Kaninchen, die benötigt werden, um Impfstoffe entsprechend der gesetzlichen Vorgaben zu testen, dürfte ich allerdings nicht filmen. Dreharbeiten seien auch unter Tierschutzaspekten abzulehnen, denn das Filmen bedeute einen unnötigen, zusätzlichen Stress für die »Versuchskaninchen«.

Auch wolle an vermeiden, dass die Diskussion mit Tierversuchsgegner unnötig aufgeheizt würde. Da helfe es auch nicht, dass das PEI aktiv in der Entwicklung von Alternativen zum Tierversuch sei, was auch international Wirkung zeige.

Nach längeren Vorgesprächen kann ich endlich nach Langen fahren, wo mich Frau Dr. Stöcker, Pressesprecherin des PEI, am gesicherten Eingang des riesigen Gebäudekomplexes empfängt. Sie führt mich durch die langen Gänge des Instituts, in dem etwa 800 Mitarbeiter arbeiten. Wir passieren mehrere Labortüren mit Warnzeichen, hinter denen teils mit hochinfektiösen Erregern gearbeitet wird. Dann betreten wir ein Labor, wo zwei Frauen in Schutzkleidung mit Reagenzgläsern und Pipetten an einer Werkbank beschäftig sind. Hier werden Stichproben einer Impfstoffcharge, also einer Produktreihe von Impfstoffen aus demselben Herstellungszyklus, untersucht. »Was wir heute hier sehen, ist eine Prüfung zur Wirksamkeit von Masernimpfstoffen. Der Masernimpfstoff ist ein sogenannter abgeschwächter Lebendimpfstoff. Anders als zum Beispiel beim Grippeimpfstoff, da wird das Virus abgetötet, und man benutzt nur Oberflächeneiweiße. Bei den Masernimpfviren ist es so, dass diese Viren so verändert worden sind, dass sie sich zwar noch begrenzt vermehren können, was gut ist für die Immunantwort, aber sie sind ihrer Fähigkeit beraubt, selbst noch die Krankheit zu verursachen.«

Die Impfviren werden in Schalen mit einer Zellkultur gegeben und kommen in einen »Brutkasten«, in dem sie sich bei 37 Grad Körpertemperatur ideal vermehren können. Viren brauchen zur Reproduktion lebende Zellen, in denen sie sich so stark vermehren, bis sie diese zerstören, um dann weitere Zellen zu befallen. Das ist einer der Gründe, warum Viruskrankheiten so schlecht zu behandeln sind, da man bei einer direkten Bekämpfung, körpereigene Zellen zerstören würden.

»Wenn mit einer zu geringen Menge an sogenanntem Antigen geimpft wird«, erklärt Dr. Stöcker, »bringt die Impfung am Ende nichts. Und ein vorgeblicher Schutz, der nicht existiert, ist natürlich ganz besonders gefährlich, weil eine Mutter dann denken könnte: ›Na ja, in der Kita sind die Masern, aber mein Kind ist ja geimpft, und ich kann es hinschicken.‹ Und wenn das nicht stimmen würde, könnte das sehr schlimm enden.«

Frau Stöcker kann die Begründung von Eltern nicht nachvollziehen, die ihren Kindern diese Impfung vorenthalten. Masern würden zwar als Kinderkrankheit bezeichnet, aber nicht, weil sie harmlos seien, sondern vor allem bei Kindern aufträten. Im Gegenteil, Masern seien eine heftige Erkrankung, die zu schweren Komplikationen und tödliche Spätfolgen führen könne. Vor allem aber gebe es eine Verantwortung gegenüber Menschen, die aufgrund einer Immunschwäche nicht geimpft werden dürfen, weil ihnen sogar der abgeschwächte Impfvirus gefährlich werden könnte. Diese Menschen mit Abwehrschwäche müssten durch die sie umgebenden geimpften Menschen wie in einem Kokon vor dem Wildvirus geschützt werden. Was durch die Impfung auch gut möglich wäre, wenn es nicht Leute gäbe, die der verbohrten Meinung seien, das Kind mache einen Entwicklungsschub, wenn es die Masern kriege: »Was einfach Quatsch ist!«

Wenn die Masern-Impfviren lange genug im »Brutkasten« waren, holen die Laborantinnen die Schalen mit den Zellkulturen heraus, um sie unter dem Mikroskop zu betrachten. Wie stark haben die Erreger den »Zellrasen« angegriffen im Vergleich zur Kontrollschale, wo kein Impfvirus zugefügt wurde. »Wenn wir bei diesem Versuch eine zu geringe Konzentration feststellen, ist das für den Hersteller problematisch, weil wir dann die Charge nicht freigeben können. Was dazu führen kann, dass ein paar tausend oder sogar hunderttausend Impfdosen einfach ausfallen, was dann wiederum ein

Grund sein kann, dass es kurzfristig zu einer Verknappung auf dem Markt kommt.«

Die Produktion eines Impfstoffes dauert mindestens mehrere Monate, bei Kombinationsimpfstoffen mit fünf, sechs Komponenten können es Jahre sein. Die verschiedenen Erreger müssen angezüchtet und vermehrt werden, bevor man sie abtötet oder abschwächt. Dann muss der Hersteller prüfen, ob das richtig geklappt hat, und das Präparat mit vielen Kontrollschritten weiterverarbeiten, bis es irgendwann ein fertiger Impfstoff wird. »Deswegen wird schon auf Herstellerseite sehr, sehr genau gearbeitet, um unter allen Umständen zu verhindern, dass wir eine Charge ablehnen müssen. Denn das ist für den Hersteller finanziell sehr schlimm und kann zudem zu Engpässen führen. Aber es ist glücklicherweise nur ganz selten der Fall.«

Nach der Laborvisite werde ich hoch in die Chefetage geführt, wo mich der Präsident des Instituts, Professor Dr. Klaus Cichutek, empfängt. Als ich ihm erzähle, dass meine Tochter noch nicht geimpft ist, beschwört er mich: »Ich will Ihnen nur sagen, bedenken Sie das alles noch mal. Als verantwortliches Elternteil ist es immer wichtig, wissenschaftliche Daten als Grundlage für eine Entscheidung anzusehen oder, wenn man nicht in der Lage ist, das zu übersehen, sich an Experten zu wenden, die die entsprechenden Fachkenntnisse haben und unabhängig arbeiten. Außerdem kann man sagen, den Vermutungen über Autismus, Allergieauslösung und weiteren Mythen über Impfungen, all diesen Vermutungen ist eingehend durch umfangreichste publizierte Untersuchungen nachgegangen worden, und es sind keine Zusammenhänge gefunden worden.«

Für meine Impfdebatte zu Hause muss ich vor allem klären, was es mit den Impfschäden auf sich hat. Aber als ich das Thema anspreche, schüttelt der Präsident verwundert den Kopf. Offenbar bin ich da mit der Tür ins Haus gefallen. »Sie gehen doch nicht gleich ran mit der Frage: ›Taugen die denn überhaupt was?‹ Und: ›Was mache ich, wenn ich Impfschäden habe?‹«

Die Pressesprecherin, die das Gespräch begleitet, schaltet sich vermittelnd ein. Es sei ein weitverbreitetes Missverständnis, dass das PEI sich mit Impfschäden befasse. Hier würden Meldungen von Nebenwirkungen und Impfkomplikationen gesammelt, um herauszufinden, ob eine sehr seltene Nebenwirkung vorliege, die selbst eine Studie mit 3000 Probanden nicht ans Licht habe bringen können, weil sie sich vielleicht erst zeige, wenn eine Million Menschen geimpft worden seien. Bei Impfschäden gehe es um Entschädigung, das laufe über die Versorgungsämter. Die Anerkennung eines Impfschadens sei keine medizinisch-wissenschaftliche Erkenntnis, sondern eine juristische Entscheidung, bei der es um die Wahrscheinlichkeit gehe, ob eine Impfung zu einem Gesundheitsschaden geführt hat. Bei den meisten Impfschäden sei der Zusammenhang gar nicht zwingend erwiesen.

Eine gesammelte zentrale Statistik zu Impfschäden gebe es auch gar nicht, das mache jedes Bundesland für sich und sei dem deutschen Föderalismus geschuldet. Genauso wenig gibt es in Deutschland ein Impfregister, aus dem hervorgehe, wer gegen was geimpft wurde und welche Nebenwirkungen oder Gesundheitsprobleme in der Folge auftraten. Ein derartiges Gesundheitsregister scheitert in Deutschland vor allem am Datenschutz. Bei uns greife die sogenannte Spontanerfassung im Rahmen der Arzneimittelsicherheit (Pharmakovigilanz), also der laufenden Überwachung eines Arzneimittels nach der Zulassung und Markteinführung *(Post-Marketing Surveillance)*, wozu auch der Hersteller verpflichtet sei.

»Aber funktioniert dieses Meldesystem?« frage ich. »Oft sagt doch der Arzt: ›Das hat nix mit der Impfung zu tun‹, obwohl er es gar nicht genau wissen kann. Das war auch unsere Erfahrung, als meine Freundin in der Schwangerschaft nach einer Impfung krank wurde.«

»Ich glaube, da müssen wir schon den Fachleuten vertrauen«, betont Professor Cichutek. »Wenn ein Arzt oder Heilpraktiker Kenntnis von schwerwiegenden Reaktionen hat, ist er nach dem Infektionsschutzgesetz verpflichtet, diese weiterzugeben, sodass keine Meldung irgendwo liegenbleibt. Nach dem Arzneimittelgesetz sind außerdem auch die Pharmaunternehmen zur Meldung verpflichtet. Und schließlich kann jedes Elternteil, jeder Patient sich natürlich jederzeit eine Zweit- oder eine Drittmeinung einzuholen, ob hier eine Nebenwirkung oder nur ein zufälliger, zeitlicher Zusammenhang besteht. Seit 2012 ist klar geregelt, dass auch Elternteile oder Betroffene selber eigene Verdachtsfallmeldungen machen können. Bitte die Adresse *verbraucher-uaw.de.de* eingeben. Da gibt's das entsprechende System, um zu melden.«

»Aber Eltern werden doch meistens ihrem Arzt vertrauen und nicht eigenständig eine Meldung machen. Ich glaube, die Kritik ist berechtigt, dass es zu einer massiven Untererfassung von Nebenwirkungen und Komplikationen kommt.«

»Nein, diese Kritik ist nicht berechtigt. Durch die vielen Wege, auf denen wir Meldungen bekommen und nicht zuletzt die arzneimittelrechtliche Verpflichtung der Unternehmen, die dem konsequent nachkommen, haben wir einen sehr guten Überblick. Zudem ist das System nicht so gestaltet, dass hundert Prozent der Verdachtsfälle eingehen müssen, sondern es dient dazu, Einzelmeldungen zu betrachten und hier plausible Zusammenhänge zwischen der Gabe eines Impfstoffs und einer Nebenwirkung zu erkennen, um das dann durch pharmakoepidemiologische Studien und medizinische Bewertung zu überprüfen. Insofern kann ich nur sagen, dass wir in dieses System Vertrauen haben sollten. Es ist geeignet,

Risikosignale zu erkennen. Es ist nicht geeignet, gleich quantitative oder kausale Zusammenhänge zu zeigen. Dazu gibt es aber weitere Systeme.«

Wichtig bei der Überwachung von Impfstoffen sei auch der internationale Abgleich. Die meisten Impfstoffe würden ja mindestens europäisch, wenn nicht weltweit verwendet und Verdachtsfallmeldungen auch global erfasst. So stünden auch Daten aus Ländern mit richtigen Impfregistern zur Verfügung, sodass es sehr unwahrscheinlich sei, dass tatsächliche Risiken von Impfstoffen übersehen würden.

Die am häufigsten auftretenden Nebenwirkungen von Impfungen sind Lokalreaktionen, wie gerötete Haut oder Schmerzen an der Einstichstelle. Bei vielen Impfstoffen komme es auch zu etwas Abgeschlagenheit und Müdigkeit. Auch ein zeitlich begrenztes leichtes Fieber sei eine normale Auseinandersetzung des Immunsystems mit dem abgeschwächten oder abgetöteten Erregerbestandteil des Impfstoffes. In selteneren Fällen könne es auch vorübergehend zu grippeähnlichen Symptomen kommen. Diese Nebenwirkungen seien aber zumutbar, wenn man sie mit den Gefahren durch die Infektionskrankheiten vergleiche, vor denen die Impfung schütze.

Die Vermutung, Impfungen könnten an Autoimmunerkrankungen beteiligt sein oder etwa Multiple Sklerose auslösen, seien durch umfangreiche Studien ausgeräumt worden. Natürlich gebe es nach bestimmten Impfungen auch nichtvorübergehende extrem seltene schwere Komplikationen. Die weitverbreitete Sorge um die schädliche Wirkung von Aluminium in Impfstoffen hält Professor Cichutek für übertrieben. Es sei kein reines Aluminium, sondern eine Aluminiumverbindung, die in Impfungen genutzt werde und schon Milliarden von Menschen verabreicht worden sei, ohne dass dramatische Nebenwirkungen bemerkt wurden.

»Trotzdem gehen wir natürlich Vermutungen darüber nach,

ob da rare Nebenwirkungen mit der Gabe von Wirkverstärkern auf Aluminiumbasis bei besonders sensiblen Menschen auftreten können. Das muss weiter untersucht werden. Bisher sind wir nicht zu dem Schluss gekommen, dass hier tatsächlich Handlungsbedarf besteht.«

Es sei dabei auch wichtig, sich klarzumachen, dass die Aluminiumbelastung durch Impfstoffgabe, verglichen mit der Aufnahme von Aluminium durch Nahrungsmittel, in geringerer Konzentration und zeitlich begrenzt erfolge. Ob es nicht ein großer Unterschied für das Immunsystem sei, Aluminium gespritzt zu kriegen oder durch den Verdauungstrakt aufnehme, wo es sich auch leichter ausscheiden lasse? Im Gegenteil, argumentiert Cichutek: Der Verdauungstrakt habe eine starke Immunsystemrelevanz, und allein durch die Größe dieses Organs könne besonders viel aufgenommen werden, sodass die Aluminiumzufuhr durch die Nahrung sehr viel eher ein Problem sein könne als die Injektion an einer lokalen Stelle. Auch das werde aber weiter untersucht. Bekannt sei, dass Adjuvantien manchmal zur Verstärkung einer lokaler Reaktionen führten, aber ansonsten gebe es nur sehr seltene Fälle, in denen ein Zusammenhang zwischen einem Wirkverstärker und einer wirklich bemerkenswerten Nebenwirkung erkannt worden sei. Ein Beispiel sei der Impfstoff *Pandemrix* und Narkolepsie, die sogenannte »Schlafkrankheit«. »Hier wurde eine Assoziation ganz klar bestätigt und entsprechend reagiert. Inzwischen ist der entsprechende Pandemieimpfstoff nicht mehr auf dem Markt.«

Als Frau Stöcker mich nach dem Gespräch hinausgeleitet, reden wir noch weiter über *Pandemrix* und den Ausbruch der Schweinegrippe von 2009, für den der Impfstoff entwickelt worden war. Das bis dato unbekannte, pandemische Grippevirus trat zum ersten Mal in Mexiko auf und hielt die ganze Welt in Atem. Als die WHO die höchste Pandemiewarnstufe ausrief, um vor weltweiter Ausbreitung zu warnen, konnte auf Grundlage bestehender Musterzulassungen, die ein normales Verfahren durchlaufen hatte, in kürzester Zeit ein passender Impfstoff produziert werden. Wie bei der Stammanpassung der jährlichen Grippeimpfstoffe musste nur geprüft werde, dass dieser Musterimpfstoff mit dem neuen Virus funktioniert. Das vom britischen Pharmariesen *Glaxo-Smith-Kline* hergestellte *Pandemrix* war einer der global meistverkauften Influenza-Pandemie-Impfstoffe.

Auch wenn viele Krankenhäuser an den Rand ihrer Kapazität gelangten, verlief die Pandemie deutlich weniger schlimm als angenommen. Da die Impfung von der Bevölkerung nicht angenommen wurde, mussten in Deutschland vorbestellte Impfdosen im Wert von über 200 Millionen Euro vernichtet werden. Weltweit waren aber viele Millionen Menschen dem Impfaufruf gefolgt, in dessen Folge es mit einiger zeitlicher Verzögerung zu einer schweren Nebenwirkung kam. Finnische Forscher waren die ersten, die eine Häufung von Narkolepsie unter Kindern und Jugendlichen nachwiesen, die mit *Pandemrix* geimpft worden waren. Bald darauf wurde auch in Schweden das gleiche Phänomen erkannt. In Skandinavien war sehr viel konsequenter geimpft worden als bei uns, sodass die sehr seltene Nebenwirkung schneller auffallen konnte. In den USA hingegen, wo man nicht *Pandemrix*, sondern einen Impfstoff ohne Wirkverstärker benutzt hatte, wurde kein Anstieg von Narkolepsie-Erkrankungen festgestellt.

Von der »Schlafkrankheit« Betroffene sind dauerhaft müde und niedergeschlagen, nicken schlagartig ein oder wachen nachts plötzlich auf. Besonders gefährlich sind Kataplexien. Dabei führen starke Gefühlsregungen zu plötzlichem Kontrollverlust der Muskeln, sodass Betroffene plötzlich zusammensacken und das Bewusstsein verlieren. Die Deutschen hatten Glück mit ihrer Impfskepsis. Im Gegensatz zu Schweden, wo sich ungefähr sechzig Prozent der Bevölkerung impfen ließen, waren es hier nicht mal zehn Prozent. Während in Schweden über 300 und europaweit über tausend Fälle auftraten, sind in Deutschland knapp hundert Fälle von Narkolepsie gemeldet worden, die in Folge der Impfung aufgetreten sind, Tendenz steigend, denn die Schlafkrankheit bricht erst nach jahrelanger Verzögerung aus. Narkolepsie ist eine enorm seltene Krankheit, die normalerweise ungefähr vier von 100 000 Menschen betrifft. Man geht von zwei bis sechs zusätzlichen Fällen von Narkolepsie pro 100 000 verimpften Dosen *Pandemrix* bei Kindern und Jugendlichen aus und von 0,6 bis einem zusätzlichen Fall bei Erwachsenen. »Das Problem ist«, erklärt Frau Stöcker, »dass man diese Nebenwirkung in keinem Studiendesign vorher hätte nachweisen können. Das sind Größenordnungen, da hätte man tatsächlich mehrere hunderttausend Probanden gewinnen müssen. Das ist schlicht nicht möglich. Weder werden Sie so viele Menschen finden, die an der klinischen Prüfung teilnehmen wollen, noch wäre es möglich, diese Datenmengen in einem vernünftigen Zeitraum auszuwerten. Deswegen war es ausgeschlossen, diese Reaktion innerhalb der klinischen Prüfungen zu erkennen.«

»Hätte man das rückblickend dann lieber nichts empfohlen und verabreicht?«

»Für den einzelnen ist es absolut grausam, das ist überhaupt keine Frage. Nur hat diese Pandemie, auch wenn sie von vielen als gar nicht so schlimm wahrgenommen wurde, ganz besonders junge Menschen betroffen, unter denen es besonders viele Todesfälle gab. Und wenn es überhaupt keine Impfung gegeben hätte, wären noch viel mehr Menschen gestorben. Also, man hat schon viele Menschen gerettet um den Preis, dass einige wenige eine sehr schwere Krankheit bekommen haben.«

»Das sind sozusagen Kollateralschäden, die ...«

»Dieser Begriff ist für mich absolut nicht angebracht! Das hat für mich so was Menschenverachtendes. Es ist ein fürchterlicher Nebeneffekt, den man nicht verhindern konnte, und es nützt den Menschen auch nichts, dass sie sich sozusagen unfreiwillig geopfert haben, aber sehr viel mehr Menschen wurde dadurch das Leben gerettet. Auch im Nachhinein betrachtet hat der Nutzen überwogen. Trotzdem versucht man jetzt den Mechanismus aufzuklären, damit das nicht mehr passieren kann.«

Forscher haben mittlerweile herausgefunden, dass *Pandemrix* das im Schlaf-Wach-Zentrum des Gehirns beeinträchtigt, wodurch die Narkolepsie entsteht.

Ich bin heilfroh, dass ich sowohl um die Grippe, als auch um die Impfung herumgekommen bin, und mir ist klar, dass mit Narkolepsie nicht zu spaßen ist. Aber ich kann mir den Gedanken nicht verkneifen, dass so eine Grippeimpfung, die als Nebenwirkung das Schlaf-Wach-Zentrum manipuliert, vielleicht unsere Tochter endlich zum Durschlafen bringen könnte.

7. Mahnwache

Als ich von einer »Mahnwache für impfgeschädigte Kinder« am Brandenburger Tor in Berlin erfahre, bin ich natürlich neugierig, und in meinem Kopf spielen sich schon große, ergreifende Bilder ab. Aber als ich vor Ort am Pariser Platz ankomme, habe ich zunächst Schwierigkeiten, die Mahnwache zwischen alle den Touristen überhaupt ausfindig zu machen. Mehrere als Berliner Bären Kostümierte versuchen, die Schaulustigen in die Souvenirläden zu locken, und ein Mann in DDR-Soldatenuniform, der sich für Fotos anbietet, genießt deutlich mehr Aufmerksamkeit als die Mahnwache, die aus einem Sonnenschirm und zwei Frauen besteht, die gerade dabei sind, ein paar Pappaufsteller zu platzieren, und versuchen, diese mit Grabkerzen am Zusammenklappen oder Wegfliegen zu hindern. Gerade hält eine Kutsche, die von einem weißen Pferd gezogen wird, und entlässt eine Ladung Urlauber, die der Mahnwache keine Beachtung schenken. Das liegt auch daran, dass die Pappschilder auf Deutsch beschriftet sind, was hier kaum jemand lesen kann. »David, am 6.11. gegen Pneumokokken geimpft, Gehirnschwellung«, steht auf einem der Schilder, ein anderes erinnert an »Rosa, am 3.5. sechsfach geimpft, allergischer Schock«.

Ins Leben gerufen hat die Mahnwache eine hünenhafte Frau, die sich als Heilerin bezeichnet und einem impfkritischen Stammtisch in Berlin angehört. Unterstützt von ihrer Mutter ist sie einem Internet-Aufruf gefolgt, wo vermeintliche Fälle von schweren Nebenwirkungen nach Impfungen gesammelt wurden. Ob es sich bei den auf den Schildern genannten Impfkomplikationen um anerkannte Impfschäden oder um bloße Vermutungen eines Zusammenhanges handelt, weiß sie allerdings nicht. Selber hat die Heilerin auch keine konkrete Erfahrung mit Impfkomplikationen, glaubt aber, seitdem sie einen impfkritischen Flyer gelesen hat, dass ihr das Impfen nicht gut bekommen ist. Ihr Kind habe sie jedenfalls nicht geimpft. Sowieso bezweifelt sie, dass Krankheiten durch Infektionen mit Erregern von außen entstehen, sondern, dass wir von innen, dadurch, dass unser Körper ins Ungleichgewicht gerät, gesundheitliche Probleme bekommen. Die Behauptung, dass es kleine, unsichtbare Tierchen seien, die uns krank machen, findet sie lächerlich. Die Wissenschaft sei mit der ganzen Mikrobentheorie auf dem Holzweg. Man merke ja die Unsicherheit der Forscher, die jetzt behaupten es gebe gute und schlechte Bakterien.

Zwar bereitet mir das medizinische Verständnis der Aktivistin Kopfschmerzen, aber ich muss anerkennen, dass hier jemand ehrenamtlich sein Wochenende opfert, um auf das wenig beachtete Thema Impfschäden aufmerksam zu machen.

Tatsächlich hat sich eine betroffene Familie eingefunden, mit der ich ins Gespräch komme. Frau Harder ist mit Tochter und Sohn gekommen. Während ihre Tochter, Anfang vierzig, einen vollauf gesunden Eindruck macht, stützt sich der ein paar Jahre jüngere Sohn Peer auf eine Gehhilfe, einen stabilen Rollator, der es ihm trotz seiner Lähmungen ermöglicht, aufrecht zu stehen und sich vorwärts zu bewegen. Trotz seiner Behinderungen strahlt Peer eine ansteckende Lebensfreude aus – dabei hat er eigentlich nichts zu lachen. »Wir haben schlechte Erfahrungen gemacht mit den ersten Impfungen gegen Diphtherie, Tetanus und Polio«, erklärt Peers Mutter. »Das war noch die Polioschluckimpfung mit dem Zuckerstück. Vierzehn Tage später erfolgte dann der Zusammenbruch.« Die Schilderung geht der Mutter mit dem gütigen runden Gesicht und den grauen, sorgfältig zum Zopf gebunden Haaren sichtlich nahe. »Das dynamische Kind war plötzlich nicht mehr da. Als hätte jemand einen Faden durchgeschnitten. Er lag nur noch da, war ganz schlapp, und wir mussten eben dann darum kämpfen, dass er das erreicht, was er heute kann.«

Frau Harders Tochter, die mit ihren dunkelbraunen offenen Haaren einen Eindruck gibt, wie ihre Mutter vor dreißig Jahren ausgesehen haben könnte, als sich der schreckliche Vorfall ereignete, nimmt sie tröstend in die Arme. »Wir kämpfen auch heute noch um die Anerkennung als Impfschaden«, klagt die Mutter. »Das Verfahren läuft schon seit fünfzehn Jahren. Die ersten Jahre musste ich mich entscheiden: Zahle ich den Rechtsanwalt oder zahle ich die Förderung für das Kind? Und weil das gerade in den ersten Jahren so wichtig ist, habe ich gesagt, jetzt fördere ich mein Kind und schaue erst mal, was möglich ist. Später dann haben wir gesagt: Jetzt gucken wir noch mal, was rechtlich möglich ist. Das waren schwierige Entscheidungen. Eine sehr leidvolle Situation.«

Auch weil Peers Kinderärztin von Anfang an eine Impfkomplikation ausgeschlossen hatte, konzentrierte sich Frau Harder zunächst auf die Pflege und Therapie ihres schwerkranken Kindes, was als Alleinerziehende an sich schon eine Zerreißprobe war. »Ich musste ja auch noch arbeiten und Geld verdienen. Bei Peer waren die ersten Jahre ganz schwierig, weil er nachts gebrochen hat und er mich dauernd brauchte, er konnte sich ja nicht drehen. Die Situation war sehr gefährlich. Die Nächte, wo man sich erholt, gab es nicht. Nach einem halben Jahr war meine Reserve erschöpft. Ich musste aufhören zu arbeiten.«

Zum Glück konnte sie damals von ihrer Mutter finanziell unterstützt werden, sonst wäre es ihr gar nicht möglich gewesen, überhaupt ein Gerichtsverfahren anzustrengen. Offiziell wurde Peers Behinderung seiner Frühgeburt angelastet, und die Frage nach einem Impfschaden stand viele Jahre gar nicht zur Debatte. Bis eine Praxishilfe bei einem Arztbesuch mit Peer die Frage aufwarf, ob er denn nicht Opfer eines Impfschadens sein könne. Dann fing Frau Harder an zu recherchieren, was damals ohne Internet noch ein gutes Stück schwieriger war als heute. »Ich hatte so den Eindruck, es kann nicht sein, was nicht sein darf. Ein Impfschaden sollte ausgeschlossen sein, man darf gar nicht fragen. Ich rief dann bei einem Virologen an, von dem ich in der Zeitung gelesen hatte, und der sagte mir: ›Ja, es könnte sein, dass Peer durch die Frühgeburt eine Immunschwäche hatte und sich die Impfung deswegen so schlecht ausgewirkt hat.‹ Er verstehe sowieso nicht, warum Frühchen in Berlin so früh geimpft würden.«

Als Frau Harder dann den Antrag beim Versorgungsamt

stellte, wurde ein medizinisches Gutachten erstellt und der Impfschaden zunächst richterlich anerkannt. »Wir waren natürlich heilfroh«, klinkt sich jetzt Peer überraschend vital und eloquent in das Gespräch ein, »dass es zu unseren Gunsten ausging, weil es für mich eine enorme nervliche und auch körperliche Belastung war. Aber als die Richterin mich nach dem Urteilsspruch dann so freudestrahlend sah, sagte sie mir, um meinen Enthusiasmus zu bremsen: ›Das wird noch ein langwieriger Prozess. Gehen Sie nicht davon aus, dass das jetzt einfach so durchgeht.‹ Und so kam es dann auch.« Es folgte Berufung auf Berufung, Gutachten über Gutachten wurden erstellt, und Jahre vergingen. »Ich stehe da absolut dahinter«, versichert Peer, »da die Fakten auch mehr dafür sprechen, dass es sich um einen Impfschaden handelt.« Ihm ist wichtig, dass er nicht für einen Impfgegner gehalten wird. Impfen sei sinnvoll, aber tatsächliche Komplikationen müssten gemeldet und anerkannt werden. »Man schätzt, dass die Meldequote lediglich bei zehn Prozent liegt. Da müsste ein Umdenken stattfinden. Es geht mir um Gerechtigkeit und mehr Transparenz. Es gibt die Risiken beim Impfen, sie sind sehr, sehr klein, aber wenn sie auftreten, dann braucht es die bestmögliche Unterstützung, dann sollte nicht so ein langwieriger Prozess im Wege stehen. Letztlich kann ich für meine Behinderung nichts, und meine Mutter hat sich auf die Schutzwirkung der Impfungen verlassen. Wenn etwas auftritt, dann helft Leuten wie uns bitte ohne großes Aufheben!«

Peer, der in seiner Familie den Spitznamen »Sonne« hat, ist gerade dabei, sein Germanistikstudium abzuschließen, und lädt mich zu einem Auftritt seines Chors von der Uni ein. Eigentlich wollte er Klavierspielen lernen wie seine Schwester, konnte das aber aufgrund seiner Lähmung nicht. Als er den Gesang für sich entdeckte, gab ihm das viel Kraft und Ausdauer sowie die Zuversicht, gehört zu werden.

Bei der Mahnwache gibt es heute allerdings kaum Publikum. Für die Probleme von Impfgeschädigten scheint sich die Bevölkerung herzlich wenig zu interessieren. Fast niemand bleibt stehen, abgesehen von mir und meinem Filmteam ist von Presse oder Medien keine Spur, und die Mahnwache steht neben den Touristenattraktionen auf verlorenem Posten.

Ähnlich bitter sieht auch die juristische Realität in Deutschland aus: Im Falle der Anerkennung eines Impfschadens erhält man Entschädigung nach dem Infektionsschutzgesetz in Verbindung mit dem Bundesversorgungsgesetz. Die lebenslange Grundrente beträgt momentan, abhängig vom individuellen Grad der Schädigung (GdS), 138 Euro bis 722 Euro monatlich. Außerdem können noch Ausgleichsrente, Krankenbehandlung, Pflegezulagen und diverse andere Zulagen angerechnet werden. Für einen Betroffenen, der nicht arbeiten kann und dessen Therapie nur teilweise von der Pflegekasse übernommen wird, kann das natürlich einen riesigen Unterschied ausmachen.

Es ist nicht einfach, konkrete Zahlen zu Impfschadensanträgen und -anerkennungen herauszufinden. Niemand bestreitet, dass bei Weitem nicht alle Impfkomplikationen erfasst werden und dass es zu einer massiven Untererfassung kommt. Offenbar will sich aber auch niemand die Mühe machen, das zu ändern. Es verwundert schon, dass die Gesundheitsbehörden nicht automatisch die Daten der Versorgungsämter sammeln, um einen Überblick zu gewinnen und für mehr Transparenz zu sorgen.

Ich stoße auf eine Studie aus dem Jahr 1999, die vom Robert Koch- und Paul-Ehrlich-Institut durchgeführt wurde. Darin wurden Anträge und anerkannte Impfschäden in der Bundesrepublik Deutschland gesammelt. Zwischen 1976 und 1990 kam es demnach zu 4569 Anträgen, von denen 1139 als

Impfschaden anerkannt wurden, also knapp 25 Prozent. Zwischen 1991 und 1999 wurden 389 von 2543 Anträgen anerkannt, was einer Quote von 15 Prozent entspricht. Insgesamt wurde eine abnehmende Tendenz von Anträgen und Anerkennungen festgestellt. 1991 gab es noch 0,081 anerkannte Impfkomplikationen auf 100 000 Einwohner. 1999 nur noch 0,029 auf 100 000. 38 Prozent aller Entschädigungsverfahren im untersuchten Zeitraum bezogen sich auf die seit 1982 nicht mehr verwendete Pockenimpfung. »In der Öffentlichkeit werden insbesondere Komplikationen nach Verwendung von Masern-Mumps-Rötelnimpfstoff (MMR-Impfstoff) diskutiert. Nur 3 Prozent (sieben Fälle) der von sechs Bundesländern gemeldeten Komplikationen betreffen diese Impfung«, schrieben die Autoren.

In einer neueren Studie, veröffentlicht vom Ministerium für Gesundheit, wurde die Häufigkeit von Anträgen und anerkannten Impfschäden zwischen 2005 und 2009 erfasst. Diesmal wurde eine Zunahme von Antragstellungen und Anerkennungen festgestellt. Im jährlichen Mittel kam es zu 207 Anträgen und 34 Anerkennungen. Was eine Impfschadensfallquote von durchschnittlich 0,041 pro 100 000 Einwohner bedeutete. Es kam zu durchschnittlich 16,3 Prozent Anerkennungen bei den insgesamt 1036 Anträgen, von denen 196 zu einer Anerkennung führten. Bei der FSME-Impfung gegen Hirnhautentzündung durch Zeckenbisse kam es zu den meisten anerkannten Impfschäden (zwanzig Fälle, 18,9 Prozent), gefolgt von der Influenzaimpfung gegen Grippe (elf Fälle, 10,4 Prozent) und der Sechsfachimpfung gegen Diphtherie, Tetanus, Keuchhusten, Hib, Polio und Hepatitis B (neun Fälle, 8,5 Prozent).

Angesichts so weniger anerkannter Fälle scheint es sich wirklich nur um ein Randthema zu handeln. Aber wenn tatsächlich nur zehn Prozent der Komplikationen gemeldet werden? Vielleicht steht hinter der hohen Ablehnungsquote ja die Devise, das Problem möglichst klein zu halten, um bloß nicht die allgemeine Impfbereitschaft zu gefährden?

Unter dem Titel »Einmal piksen und für immer geschädigt« schrieb die *Berliner Zeitung* 2010: »Seit einer Impfung ist ein Berliner geistig behindert. Nach 34 Jahren gewann er einen Prozess. Jetzt steht fest: Die Behinderung geht auf einen Impfschaden zurück.« Im deutschen »Schutzverband für Impfgeschädigte« sind viele Fälle von Menschen dokumentiert, die jahrzehntelang für die Anerkennung ihres Impfschadens oder den ihrer Kinder kämpfen. Zwanzig bis dreißig Jahre juristischer Auseinandersetzung seien nicht unüblich bis zu einer Anerkennung, kommentiert Renate Krebs, Vorsitzende des Verbands, die in der Folge einer Pockenimpfung im Rollstuhl sitzt. Da nicht die Hersteller für Impfschäden haften, sondern das jeweilige Bundesland, würden die Ämter die Fälle in der Regel aussitzen, und die meisten Betroffenen gäben im Laufe des Verfahrens auf. Einen Impfschaden zur Anerkennung zu bringen wäre schon für Menschen ohne Gesundheitsprobleme eine Mammutaufgabe.

Familie Harder hat mich zu sich nach Hause eingeladen, damit ich den Besuch eines Impfschadengutachters dokumentieren kann, der ihren Fall aktuell bewerten soll. Es ist ein mittelständisches Einfamilienhaus in einem Berliner Vorort. Offenbar steht die Familie ökonomisch nicht ganz so schlecht da. Man möchte sich nur ungern ausmalen, wie so eine Behinderung in prekären Familienverhältnissen hätte behandelt und gefördert werden können und wie groß da die Chancen ständen, jahrzehntelang einen Impfschaden durchzufechten.

Doktor Klaus Hartmann, ein Mann Mitte fünfzig mit einer dicken Aktentasche, klingelt an der Tür. Vor seiner Arbeit als Gutachter für Impfschadensfälle war er zehn Jahre lang im Paul-Ehrlich-Institut im Bereich Impfstoffsicherheit angestellt, wo er für die Bewertung von Nebenwirkungen zuständig war. Heute ist er vor allem als Arbeitsmediziner tätig und besucht Betriebe, um diese auf mögliche Gesundheitsgefährdungen hin zu untersuchen.

Nach der Begrüßung am Eingang bugsiert Peer seinen Rollator mit einiger Mühe auf die Terrasse heraus. Frau Harder bringt eine Mappe mit Fotos und berichtet dem Gutachter von Peers dramatischer Frühgeburt in der 33. Schwangerschaftswoche. Normalerweise ist so eine Geburt, sieben Wochen vor dem errechneten Termin, medizinisch kein Problem, aber Peer bekam keine Luft und musste einige Tage auf der Intensivstation beatmet werden. Zwei Wochen später durfte er nach Hause und entwickelte sich von da an augenscheinlich gut.

»Das ist ein ganz wunderschönes Bild von ihm«, kommentiert Frau Harder liebevoll lächelnd, während sie Dr. Hartmann eine Aufnahme von Peer zeigt, wie er ein paar Monate alt auf dem Bauch liegt, den Kopf hochhält und lebhaft in die Kamera grinst. »Hier halte ich die Beinchen fest. Er hat so gestrampelt. Der Fotograf hat gesagt, ich soll die Beinchen festhalten.« Die Fotos sind nicht aus dem Familienalbum, sondern aus den Unterlagen für das Gerichtsverfahren. Niemand hätte damals für möglich gehalten, dass die unbedarften Bilder mal wichtige Beweisstücke werden könnten. »Das war noch vor der Impfung. Da war er noch wesentlich vitaler. Er war ganz normal entwickelt. Ich hatte ja meine beiden Großen, und wenn Sie schon zwei Kinder haben, wissen Sie, ob Sie ein normales Kind auf dem Arm haben.«

Die Kinderärztin gab Peer wegen seiner Frühgeburt zwei Monate länger Zeit bis zum ersten Impftermin, und als es so weit war, ließ Frau Harder ihn mit knapp fünf Monaten noch einmal vorsorglich in einer Klinik untersuchen. Ein Spezialist für Frühgeburten attestierte ihm eine gesunde Entwicklung.

»Es war wunderschönes Wetter vor dem ersten Mai«, erinnert sich Frau Harder an den Nachmittag, vierzehn Tage nach der Impfung. » Und ich sagte noch zu ihm: ›Sag mal, guckst du nach den Vögelchen?‹ Und dann auf einmal sackte er zusammen. Ich hatte plötzlich etwas auf dem Arm, was nicht mehr war wie vorher. Ich sagte ›Peer?‹ und hab ihn zu mir gedreht. Die Augen waren geschlossen, er war ganz blass. Vielleicht war's ne Minute. Dann machte er die Augen auf. Aber seitdem war er nicht mehr normal.«

Die Fotos nach der Impfung sind tatsächlich deutlich anders. Weniger Lachen, weniger Bewegung im Bild, das Kind guckt ernst, liegt einfach nur da, scheint dauernd zu schlafen. »Er hat dann nur noch gelegen, und wenn ich ihm Spielzeug gegeben habe, dann hat er nicht mehr danach gegriffen.«

Die Impfung war das Erste, was Frau Harder als Erklärung für den plötzlichen Zusammenbruch in den Sinn kam, aber als sie die Kinderärztin darauf ansprach, verneinte sie einen Zusammenhang entschieden. »Aber das kann sie nicht wissen«, kommentiert Gutachter Hartmann kopfschüttelnd. »Sie ist ja als Kinderärztin nicht jahrelang in einem wissenschaftlichen Institut gewesen und hat darüber geforscht. Und da dann zu sagen: ›Nö, das hat mit der Impfung nichts zu tun‹, das ist einfach eine Schutzreaktion. Ich habe zehn Jahre lang im Paul-Ehrlich-Institut gearbeitet und diese ganze Datenbank da gemacht, hab alle Fälle, die gemeldet wurden, bewertet, ausgewertet und dazu auch was publiziert. Und ich habe bei jedem Kongress, überall, wo diese Arbeiten vorgestellt wurden, gesagt, dass das System nicht funktioniert, weil wir im Paul-Ehrlich-Institut nichts gemeldet kriegen. Man kriegt dort pro Jahr ungefähr tausend Fallmeldungen und lehnt sich zurück und sagt, bei so viel Millionen Impfungen, da ist ja alles in Ordnung. Aber die Kinderärzte, die melden nichts. Die sagen ›Nö‹, und deswegen weiß auch keine Behörde, wie viel solcher Fälle tatsächlich existieren. Es sind viel, viel mehr als wir vermuten. Da gibt's ne Riesendunkelziffer von Sachen, die niemals berichtet werden, niemals vor irgendeinem Gericht verhandelt werden. Leute, die einfach ihrem Arzt glauben, wenn der sagt: ›Da gibt's keinen Zusammenhang.‹«

»Ich habe der Ärztin dann auch erst mal vertraut«, erinnert sich Frau Harder.

»Dabei sind solche sehr, sehr seltenen Nebenwirkungen durchaus bekannt und stehen auch in den Beipackzetteln und Fachinfos der Impfstoffe drin. Eigentlich hätte man Ihnen davon erzählen müssen, dass so was im Prinzip passieren kann, wenn es nach einer Impfung wirklich ganz schlecht läuft.«

»Also irgendwelche Aufklärung gab es nicht. Und es gab auch keinen Beipackzettel.«

»Das ist die Krux, dass die meisten Ärzte eben darüber nicht aufklären. Und wenn dann doch was Schlimmes passiert, eigentlich wissen: ›Hm, ich hab davon aber gar nichts gesagt, also bin ich auch in gewisser Weise angreifbar jetzt.‹ Auch kleine Risiken sind aufklärungspflichtig. Eigentlich hätte sie Ihnen erklären müssen: ›Hier in der Fachinfo steht drin, dass diese Impfstoffe theoretisch eine Gehirnentzündung auslösen können. Passiert sehr, sehr, sehr, sehr selten, aber kann passieren. Wollen Sie trotzdem die Impfung machen?‹ Aber meistens wird eine Impfung ohne richtige Aufklärung zu den Risiken vorgenommen.‹«

»Nachher kam ja dann die Aussage vom Landesamt für Gesundheit und Soziales«, erzählt Frau Harder weiter, »es sei ein Schaden durch die Frühgeburt. Zerebral, durch Sauerstoffmangel. Und damit musste ich dann erst mal leben. Wir sind dann noch bis zum 15. Lebensjahr zu derselben Kinderärztin gegangen, da ich der Ansicht war, dass sie seine Entwicklung miterleben sollte.«

»Mom«, schaltet sich Peer ein, »hat sie nicht sogar noch weitergeimpft?«

»Ja, hat sie. Es wurde noch dreimal weitergeimpft. Und ich habe sie jedes Mal gefragt: ›Können wir das machen?‹ Und sie sagte: ›Ja. Ohne Probleme.‹ Und aus dieser Sicherheit, die sie vermittelte, habe ich dann auch Vertrauen geschöpft. Peer war ja chronisch krank, hat jahrelang erbrochen, bekam die Schielkrankheit. Sein Zustand hat sich immer weiter verschlechtert.«

»Nach jeder Impfung war eine Verschlechterung feststellbar?«, hakt Hartmann nach.

»Jedes Mal war da eine Verschlechterung des Allgemeinzustandes.«

»Und trotzdem hat sie Ihnen auch dann noch die dritte Impfung empfohlen?«

»Wenn ich meine Sorgen zum Ausdruck brachte, sagte sie: ›Frau Harder, das hat nichts mit dem Impfen zu tun, das ist die Frühgeburt. Durch den Sauerstoffmangel.‹ Und da ich ja von Haus aus gerne bereit bin, Schuld auf mich zu nehmen – das ist so eine Erziehungssache bei mir, ich komme aus einem katholischen Elternhaus –, habe ich wirklich gedacht, das hat also mit mir zu tun. Mit der Frühgeburt.«

Als Peer auf die Toilette gehen muss und sich umständlich an der Tischkante und seinem Rollator hochzieht, will Dr. Hartmann unwillkürlich helfen. Doch Peer winkt ab, und auch seine Mutter rührt keinen Finger. Das sei besser so für ihn, er wolle schließlich alleine zurechtkommen.

»Ja, also, im Nachhinein, wenn ich an die Therapie denke im Spastikerzentrum hier in Deutschland«, entsinnt sich Frau Harder, »fiel mir auf, dass die sehr viel mit dem Oberkörper machen für die Arme, aber mit den Beinen?« Das sei dem System in Deutschland geschuldet, das darauf aus sei, Behinderte in den Rollstuhl zu setzen, und deswegen versucht, die Betroffenen speziell vom Oberkörper her fit zu machen. Aber Frau Harder passte dieser Ansatz nicht, sie wollte Peer ganzheitlicher fördern.

Als sie in den Neunzigerjahren durch einen TV-Bericht auf ein ungarisches Therapiezentrum aufmerksam wurde, fuhr sie mit Peer nach Budapest, wo Behinderte speziell gefördert wurden, um laufen zu lernen. Das ungarische Training bekam Peer sehr gut, er konnte sogar schon ein Stück weit selbstständig gehen. Doch zurück in Deutschland hieß es dann wieder, er solle in den Rollstuhl. Natürlich wollte Frau Harder die Therapie in Budapest fortsetzen, »aber das hat dann die Krankenkasse nicht gezahlt. Die haben dann gesagt: ›Wir bezahlen Ihnen den Rollstuhl.‹ Und dann wurde ich sehr böse: ›Ich unterstütze kein Rollstuhlsystem! Ich will, dass Kinder laufen lernen! Und mit den heutigen Mitteln ist doch noch viel mehr möglich!‹ Ich war ein halbes Jahr mit ihm in Ungarn. Da konnte er schon viel besser Gleichgewicht halten. Aber länger konnten wir uns das nicht leisten.« Einmal im Jahr lassen Harders eine ungarische Therapeutin kommen, die mit Peer zu Hause Bewegungstraining macht. Wäre Peers Impfschaden anerkannt, stünden mehr Mittel zur Verfügung, auch außerhalb der Kassenleistungen individuell und langfristig zu therapieren.

Als Peer wieder am Tisch sitzt, holt Klaus Hartmann einen dicken Aktenordner aus seiner Tasche und schlägt ihn auf. Hier sind fünfzehn Jahre juristische Auseinandersetzung zum Fall Peer Harder gesammelt, sechs Gutachten und Dutzende Schriftsätze. Im Prinzip lässt sich der ewige Rechtsstreit auf die Frage reduzieren: Ist Peer aufgrund seiner Geburtskomplikationen und dem Sauerstoffmangel behindert oder aufgrund der Impfungen?

Das erste Gutachten, das zunächst zu einer Anerkennung des Impfschadens führte, stammt vom mittlerweile über neunzigjährigen Professor Dr. Keuth, einem renommierten Gutachter und ehemaligem Chefarzt einer saarländischen Kinderklinik. »Diese älteren Kinderärzte«, beschreibt Hartmann seinen Kollegen, »die kannten Impfkomplikationen noch von der Pockenimpfung, von der alten Keuchhustenimpfung, wo es viel mehr Komplikationen gab als heute. Bei Keuth merkt man, dass er diese Fälle wirklich noch selbst erlebt hatte und sich damit klinisch auskannte.«

Professor Keuth habe Peers Entwicklung korrekt dargestellt. Einerseits eine schwere Frühgeburt, dann aber eine gesunde Entwicklung bis zum Alter von sechs Monaten völlig problemloser Körperhaltung, was gutachterlich natürlich unheimlich wichtig sei und das Argument aushebele, das in den anderen Gutachten benutzt werde, dass nämlich ein Vorschaden, der sich während der Geburt zugetragen habe, verantwortlich dafür sei, was danach passiert wäre. Das widerlege aber die gesamte frühkindliche Entwicklung und die Tatsache, dass sich das Krankheitsbild nach den Impfungen immer noch weiter verschlimmert habe. Ein weiteres deutliches Argument für eine Impfschädigung seien die Kopfumfangskurven, die nach den ersten Impfungen anfingen, zu sistieren, also zum Stillstand kamen, was für eine ungewöhnliche Unterbrechung des Gehirnwachstums spreche.

»Aus meiner Sicht ist aufgrund dieses Gutachtens eine Anerkennung als Impfschaden eigentlich unumgänglich. Das Versorgungsamt müsste Ihnen direkt einen Bescheid schicken: ›Impfschädigung anerkannt, Grad der Schädigung 100 Prozent.‹ Das wäre medizinisch gutachterlich korrekt. Die weiteren Gutachten dienten ja letztendlich nur dazu, dieses erste Gutachten so in Misskredit zu bringen, dass die Anerkennung verweigert wurde. Wie ist denn der Stand der Dinge jetzt vor Gericht?«

»Es wird immer noch abgelehnt«, erklärt Peer. »Wir sind in Berufung.«

»Ein anderer Herr Professor hat geschrieben«, seufzt Frau Harder, »Professor Keuth habe sich geirrt und man könne aufgrund der Zeit zwischen Impfung und diesem Vorfall mit Peer auf keinen Impfschaden schließen.«

»Und da merken Sie selbst als Laie«, konstatiert Hartmann, »dass dieses andere Gutachten eigentlich keine große wissenschaftliche Aussagekraft hat. Entscheidende Dinge werden einfach weggelassen, und wenn etwas nicht in die Linie passt, dann sagt man halt: ›Och, das war vielleicht ein Fehler beim Messen.‹ Oder: ›Es ist aber viel wahrscheinlicher, dass die Frühgeburt hier für alles verantwortlich ist.‹ Das ist aber völliger Quatsch und keine korrekte Begutachtung. Das wird auch nicht wirklich wissenschaftlich begründet. Die Argumente, die der Kollege Keuth aufführt, die werden aus meiner Sicht überhaupt nicht widerlegt, sondern man erzählt einfach, es gebe ja so viele Millionen Impfungen, und statistisch sei ein Impfschaden doch so unwahrscheinlich – alles Gründe, die für den Einzelfall überhaupt keine Rolle spielen.«

»Für viele Ärzte scheint es so zu sein«, wirft Peer ein, »dass alles, was sich nicht 24 Stunden nach einer Impfung ereignet, nichts mehr mit der Impfung zu tun haben kann.«

»Natürlich gibt es unmittelbare Impfreaktionen wie etwa ein Fieberkrampf. Das sind Dinge, die sich direkt nach einer Impfung abspielen, aber hier reden wir ja von einem ganz anderen Schädigungsmechanismus. Für solche entzündlichen Veränderungen am Gehirn nach einer Impfung sind ein, zwei, drei, bis hin zu sechs Wochen ein plausibles Zeitintervall. Und hier waren es zwei Wochen, was voll im Rahmen dessen liegt, was man anerkennen muss. Diese Art von Problemen laufen so ab, dass wirklich ein Knick in der Entwicklung zu sehen ist. Bei Peer auch noch sehr markiert durch diese einmalige Episode mit dem schlaff werden. Aber die von den Versorgungs-ämtern beauftragten Gutachter benutzen trotzdem immer wieder dieses Totschlaggegenargument: ›Ganz unplausibles Zeitintervall, also: Kein Impfschaden!‹«

»Warum machen die das?«, fragt Frau Harder.

»Dieses Gutachten nicht anzuerkennen, zeugt von einer Politik hinter diesen ganzen Impfschadensverfahren, die darauf abzielt, den Betroffenen das Leben so schwer wie möglich zu machen. Sie haben keine Anerkennung und keine optimale Therapie gekriegt, die Ihnen eigentlich zusteht. Und von daher mein Tipp: Lassen Sie es dabei nicht bewenden, geben sie das nicht auf! Die meisten Leute lassen sich von so was einschüchtern oder verlieren irgendwann die Kraft, wenn man dann das fünfte Gutachten bekommt, wo drinsteht: ›Hm, das glaube ich eher nicht, und das könnte ja auch ganz anders sein.‹ Aber eine Anerkennung muss hier kommen. Davon bin ich überzeugt, weil das ein völlig klarer Fall ist. Und den jetzt wirklich mit Taktik und Tricks so weit zu verschleppen, dass man da aus der Haftung rauskommt, das ist ein Armutszeugnis für die Behörden.«

»Was wollen die damit erreichen?«, rätselt Frau Harder weiter.

»Das liegt wohl am Geld«, vermutet Peer. »Der Fall ging von der dritten Instanz, also vom Bundessozialgericht, wieder zurück ans Landessozialgericht Berlin, und da hat der Richter vor Beginn der Verhandlung zur Gegenseite gesagt: ›Sie können mit ihrer Argumentation keinen Blumentopf gewinnen. Sie sollten diesen Fall anerkennen!‹ Und dann hat die Gegenseite erwidert, nein, das könne man nicht machen, es ginge um zu viel Geld.«

Seitdem liegt Peers Fall in der zweiten Instanz, wo über Monate und Jahre weitere Gutachten und Schriftsätze beider Parteien eingegangen sind. Doch Peer bleibt tapfer: »Diese

Erfahrung hat mein Rechtsempfinden sehr erschüttert, aber auch meine Motivation erhöht, weiterzukämpfen. Da kam dann so ein Trotzgefühl auf: Jetzt erst recht! Wir haben jetzt so lange dafür gekämpft, dass ich fest entschlossen bin, das bis zum Ende durchzustehen. Ich habe das Glück, noch nicht so alt zu sein und auch die psychische Gesundheit und die geistigen Fähigkeiten zu haben, mich da durchzuboxen, wenn es sein muss noch weitere fünfzehn Jahre durchzuhalten und auch selbst aktiv mit dran zu arbeiten, dass es womöglich ein Erfolg wird. Außerdem ist es auch eine Motivation, anderen zu zeigen, dass man nicht aufgeben sollte, solange man die Kraft dazu hat.«

8. Dirty little secrets

Durch wochenlanges Nachbohren gelingt es mir endlich, mit einem Pressesprecher von *Sanofi Pasteur* Kontakt aufzunehmen, einem der weltweit größten Impfstoffhersteller mit Sitz in Frankreich. Das erste Telefonat mit dem Leiter der »wissenschaftlichen Kommunikation« fühlt sich an wie verkehrte Welt, denn er stellt vor allem mir Fragen: Ob ich selber geimpft sei und ob ich mein Kind geimpft hätte. Woher ich meine Informationen übers Impfen beziehe, warum wir nicht einfach den Empfehlungen der STIKO folgten und uns an das hervorragende Paul-Ehrlich-Institut hielten. Ich betone natürlich, kein Impfgegner zu sein, nur in dem Dilemma steckte, dass meine Lebensgefährtin sich große Sorgen um Nebenwirkungen mache. Dass ich diese Sorgen mittlerweile bis zum gewissen Grad auch teile, behalte ich erst mal für mich.

Nachdem mich der Pressesprecher also auf Herz und Nieren geprüft hat, schließt er dennoch ein Interview vor der Kamera aus, er stehe lediglich für Hintergrundgespräche zur

Verfügung. Man halte sich in der Pharmaindustrie lieber bedeckt, da man die Erfahrung gemacht habe, immer schlecht wegzukommen. Die pauschalen Klischees und Anfeindungen gegenüber der »bösen« Pharmaindustrie hätten dazu geführt, dass man die Türen verschlossen habe. Das schaffe zwar auch keinen guten Ruf, aber man könne bei der Art der Berichterstattung mittlerweile sowieso nur verlieren.

Was die Sicherheit von Impfstoffen betreffe, könne er mich vollständig beruhigen. Eine Versicherungsgesellschaft habe errechnet, dass Impfen so sicher sei, »wie sich auf einen Stuhl zu setzen«. Über die Jahre seien die Impfungen immer weiter verbessert und nebenwirkungsärmer gemacht worden, wir lebten in fantastischen Zeiten mit zum Großteil optimalen Impfstoffen. Die Angst vor Aluminium sei ganz besonders übertrieben. Der globale Anstieg von Autoimmunkrankheiten sei vor allem auf die verbesserte Diagnose und die gesteigerte Aufmerksamkeit für das Thema zurückzuführen. Fakt sei, dass man die Ursachen autoimmuner Erkrankungen einfach nicht kenne und deshalb vorsichtig sein müsse, Impfungen dafür verantwortlich zu machen.

Warum man nicht zumindest Auffrischungsimpfungen ohne Aluminium herstelle? Der Pharmasprecher bestätigt, dass es Wirkverstärker lediglich für die Grundimmunisierung brauche und man in Auffrischungsimpfungen auf Aluminium verzichten könne. Es gebe auch einen solchen Impfstoff zur Auffrischung gegen Diphtherie-Tetanus-Keuchhusten, der in Kanada hergestellt und in Frankreich bezogen werden könne, allerdings sei er in Deutschland nicht zugelassen. Für den winzigen Markt aluminiumkritischer Impfskeptiker lohne es sich aber nicht, weitere derartige Impfstoffe aufzulegen. Eine Impfstoffcharge habe bei der Produktion ca. 100 000 Dosen. »Für die paar tausend impfkritischen Menschen in Frankreich und Deutschland würde doch niemand extra Impfstoffe produzieren. Warum eine Impfung entwerfen für Menschen, die nicht geimpft werden wollen?« Er lasse selber seine Kinder auch nur mit aluminiumhaltigen Impfstoffen impfen, weil die einfach wirkungsvoller seien.

Als ich nach dem Gespräch mit dem Pharmasprecher über einen Artikel mit dem Titel »Wir sitzen uns tot« stolpere, muss ich schmunzeln. Ist Impfen wirklich so todsicher, wie sich auf einen Stuhl zu setzen?

Die Leipziger Messe ist ein riesiger Glas-und-Stahl-Gebäudekomplex, der nach einem modernen Flughafen aussieht. Hier, denkt man, wäre eine Automobilmesse oder ein IT-Branchentreff passend. Doch gerade findet hier ein knapp einwöchiger internationaler Kongress zum Thema Autoimmunerkrankungen statt.

Präsident der Konferenz ist Professor Dr. Yehuda Shoenfeld von der Universität Tel Aviv, ein weltweit führender Immunologe, der als Autor und Herausgeber mehrerer Standardwerke über Autoimmunerkrankungen hervorgetreten und in der internationalen Medizindatenbank *PubMed* mit fast 2000 Einträgen erscheint. Shoenfeld geht davon aus, dass bei Menschen mit einer bestimmten genetischen Disposition Autoimmunerkrankungen durch die mit Impfungen verabreichten Wirkverstärker (Adjuvantien) ausgelöst werden können. Dazu zählt er neurologische Störungen wie etwa das Guillain-Barré-Syndrom, eine Entzündung der Nerven, die zu Lähmungen führen kann. Um die verschiedenen sehr seltenen Erkrankungen auf einen gemeinsamen Nenner zu bringen, hat Shoenfeld das sogenannte *ASIA*-Syndrom beschrieben: *Autoimmun/Entzündliches Syndrom induziert durch Adjuvantien*, das Phänomene wie das Chronische Müdigkeitssyndrom, das Post-Vakzinations- oder das Golfkriegs-Syndrom zusammenfasst. Alles Krankheitsbilder, die mit einer Fehlfunktion des Immunsystems zusammenhängen und durch Adjuvantien in Impfungen verursacht werden.

Heute stellt Professor Dr. Shoenfeld sein neues Buch vor, eine umfangreiche Anthologie wissenschaftlicher Publikationen, die sich dem Zusammenhang von Impfungen und Autoimmunerkrankungen widmen. Die beschriebenen Erkrankungen reichen von Multipler Sklerose über alle Arten von rheumatischen Erkrankungen, Fibromyalgien (chronische Muskelschmerzen), Bindegewebserkrankungen wie Lupus erythematodes bis hin zur Narkolepsie. Wenn nur ein Bruchteil von dem stimmt, was in dem Buch zusammengetragen ist, würden die Entschädigungen, die sich daraus ergeben, jeglichen Rahmen sprengen.

Die Buchpremiere ist in ein spezielles Symposium zum gleichen Thema »Impfen und Autoimmunität« eingebettet. Zum Auftakt spricht Professor Dr. Chris Exley, ein weltweit führender Aluminiumforscher von der britischen Universität in Keele, der viel dazu beigetragen hat, dass heute weniger aluminiumhaltige Deos benutzt werden und viele Menschen zögern, ihre Kartoffel oder ihren marinierten Fisch in Alufolie auf den Grill zu legen. »Aluminium ist ein Nervengift, kann Menschen krank machen und sogar töten«, erklärte Exley 2014 in einem Interview auf ARTE. »Wenn hohe Mengen von Aluminium ins Gehirn gelangen, löst es eine Enzephalopathie aus, bei der massenhaft Gehirnzellen absterben. Wir wissen auch, dass Aluminium die Knochenbildung beeinflusst. In geringen Mengen kann unser Körper mit dem reaktionsfreudigen Stoff umgehen, ihn verkraften, er kann dabei aber auch anfälliger für Krankheiten werden.«

Zu Aluminiumverbindungen habe der Mensch in seiner Entwicklungsgeschichte noch nicht lange Kontakt, unser Immunsystem sei evolutionär nicht darauf vorbereitet. Exley ist der Ansicht, dass Aluminium, welches wir durch viele

Quellen wie beispielsweise Medikamente, Cremes, Waschmittel, Verpackungen und vor allem durch die Nahrung aufnehmen, einen wichtigen Anteil an der Entstehung von Demenz und speziell Alzheimererkrankungen hat. »1988 war eine Frau sehr hohen Dosen im Trinkwasser ausgesetzt und verstarb 2005. Bei der Obduktion ihres Gehirns stellten wir eine aggressive Form der Alzheimerkrankheit und einen hohen Aluminiumgehalt fest.« Aluminium sei ähnlich gesundheitsschädlich wie Blei oder Asbest, aber es fehlten Forschungsgelder, um das genauer aufzuklären. Der Einfluss der Aluminiumlobby auf Regierungen und deren Forschungsausgaben sei massiv, denn wenn bewiesen würde, dass Aluminium Alzheimer verursache, wären ganze Industriezweige betroffen und Börsenkurse brächen ein.

Chris Exley forscht seit über dreißig Jahren zu Aluminium und beschäftigt sich seit zehn Jahren speziell mit Adjuvantien auf Aluminiumbasis. Trotzdem habe er gerade erst durch Gespräche mit den europäischen und amerikanischen Zulassungsbehörden sowie den Herstellern der Adjuvantien erfahren, dass diese Wirkstoffverstärker nie klinisch getestet wurden. »Es gibt nur klinisch zugelassene Impfstoffe«, erklärt Exley den gut hundert Zuhörern im Vortragssaal der Leipziger Messe. »Und Adjuvantien werden nur als Teil von Impfstoffen zugelassen.« In diesen Impfstoff-Studien würde aber kein richtiges Placebo in der Kontrollgruppe verwendet, sondern entweder andere Impfstoffe mit einem Aluminiumadjuvans oder nur Aluminiumadjuvans ohne Wirkanteil. »Und das ist natürlich falsch: Denn so kann man nicht die Sicherheit des Wirkverstärkers prüfen.«

Dass Aluminium in Impfungen hauptverantwortlich ist für lokale Entzündungsreaktionen, die Hautrötung und Schmerzen verursachen können, sei bewiesen, stellt Exley fest. »Aber ihr werdet hier zum ersten Mal von Grundlagenforschung erfahren, die nahelegt, dass Aluminiumwirkverstärker auch entfernt von der Einstichstelle toxisch wirken können. Damit stellt sich die Frage: Müssen wir vorsichtiger sein? Welche toxischen Ereignisse hängen mit Aluminiumzusätzen in Impfungen zusammen?«

Nach Exleys Einleitung stellt das französische Team von Romain Gherardi aus Paris neue Forschungsergebnisse zur Wirkung von Aluminium in Impfstoffen vor. Die Gruppe spritzte Mäusen Aluminiumwirkverstärker proportional zu ihrer Körpergröße einer Impfdosis beim Menschen entsprechend. Die Mäuse entwickelten daraufhin Verhaltensauffälligkeiten, hatten weniger Appetit, konnten sich schlechter orientieren und wurden vergesslicher. Die Wissenschaftler konnten außerdem nachweisen, dass Aluminiumpartikel aus den Impfungen ins Gehirn der Mäuse gelangten.

Bei den Versuchen fiel etwas Erstaunliches auf. Normalerweise gilt die toxikologische Faustregel: Die Dosis macht das Gift. Bei der Injektion von Aluminium zeigte sich aber ein anderer Mechanismus. Die negative Wirkung stieg nicht proportional zur verabreichten Menge. Es komme vor allem auf die Größe der Aluminiumpartikel an. Wenn sie so klein sind, dass sie von Fresszellen des Immunsystems aufgenommen werden können, gelange das in den Immunzellen versteckte Aluminium bis ins Gehirn, wo sich das Metall schließlich anreichern und toxische Wirkung entfalten könne.

Doch »Mice tell lies«, lautet eine Redewendung in der Pharmakologie: »Mäuse lügen.« Was in einer Maus passiert, muss noch lange nicht im Menschen passieren. Menschen haben beispielsweise eine viel stärkere Blut-Hirn-Schranke als die kleinen Nager. Da man bei lebenden Menschen nicht ohne weiteres Aluminium im Gehirn nachweisen kann, haben die Forscher angefangen, Hirnscans ihrer Patienten zu machen, bei denen eine Makrophagische Myofasciitis festgestellt worden war und die unter chronischer Müdigkeit sowie kognitiven Störungen litten, wie etwa Einbußen im Kurzzeitgedächtnis und verminderter Konzentrationsfähigkeit. In den Aufnahmen zeigten sich Degenerationen im Gehirn, die starke Ähnlichkeit mit Hirnscans von Demenzpatienten haben. Noch kein Beweis für einen kausalen Zusammenhang, aber ein weiteres Indiz.

Behörden und Hersteller weisen ja immer darauf hin, dass man über die Nahrung viel mehr Aluminium aufnehme als über eine Impfung, deshalb sei der injizierte Anteil zu vernachlässigen. Doch diese Forschungsergebnisse zeigen, dass auch schon die geringe Dosis einer Impfung sehr schädliche Wirkung haben kann.

In der Kaffeepause treffe ich Dr. Klaus Hartmann, den Impfschadensgutachter, den ich bei Familie Harder kennengelernt habe. Er hat mir den Tipp gegeben, diesen Kongress zu besuchen. »Also das fand ich jetzt sehr interessant«, murmelt er auf der Suche nach einer vollen Kaffeekanne. »Das ist mir auch neu. Dass Aluminium in Immunzellen getarnt wie in einem trojanischen Pferd ins Gehirn gelangen kann. Faszinierend.« Klaus Hartmann berichtet mir von seiner Tätigkeit im Paul-Ehrlich-Institut, wo er die Aufgabe hatte, Meldungen von Nebenwirkungen aufzunehmen und zu bewerten. Natürlich würden da auch kurzfristige Sachen berichtet, meist Lokalreaktionen, bei denen niemand einen Impfschadensantrag stelle. »Und dann gibt es so eine Fraktion, die wird richtig chronisch krank nach einer Impfung. Und wenn man sich die genauer anguckt, was deren Schnittmenge ist, da kommt man auf Autoimmunerkrankungen.«

Impfkomplikationen seien immunologische Vorgänge, ähnlich wie bei Multipler Sklerose, wo Nervenfasern vom eigenen Immunsystem angegriffen und zerstört werden. Eine

Abwehrreaktion, von einer Impfung angeschubst, könne sich gegen den eigenen Körper richten, wobei die Wirkverstärker eine gefährliche Rolle spielen könnten. Da werde bei der Immunabwehr großer Alarm ausgelöst, und in diesem Durcheinander könne auch mal etwas schiefgehen, etwas verwechselt werden.

Bei den gebräuchlichen Lebendimpfstoffen, die ohne Wirkverstärker auskommen, werden deutlich weniger Komplikationen gemeldet als bei den Totimpfstoffen mit ihren Adjuvantien, ist Hartmanns Erfahrung. »Bei Masern, Mumps, Röteln kann es auch mal zu einer Autoimmunreaktion kommen, aber das gibt's in seltenen Fällen auch bei den Originalinfekten.« Beim Impfvirus sei das aber noch viel seltener als beim Wildvirus.

Die Totimpfstoffe, etwa die gegen Hepatitis, Diphtherie, Tetanus, Keuchhusten oder die Sechsfachimpfung, die alle Aluminium enthalten, würden viel stärker mit Autoimmunproblemen assoziiert.

Über die Jahre hatte sich bei Klaus Hartmann während seiner Arbeit im Paul-Ehrlich-Institut Frust angestaut. Er bekam das Gefühl, dass man negative Berichte über Impfungen nicht haben wollte. »Es musste eigentlich immer möglichst so ausgehen, dass eine Impfung keine schweren Nebenwirkungen macht.« Den Ausschlag für seinen Ausstieg bei dem Gesundheitsamt gab dann ein Impfstoffskandal im Jahr 2000, der sich um einen neuzugelassenen Sechsfachimpfstoff für Säuglinge namens *Hexavac* drehte.

»Ich kann mich noch gut an ein Telefonat erinnern mit einem Rechtsmediziner aus München, Professor Dr. Penning, vom Institut für Rechtsmedizin, der ein Kind untersucht hatte und im Paul-Ehrlich-Institut anrief und berichtete: ›Ich hab hier was beobachtet, das habe ich noch nie gesehen. Ich mach seit zwanzig Jahren Pathologie, aber ein so geschwollenes Gehirn bei einem kleinen Kind, das muss ich melden, weil das liegt mir am Herzen. Da stimmt was nicht. Das Kind ist zwei Tage, bevor es gestorben ist, mit diesem neuen Sechsfachkombiimpfstoff geimpft worden – gibt's da einen Zusammenhang?‹ Das war der erste Fall, den wir gekriegt haben, und dann kam eine Woche später der nächste, und dann kam wieder einer.« Hartmann hatte die Aufgabe, diese Meldungen zu bewerten, und kam zu dem Ergebnis, dass hier durchaus ein Zusammenhang möglich schien und sogar relativ wahrscheinlich war. Es waren zwei alternative Sechsfachimpfstoffe verschiedener Hersteller zugelassen worden, die sich den Markt aufteilten, doch die Todesfälle traten praktisch nur nach der Gabe von *Hexavac* auf. Der Fall war damals zentrales Thema im Paul-Ehrlich-Institut. Ein marktbeherrschender Impfstoff, vom Hersteller aufs intensivste beworben und so vielen Kindern verabreicht, auf der Kippe? Im Falle eines Zulassungsentzugs und einer Marktrücknahme stand viel auf dem Spiel: eine wirtschaftliche Katastrophe für den Hersteller und ein Reputationsverlust für die Zulassungsbehörde.

»Da waren auch Kollegen bei uns in der Abteilung«, erinnert sich Hartmann, »die hatten kleine Kinder. Und niemand hätte da sein Kind mit *Hexavac* impfen lassen, sondern einen alternativen Impfstoff genommen. Und der Knackpunkt war ja, dass man durchaus hätte sagen können: Wir verzichten mal eine Zeitlang auf diesen einen Sechsfachimpfstoff und impfen die Kinder mit einem anderen Produkt. Es hätte deswegen kein Kind ungeimpft bleiben müssen. So hätte man rausgekriegt, ob dieser Impfstoff ein echtes Problem ist.« Aber die Behörden zögerten. Der Auftrag für die europaweite Zulassung von *Hexavac* war dem Paul-Ehrlich-Institut von der übergeordneten Europäischen Arzneimittelagentur EMA erteilt worden. »Und gerade die Europäische Arzneimittelagentur sagte: Eine Diskussion über Todesfälle? Und der

Impfstoff ist gerade neu zugelassen? Das würde ja implizieren, dass wir da nicht genau bei der Zulassung hingeguckt haben. Wir konnten ja selbst gar nichts machen als Nationalbehörde, sondern mussten dieses Problem zur EMA tragen, wo das dann auf Ebenen diskutiert wurde, mit denen wir nichts mehr zu tun hatten. Das wurde dann in höheren Kreisen dort entschieden. Und wir haben irgendwann nur die lapidare Nachricht bekommen: ›Wir machen nichts. Regt euch ab. Wir gucken.‹ Aber es kamen ja immer mehr Todesfälle. Es hörte ja nicht auf. Das ging weiter und weiter.«

Rückblickend findet Hartmann es falsch, dass dieselbe Behörde, die die Zulassung für die Impfstoffe erteilt, auch deren Sicherheit nach der Markteinführung überwachen soll. Das sei per se ein Interessenkonflikt: Wer stelle schon gerne die eigene Arbeit in schlechtes Licht? Für ihn war die Entscheidung, *Hexavac* nicht vom Markt zu nehmen und die Entwicklung weiter zu beobachten, das Signal, seinen Job zu kündigen. »Wenn's wirklich was damit zu tun hat, hat man dann im Prinzip Kinder auf dem Gewissen. Und das kann's nicht sein.«

Hartmann ging, *Hexavac* blieb. Der Ruf der Sechsfachimpfung war jedoch befleckt. Es kam zu wissenschaftlichen Veröffentlichungen, die die Todesfälle unmittelbar nach Sechsfachimpfungen untersuchten, und schließlich zu hässlichen Schlagzeilen wie »Todesfälle unter Sechsfachimpfstoffen« im *arznei-telegramm*, »Kinder starben nach der Spritze« in der *Hamburger Morgenpost* oder 2004 dem *Focus*-Titel »Tod in 48 Stunden«.

Um den Verdacht, dass etwas mit den neuen Sechsfachimpfstoffen nicht stimme, aus der Welt zu schaffen, wurde dann beschlossen, unter Federführung vom Robert Koch- und Paul-Ehrlich-Institut eine Studie zu unternehmen, in der über einen langen Zeitraum alle Todesfälle von Kindern im ersten und zweiten Lebensjahr untersucht werden sollten, um einen möglichen Zusammenhang zu den Impfungen festzustellen. Finanziert wurde die Untersuchung zum Großteil von den beiden Herstellern der Sechsfachimpfstoffe. Zwar lag die Durchführung und Auswertung in den Händen der Behörden, den Herstellern wurde aber eingeräumt, die Ergebnisse als Erste zu Gesicht zu kriegen und wissenschaftlich bewerten und kommentieren zu dürfen. Bei Impfkritikern löste diese Konstellation Kopfschütteln aus: Man würde einem Tatverdächtigen doch nicht die Finanzierungen der Ermittlungen gegen sich selbst überlassen zusammen mit dem Recht, als Erster die Ergebnisse einsehen zu dürfen.

Als die Studie beschlossene Sache war, vermutet Klaus Hartmann, habe der *Hexavac*-Hersteller mit der Europäischen Arzneimittelagentur intensiv diskutiert. »Ich war nicht dabei, aber man hatte den Eindruck, dass darüber gesprochen wurde, wie man diesen Impfstoff jetzt ohne massiven Imageverlust für Impfstoffe aus dem Verkehr ziehen konnte, bevor diese Studie in Deutschland anläuft, weil man da gesehen hätte, dass dieser Impfstoff die Todesfälle verursacht. Und dann schlossen sich die Kreise wieder, denn genau eine Woche, bevor diese Studie anfing, wurde *Hexavac* europaweit vom Markt genommen.«

Die offizielle Begründung für das »Ruhen der Zulassung« im Jahr 2005 und die Marktrücknahme von *Hexavac* war eine angeblich mangelhafte Langzeitwirkung der Hepatitis-B-Komponente. »Das war für jeden, der sich so ein bisschen in dem Metier auskannte, eigentlich völliger Quatsch«, kommentiert Hartmann den Schachzug. »Wäre eigentlich absurd. Wenn so was wäre, da käme es niemals zu einem europaweiten sofortigen Rückruf aller *Hexavac*-Ampullen aus allen Apotheken und Arztpraxen.«

Schätzungsweise 1,5 Millionen Kinder waren da allerdings schon mit *Hexavac* geimpft worden.

Am Ende unseres Gesprächs frage ich den Experten für Impfstoffsicherheit, was er Eltern vor der Impfentscheidung raten würde. »Grundsätzlich ist Impfen nicht verkehrt, wenn man es mit Augenmaß anwendet. Bei jedem Kind, das man impfen will, gucken: Wie ist die Vorgeschichte? Gab's da schon mal ein Impfproblem in der Familie. Hat jemand aus der Familie eine schwere Autoimmunerkrankung oder Allergien? In den Fällen – Vorsicht! Eher zuwarten. Nicht zu schnell im zweiten oder dritten Lebensmonat gleich loslegen. Eine Impfung, die mal verabreicht wurde, kriegen Sie nicht wieder rückgängig gemacht.« Wenn man den Eindruck habe, das Kind entwickele sich normal, spreche nichts gegen Impfungen.

Gelassenheit sei angesagt, keine Panik. In Deutschland sterbe kein Kind so schnell im ersten Lebensjahr an einer Infektion. Hartmann sympathisiert mit den Lebendimpfstoffen, die ohne wesentliche Zusätze wie Wirkstoffverstärker auskommen. »Da ist ein abgeschwächter Erreger drin, der aktiviert das Immunsystem im Prinzip auf dem gleichen Weg, wie das eine richtige Infektion macht. Und das ist prinzipiell nicht schlecht, weil da keine Dinge passieren, die so völlig exotisch sind fürs Immunsystem, sondern ein ganz normaler Mini-Infekt. Ein Lebendimpfstoff wie gegen Masern-Mumps-Röteln mit einem Jahr ist okay. Aber bitte nicht unkritisch diese adjuvantierten Impfstoffe drei-, viermal im ersten Lebensjahr verabreichen.«

Das Problem sei, dass Wirkverstärker eine Immunreaktion hervorrufen, die so überhaupt nicht vorgesehen sei. »Wie diese Aktivierung passiert, weiß kein Mensch genau. Da gibt's zwar Forschung, aber die ist noch in den Anfängen, und man nennt diese Adujvantien das ›dirty little secret‹ der Immunologen. Man weiß nicht genau, wie es funktioniert, aber man wendet es trotzdem millionenfach an. Und wenn man so was millionenfach unters Volk bringt, finden sich immer Leute, die darauf mit einem Super-GAU ihres Immunsystems reagieren.«

9. Totimpfstoffkrimi

Die großangelegte Studie zum Plötzlichen Kindstod zur Überprüfung der Sicherheit von Sechsfachimpfstoffen wurde nach der Marktrücknahme von *Hexavac*, also auch ohne Hauptverdächtigen, durchgeführt. Netterweise beteiligte sich *Sanofi Pasteur MSD* trotzdem mit 1,3 Millionen Euro an der Untersuchung, auch wenn ihr Produkt gar nicht mehr im Rennen war.

Über drei Jahre wurden nun Fälle von plötzlichem Kindstod unter die Lupe genommen, wobei ein Problem war, dass sich nur knapp vierzig Prozent der im Zeitraum betroffenen Eltern bereiterklärten, über den unerwarteten Tod ihrer Kinder Auskunft zu geben. Am Ende der Datenerhebung dauerte es weitere drei Jahre, bis die Behörden in der Auswertung zu dem Schluss kamen, »dass das Risiko für einen plötzlichen Tod innerhalb von einer Woche nach Sechsfachimpfung nicht erhöht war«. Das *Ärzteblatt* titelte 2011: »Todesfälle nach Sechsfachimpfung: Vorsichtige Entwarnung«.

So wirklich beruhigend klingt das ja nicht.

Im Berliner Büro von *Sanofi Pasteur MSD* ist man nicht bereit, zur Marktrücknahme ihres Sechsfachimpfstoffes *Hexavac* Stellung zu nehmen. Ich solle in der Zentrale in Lyon nachfragen. Dort erklärt mir der Pressesprecher, zu dem ich schon Kontakt hatte, dass es sich bei *Hexavac* um ein Joint-Venture mit dem amerikanischen Hersteller *MSD* gehandelt habe, von dem man auch die Einwilligung einholen müsste, über das Produkt zu reden. Mir wird ein Mitarbeiter vermittelt, der bei der *Hexavac*-Entwicklung und Zulassung dabei war und bei dem US-Impfstoffhersteller nachhaken will. Als ich nach einigen Wochen bei ihm nachfrage, ob wir uns für ein Interview verabreden könnten, bekomme ich die E-Mail: »Lieber David, es geht nicht. Meine Nachfrage hat einen Tsunami ausgelöst! Die Firma ist sehr sensibel, was die Außenkommunikation angeht.« Ich solle mich mit meinen Fragen an die in Deutschland zuständige Behörde wenden.

So lande ich wieder beim Paul-Ehrlich-Institut, wo mir bestätigt wird, dass Klaus Hartmann im Bereich Impfstoffsicherheit gearbeitet habe und man es bedauere, dass er mittlerweile zu den Impfkritikern gehöre. Man habe ab und zu damit zu kämpfen, Desinformationen, die er gestreut habe, zu berichtigen.

Nach der Meldung eines Pathologen von fatalen Hirnschwellungen bei Säuglingen unmittelbar nach Impfungen sei man der Sache akribisch nachgegangen. Umfangreiche Recherchen seien erfolgt und ein breiter Kreis von europäischen Experten hinzugezogen worden, die alle zu dem Schluss gekommen seien, dass hier kein ursächlicher Zusammenhang bestehe.

Dem Verdacht, es habe sich bei der offiziellen Begründung der Marktrücknahme um einen vorgeschobenen Grund gehandelt, wird entschieden widersprochen. Das sei eine infame Unterstellung. Als der Hersteller die Behörde von der mangelhaften Langzeitwirkung einer Impfstoffkomponente unterrichtet habe, sei es eine Selbstverständlichkeit gewesen, die Zulassung zu entziehen. Schließlich müsse man einen unwirksamen Impfstoff vom Markt nehmen, unabhängig von Untersuchungen zum plötzlichen Kindstod. Dass der Impfstoff so kurz vor Beginn der Studie vom Markt genommen wurde, sei ein Zufall gewesen. Hier gehe es nicht um das Vermeiden von Imageschäden und wirtschaftliche Interessen. Das seien Krimistorys, die jeglicher Grundlage entbehren.

Als ich die Stufen zum Münchner Institut für Rechtsmedizin emporsteige, um denjenigen zu treffen, der seinerzeit im Fall *Hexavac* den Stein ins Rollen brachte, fühle ich mich aber doch wie in einer Krimihandlung. Es war nicht ganz einfach, an den vielbeschäftigten Professor Randolph Penning heranzukommen, der zu den erfahrensten Rechtsmedizinern des Landes zählt. Auch ihm war es im Vorfeld wichtig zu klären, dass ich kein Impfgegner bin.

An der Pforte empfängt mich Penning, ein stämmiger Mann, über sechzig, weiße Haare, blaues Hemd mit akkurater Krawatte, und schüttelt mir fest die Hand. Während er mich in das Gebäude führt, entschuldigt er sich für die vielen Sicherheitstüren, durch die wir uns hindurchschließen müssen, ehe wir mit einem Aufzug in den Keller fahren. Dann führt er mich durch eine Schleuse mit Umkleideraum in einen Gang. »Da vorne ist die Kühlkammer für die Leichen«, erklärt er und deutet auf eine Anzeige in der Wand. »Und das ist das gefährlichste Gerät im Haus hier.« Ich gucke ihn verdutzt an. »Die Waage! Wenn man davor steht, weiß jeder, wie schwer man ist«, erläutert er mit verschmitztem Lächeln und klopft auf seinen nicht ganz vollschlanken Bauch. Vielleicht stimmt ja das Tatort-Klischee vom Rechtsmediziner mit schrägem Humor, denke ich, während mich Penning durch eine Tür gegenüber zu den Sektionssälen führt.

Hier sitzt an einem großen Stahltisch ein Mann, ebenfalls mit Hemd und Krawatte, in weißem Kittel mit OP-Handschuhen bekleidet, auf einem Hocker und kratzt mit einem skalpellähnlichen Werkzeug an einem Objekt, das wie ein kleiner Knochen aussieht. Vor den Augen hat er ein Vergrößerungsglas, das an einem mächtigen Teleskoparm von der Decke hängt. Vor ihm auf dem Tisch liegen noch andere Instrumente, Messer, Scheren, eine kleine Säge. »Das ist ein Kollege, der bearbeitet die Kehlköpfe bei den kritischen Fällen«, kommentiert Penning im Vorbeigehen. »Da geht's um die Frage, wie der kaputt gegangen ist beziehungsweise kaputt gemacht wurde. Würgen, Drosseln, was so infrage kommt. Ob's zum Beispiel die rechte oder linke Hand oder beide Hände waren. Ob's eher ein Strick war. Oder doch der Unterarm.« Bei einer richtigen Obduktion arbeiteten an einem Sektionstisch normalerweise ein Polizeibeamter, der für den Fall zuständig ist, drei Rechtsmediziner und ein Präparator. Das sei die optimale Team-Zusammensetzung, um effizient und zielführend tätig zu sein.

Wir gehen einen Raum weiter, um den Kehlkopfspezialisten nicht zu stören. In einer Ecke steht ein Skelett, und in diversen Glasschränken werden Knochen aufbewahrt. In einer deckenhohen Glasvitrine sind Dutzende von Schädeln gelagert. »Das sind Schädel, die aufgehoben worden sind, wenn es hinterher zu Kontroversen gekommen ist, was die Gewalteinwirkung war. Ob das jetzt ein Schuss, ein Stich war oder irgendein kantiger Gegenstand. Ob das mutmaßliche Tatwerkzeug dann eben hineinpasst.« Es handele sich zum Teil noch um laufende Fälle, von denen sich einige schon ewig hinzögen, aber auch um ungelöste Fälle. »Wo es dann noch mal sehr wichtig werden kann, dass man ein bestimmtes Messer oder einen Wagenheber oder was auch immer in die Verletzungen einpassen kann oder eben nicht.«

Von den ungewöhnlichen Säuglingstodesfällen nach Sechsfachimpfungen, die er seinerzeit gemeldet hatte, wurden lediglich Gewebe und Flüssigkeitsproben aufgehoben. In diesem Institut, das zur Ludwig-Maximilians-Universität gehört, wird schon seit Längerem speziell zum plötzlichen Kindstod geforscht, sodass es hier Standard ist, Blutproben solcher Fälle aufzuheben, so lange es geht. Dieser spezielle Fokus hat auch zu der Routine geführt, dass Polizeibeamte im Falle eines unerwarteten Säuglingstodes routinemäßig alle verfügbaren Krankenunterlagen mitbringen wie Kinderuntersuchungsheft, Mutter- und Impfpass, sodass sich immer auch problemlos der Impfstatus solcher Fälle feststellen lasse.

»Wir haben damals im Jahr 2002 gemerkt, und zwar auf der Basis von ungefähr 10 000 Sektionen, die ich durchgeführt habe, von denen mindestens 500 Säuglinge waren, dass bei diesen Kindern etwas ist, was wir so nicht gewohnt waren.« Normalerweise sei das Problem bei Säuglingen, dass das noch unreife Gehirn sehr weich sei und man damit äußerst vorsichtig umgehen müsse. Aber bei drei Fällen, die innerhalb von zwei Monaten zusammengekommen waren, fiel auf, dass alle ein sehr festes Gehirn hatten. Aber was war die Ursache? So etwas könne durch Sauerstoffmangel oder eine Vergiftung entstehen. Pennings Team fiel dann auf, dass alle drei Kinder am ersten oder zweiten Tag nach einer Sechsfachimpfung gestorben waren.

»Eigentlich sind wir immer davon ausgegangen, dass eine Impfung eher vor plötzlichem Kindstod schützt, weil die Kinder immunologisch aktiviert sind und weil die Eltern nach einer Impfung besonders gut aufpassen. Also, eine Häufung von ungewöhnlichen Todesfällen nach einer Impfung war für uns einfach was völlig Neues.« Nachfragen im Kollegenkreis zeigten, dass auch andernorts entsprechende Fälle aufgefallen waren, etwa in Kiel und Frankfurt. »Wir haben dann natürlich nach den ersten Fällen, die uns aufgefallen sind, sofort Kontakt mit dem Paul-Ehrlich-Institut aufgenommen und gefragt, ob es da andere Fälle gibt. Aber dort hat man das Ganze dann runtergebügelt.«

Doch die Münchner Rechtsmediziner blieben alarmiert.

Als fünf ähnliche Fälle zusammengekommen waren, recherchierten sie im Archiv und fanden heraus, dass bereits im Jahr 2001 ein Kind mit gleichem Befund obduziert worden war, das am zweiten Tag nach einer Sechsfachimpfung verstarb. Fünf der Todesfälle hatten sich nach der Gabe von *Hexavac* ereignet und ein Fall nach der Gabe von *Infanrix Hexa*, dem Impfstoff der Konkurrenz. Da nach der Fünffachimpfung, die vorher STIKO-Standard gewesen war, keine derartigen Fällen bemerkt worden waren, vermuteten Penning und seine Kollegen, dass es etwas mit der neu hinzugekommenen Hepatitis-B-Komponente zu tun haben musste. Offensichtlich war diese sechste Komponente für manche Körper zu viel gewesen. Ein Impfstoffexperte bestätigte den Rechtsmedizinern, dass der Hepatitisimpfstoff einen hohen immunologischen Reiz setze.

»Wir haben dann versucht, mit der entsprechenden Warnung auch an die Öffentlichkeit zu gehen, weil wir das einfach für ein unnötiges Risiko hielten. Sie können die Hepatitis-B-Impfung problemlos später nachholen. Die muss nicht im ersten Lebensjahr passieren.« Aber zum Thema Impfstoffsicherheit etwas derart Kritisches zu publizieren, erwies sich als sehr schwierig. Beim *Deutschen Ärzteblatt* wurde das Paper abgelehnt. »Ich weiß nicht mehr, wie es wörtlich hieß, aber so was wie: Das seien keine Informationen, die einen deutschen Arzt interessieren würden. Ich denke mal, man hatte einfach die regelhafte und völlig stereotype Angst, dass irgendwelche Leute danach die Impfung verweigern würden und wir jetzt die volle Anti-Impfmaschine lostreten.«

Leider sei eine ernsthafte Diskussion mit der STIKO oder dem Paul-Ehrlich-Institut nie zustande gekommen. Dabei ging es nach einer Hochrechnung von Penning und seiner Kollegen um ein Sterberisiko von einem auf 24 000 geimpften Kindern. »Das wären dann ungefähr 32 Todesfälle pro Jahr, die, wenn unsere Statistik repräsentativ ist, an dieser Impfung oder nach dieser Impfung gestorben sein müssten.«

Das Paul-Ehrlich-Institut gab infolge der Todesfall-Meldungen auch eine Untersuchung in Auftrug, deren Verfasser jedoch zu dem Schluss kamen, dass es zwar ein schwaches Risikosignal gebe, das aber eigentlich statistisch nicht signifikant sei. »Wenn man es schafft, hier statistisch zu berechnen, dass das gar nichts zu bedeuten hat, ist das sicherlich eine fachliche Leistung, aber es überzeugt vielleicht nicht jedermann«, drückt Penning seine Fassungslosigkeit über dieses Ergebnis aus. Damals noch in guter Kooperation mit dem Paul-Ehrlich-Institut, forderten Penning und Co. die Daten an, um sie noch einmal rechtsmedizinisch zu durchleuchten. Dabei merkten sie, dass einer ihrer gemeldeten Fälle gar nicht dabei war. »Und wenn dieser eine Fall mehr dagewesen wäre bei diesen ganz geringen Fallzahlen, dann wäre es statistisch auch signifikant gewesen. Also, wo der verloren gegangen ist, das vermag ich nicht zu beurteilen. Da kann man natürlich übel spekulieren.«

Da sich kein anderes Forum bot, mussten Penning und seine Mitautoren auf sehr engem Raum einer Online-Ausgabe des Fachjournals *Vaccine* veröffentlichen. Danach brach ein Sturm der Entrüstung los. »Wobei es nicht so richtig witzig war. ›Inkompetenz‹ und ›Von nichts eine Ahnung‹ waren noch die höflicheren Formulierungen. Dabei sind wir hier in Deutschland das größte und, denke ich, auch erfahrenste Institut für Rechtsmedizin. Wir sind gewohnt, seriös zu arbeiten, und dafür zuständig, in den härtesten Fällen, wenn jemand seinen Ehepartner umbringt, zu rekonstruieren, was genau passiert ist. Und dass wir es uns zu keinem Zeitpunkt leisten könnten, uns etwas aus den Fingern saugen, ist auch klar. Aber was wir dann schriftlich aus den Kreisen der STIKO mitgeteilt bekommen haben, war zum Teil schwer unter der Gürtellinie. Ich hatte den Eindruck, dass alles, was sich professionell berufen fühlt, Impfmüdigkeit zu bekämpfen, reagiert hat wie ein dreijähriges Kind, dem man die Lieblingspuppe wegnimmt. Also letztlich mit Kratzen, Beißen, Hauen, Spucken. Und ich hab es einfach nur als Trotzreaktion empfinden können.«

Penning und seine Mitstreiter fühlten sich als Impfgegner verunglimpft, dabei sei das Gegenteil der Fall. Seine eigenen Kinder habe Penning über die STIKO-Empfehlungen hinaus mit allem geimpft, was der Markt so biete. Zum Glück gab es damals noch keine Sechsfachimpfung. Wären seinerzeit seine Enkel im entsprechenden Alter schon dagewesen, hätte er zu einer Fünffachimpfung geraten und Hepatitis-B dann zu einem späteren Zeitpunkt nachgeholt. Dass er damals in der Diskussion um die Sicherheit der Sechsfachimpfstoffe in die »Narrenecke« gestellt wurde, verbittert Penning nachhaltig. Keiner habe versucht, mit ihm Kontakt aufzunehmen, um das gesammelte Wissen zusammenzulegen. »Wann kann man als Rechtsmediziner schon mal irgendwas Positives leisten? Wir schauen uns normalerweise tote Leute an und überlegen, an was die gestorben sind. Die Prävention ist in der Rechtsmedizin jetzt nicht wirklich das Thema. Und dann hat man einmal die Chance, da ein bisschen was beizutragen, und dann wird es einfach runtergebügelt.«

Trotz des starken Gegenwinds recherchierte Penning mit seinem Team weiter. Unter Beratung einer Allergologin betrieb man Ursachenforschung und machte eine mikroskopische Untersuchung der Haut an der Einstichstelle am Oberschenkel der Säuglinge. Tatsächlich fanden sich Hinweise für eine starke allergische Reaktion, die aus dem Ruder gelaufen sein und zu einem allergischen Schock geführt haben könnte. Penning fiel bei seiner Recherche auf, dass es trotz der langen Geschichte des Impfens keinen einzigen Test am Markt gibt, um die Stärke oder das Vorhandensein einer Impfreaktion zu testen. Fieber und in seltenen Fällen Fieberkrämpfe seien schließlich allseits akzeptierte Nebenwirkungen. Da wäre es doch naheliegend, etwa durch einen Bluttest bestimmen zu können, ob sich eine Immunreaktion noch im gesunden Bereich abspielt oder nicht.

Die immunologische Untersuchung der verstorbenen Säuglinge am Münchner Institut für Rechtsmedizin blieb rein spekulativ, da zu dem Zeitpunkt, als man hätte tiefer in die Sache einsteigen können, keine neuen Fälle mehr auftraten.

»Ich schreibe mir das natürlich auf die Fahnen, dass es mit unseren Veröffentlichungen zu tun hatte, dass der Impfstoff vom Markt genommen wurde. Ich wusste damals auch, dass das ungefähr ein Umsatz von zehn Milliarden im Jahr war, und nachdem man hier als Rechtsmediziner nicht immer nur die gute Seite der Leute kennenlernt, hatte ich schon gewisse Grundbedenken. Ich sag's ganz ehrlich, ich hab damals in der Kernzeit dieser Diskussion jedes Mal in der Früh, wenn ich mit dem Wagen losgefahren bin, das gemacht, was die Straßenverkehrsordnung für jeden Autofahrer so vorschreibt, nämlich geschaut, ob die Bremsen noch funktionieren. Dass es direkt explodieren würde, davon bin ich nicht ausgegangen. Ein bisschen Angst hab ich letztlich schon gehabt.«

Unmittelbar nachdem Penning und Kollegen 2005 noch einen siebten Fall nach dem gleichen Muster an das Paul-Ehrlich-Institut gemeldet hatten, wurde *Hexavac* wegen der angeblich mangelnden Langzeitwirkung der Hepatitis-B-Komponente vom Markt genommen. »Haben wir zur Kenntnis genommen, aber nicht geglaubt. Dann gab es nur noch das *Infanrix Hexa*. Das war der Impfstoff von der Konkurrenz.« Auch von dem Impfstoff, der am Markt blieb, ging nach Pennings Meinung ein gewisses, wenn auch geringeres Risiko aus. Da er aber in den folgenden Jahren nie wieder einen solchen

Fall zu Gesicht bekam, glaubte er, »dass da gearbeitet wurde wie der Teufel, um unauffällig was zu modifizieren. Ich meine, was macht eine Firma, wenn sie sinnvoll reagieren will? Wäre meine Spekulation. Ich sehe jedenfalls momentan aus diesen Impfungen überhaupt keine Gefährdung mehr.«

Allerdings bekommt der Rechtsmediziner hier im Sektionssaal bei Impfkomplikationen wirklich nur die »Spitze des Eisbergs« zu sehen. Über die Größe des Eisbergs lässt sich streiten.

Seit dem Wirbel um die Sechsfachimpfstoffe sitzt Penning beim Thema Impfen zwischen den Stühlen. Damals wurde er scharf von Impfbefürwortern angegriffen, doch normalerweise ist er eher Zielscheibe von Impfgegnern. »Ich habe eine sehr exponierte Rolle im Zusammenhang mit Impfen, da ich derjenige bin, der hier bei uns die meisten geschüttelten Kinder obduziert und hinterher begutachtet. Und es ist mittlerweile so ein bisschen in Mode gekommen, wenn ein Kind Hirnblutung hat und jede wissenschaftliche Erwägung dafür spricht, dass das Kind geschüttelt wurde und dadurch zu Tode kam, dass dann irgendwann die Impfungen im Vorfeld als alternative Ursache angedient werden.«

Dabei habe ein Schütteltrauma nichts mit einem Impfschaden zu tun und sei einfach und klar davon abzugrenzen. Der Hintergrund sei immer die gleiche Geschichte, nämlich dass Eltern ihr unstillbar schreiendes Kind nachts verzweifelt im Arm hielten und irgendwann die Nerven verlören und das Kind so lange schüttelten, bis es entweder tot oder hirngeschädigt sei. Ein Sekundenversagen und eine sehr tragische Geschichte, die sich quer durch sämtliche Bevölkerungsschichten ziehe. Aber mit Impfen habe es überhaupt nichts zu tun. Bei einem Schütteltrauma schwelle das Gehirn durch das starke Rotieren im Kopf so stark an, dass sich die Blutungen nicht weiter ausbreiten können, es entstünden so klassische traumatische Hirnblutungen, für die es keine andere sinnvolle Erklärung gebe als das Schütteln.

Trotzdem wird Penning regelmäßig in diesem Zusammenhang unterstellt, dass er Leute unschuldig hinter Gitter bringe. »Das ging so weit, dass ich im Vorfeld von so einem Verfahren an einem Tag ungefähr fünf, sechs Anrufe zu Hause bekommen habe mit dem Hinweis, man wisse ja, wo ich wohne und dass ich Kinder habe. Also, da hört es dann wirklich auf, lustig zu sein.«

10. Schlafentzug

Es ist ein Durchbruch: Endlich haben wir Zaria so weit an eine Nuckelflasche gewöhnt, dass es mir gelingt, sie nachts, wenn sie aufwacht, mit einer Portion Reismilch wieder zum Einschlafen zu bringen. Jessica ist gegen Kuhmilch, die sie selber nicht gut verträgt. Die brauche Zaria ja auch nicht, da sie noch gestillt wird. Mir soll es recht sein, ich finde Reismilch auch sehr lecker! Ausgestattet mit einer Nuckelflasche und genügend im Arm Hin- und Hertragen schaffe ich es jetzt schon mal, drei Stunden einer Nacht alleine zu überbrücken. Spätestens dann muss ich die Kleine aber zur Mama bringen, wo sie wieder auf Wolke Sieben an ihrer Brust hängt und selig einschläft – ein wunderschön friedliches Bild.

Aber der Schein trügt. In Wirklichkeit ist unser Schlafzimmer zum Krisengebiet geworden. Unser »Ehebett« wird schon lange nicht mehr als solches genutzt, hier herrscht Schichtbetrieb mit Baby. Seit bald einem Jahr schlafen wir in getrennten Zimmern, vor der Geburt wäre das für Jessica noch völlig undenkbar gewesen. Sie war fassungslos, als ich ihr erzählte, dass meine Eltern immer getrennte Schlafzimmer gehabt hatten. Bei ihnen war die Idee, dass sie sich im Schlafzimmer nur begegnen wollten, wenn sie es wünschten, nicht weil es unvermeidbar war. Jessica fand das sehr unromantisch und nicht ihr Ding, aber jetzt ist sie heilfroh, wenn sie mal ein paar Stunden Ruhe für sich hat.

Unser Kinderglück kommt nicht ohne starke Nebenwirkungen: Momente für Romantik und Zweisamkeit sind extrem rar gesät, einer schläft jetzt auf einer Matratze, möglichst weit entfernt vom Eltern- beziehungsweise Babyschlafzimmer. Zwar ist hier weniger Geschrei zu hören, aber leider liegt dieses Zimmer an einer vielbefahrenen Kreuzung, wo sich nachts diese völlig durchgedrehten Raser hirnlose Rennen liefern.

Ich habe noch das Glück, dass ich leicht und schnell einschlafen kann und auch über einen sehr tiefen Schlaf verfüge, was Jessica schon beinahe wieder besorgt macht, wenn ich beim Kind bin. Sie fürchtet, ich könnte wie ein Volltrunkener gar nicht bemerken, wenn das Kind weint. Tatsächlich ist meine akustische Sensibilität erheblich geringer als bei Jessica. Sie ist sicherlich das bessere Babyphon, aber dafür das schlechtere Schlummerli. Bevor sie schwanger wurde, konnte ihr schon eine Fliege die Nacht versauen. Jetzt haben wir einen ungleich größeren und lauteren Brummer im Schlafzimmer, den sie auch noch mit Nektar versorgen muss.

Besonders demoralisierend ist es, wenn ich es mit viel Mühe in einer Nacht geschafft habe, Jessica das Baby fünf Stunden vom Leib zu halten, und dann erfahre, dass sie gar nicht schlafen konnte, weil unser Nachbar, der über uns wohnt, wieder herumgepoltert ist, als hätte er Hausschuhe aus Holz. Er ist ein netter Mann, der aber leider Schichtdienst im Krankenhaus schiebt und deshalb oft mitten in der Nacht durch seine Wohnung läuft, sodass bei uns die Wände und die großen Flügeltüren wackeln, die wir beim Einzug noch so toll fanden. Als ich bei ihm klingele und ihn, was mich einige Überwindung gekostet hat, auf das Problem hinweise, reagiert er verständnisvoll, gibt offen zu, ein Trampeltier zu sein, und gelobt Besserung. Tatsächlich nimmt er in den folgenden Nächten hörbar Rücksicht und läuft leiser. Doch zwei, drei Nachtschichten später hat er den Vorsatz wohl vergessen und poltert wie eh und je.

Werden wir zu typisch deutschen Spießern, die sich dauernd durch Lärm belästigt fühlen? Von der einen Wohnungsseite nervt Nachbars lauter Fernseher, von der anderen Seite raubt einem dieser Techno-Freak den Schlaf, der wohl gerne DJ in einem Klub wäre, aber leider dauernd zu Hause auflegen muss. Und dann der neue Thai, der im Erdgeschoss eröffnet hat und gerne lange in den Abend hinein auch draußen bewirtet. Die große Polizeistation bei uns um die Ecke hat einerseits ja eine beruhigende Wirkung, wegen all der Drogenleute in der Gegend, aber leider müssen wir dadurch dauernd Polizeisirenen und rasende Einsatzwagen ertragen.

Als wir unserer Hebamme von unserem Dilemma berichteten, riet sie uns ein Schlafprotokoll anzulegen, in das man die Wach-, Schlaf- und Stillzeiten des Babys einträgt. Daraus könne man dann ablesen, wie viel Schlaf das Kind benötigt, wann es ein Fläschchen brauche, und versuchen, mehr Ordnung reinzubringen. Wir haben das eine Zeitlang brav aufgeschrieben, und es ist auch ein sehr interessantes Dokument entstanden, das ich meiner Tochter gerne mal einrahmen möchte, um es ihr zum 18. Geburtstag zu schenken, damit sie daran erinnert wird, wie wir uns für sie aufgerieben haben. Aber Ordnung in das Schlafverhalten zu bringen, ist uns leider dadurch nicht gelungen. Gemeinerweise schläft Zaria tagsüber deutlich besser und auch länger am Stück als nachts. Das andere Problem ist, dass wir Eltern tagsüber die beiden Schläfchen unserer Tochter nur äußerst selten selber zum Schlafen nutzen, sondern natürlich versuchen, etwas erledigt zu kriegen.

Zaria hält sich beim Schlafen streng ans Lehrbuch. Ein Schlafzyklus mit einer Tiefschlaf- und einer Traumphase geht ungefähr anderthalb Stunden, bis man wieder aufwacht. Normalerweise dreht man sich dann auf die Seite, schläft wieder ein, erinnert sich am nächsten Morgen nicht daran und denkt, man hat durchgeschlafen. Das wäre ein normaler gesunder Schlafrhythmus. Aber wenn Zaria nach anderthalb Stunden aufgewacht ist, findet sie nicht wieder alleine in den Schlaf zurück. Am liebsten will sie dann an Mamas Brust oder getragen werden.

Immerhin habe ich jetzt die Nuckelflasche zur Hilfe, aber kaum haben wir sie daran gewöhnt, kann Zaria gar nicht genug davon kriegen. War zunächst damit zu rechnen, dass Zaria nach einer Viertelflasche einschläft, wurde es bald eine halbe Flasche und schließlich eine ganze. Bald reicht eine Flasche nicht für die Nacht, und es beginnt ein wahrer Teufelskreis. Die Flaschen bringen zwar Ruhe, aber dafür auch volle Windeln. Bald muss man Zaria nachts wickeln, irgendwann sogar zweimal, sonst läuft die Windel aus.

Irgendwann steckt uns ein befreundeter Kinderarzt, dass Reismilch relativ süß und gar nicht gut für die Zähne ist. Zaria lehnt aber Wasser kategorisch ab, also beginnen wir die Reismilch zu verdünnen. Von Tag zu Tag mische ich mehr Wasser in die Flaschen. Damit wir nicht dauernd nachfüllen müssen, besorgen wir ein ganzes Arsenal von Flaschen, die Vorbereitung für eine Nacht fühlt sich an wie die Arbeit eines Barkeepers oder Chemielaboranten.

»Hier, sauf dich glücklich!«, zische ich und stecke Zaria die Nuckelflasche in den Mund. Es ist schon die zweite in kurzer Folge, aber da ich zu müde und zu faul bin, sie herumzutragen, und verhindern will, dass ihr Gewimmer zum Geschrei wird, greife ich zur Flasche. Winning the battle loosing the war: Zwei Stunden später kriege ich die Rechnung in Form einer ausgelaufenen Windel. Schöne Bescherung! Jetzt muss ich die Kleine umziehen und das Bettchen neu beziehen. Gerade versuchen wir eine neue Konstellation: Ich schlafe im Wohnzimmer auf der Couch mit Zaria in einem Reisebettchen daneben. Jessica darf heute Nacht im Ehebett Schlaf tanken, wo es noch am ruhigsten in der Wohnung ist. So weit die Theorie. Leider brauche ich jetzt einen frischen Body und trockenes Bettzeug aus der Wickelkommode, und der Weg dahin führt durchs Schlafzimmer, wo Jessica endlich schläft – so ein Kack!

Als ich im Badezimmer nur eine Packung Windeln finde, die Zaria nicht mehr passen, ergreift mich blinder Zorn. Ich rupfe die Packung auf und schleudere sie wie wild durch den Raum, sodass die Windeln durch die Gegend fliegen. Sekundenversagen. Ich erschrecke vor mir selber und muss an die Schüttelkinder denken, die in der Rechtsmedizin landen. In so einem Moment kann ich diese verzweifelten Eltern verstehen, die für einen Augenblick die Kontrolle verlieren, um endlich mal Ruhe zu kriegen. Zum Glück war es nur eine Packung Pampers, die ich gerade geschüttelt habe: Von Windeln verweht.

Am nächsten Morgen ist die Müdigkeit bleiern, als mich das muntere Quieken unserer Tochter weckt. Während sie wie das blühende Leben aussieht und ihr ansteckendes Lächeln zeigt, fühle ich mich, als hätte ich tagelang durchgefeiert, bin noch müder als vorm Schlafen. Jessica liegt noch im Koma, aber ich bringe ihr trotzdem unsere Tochter zum Frühstück.

Die Espressomaschine dröhnt, so wie sich mein Kopf anfühlt. Ich weiß nicht, wie sich Zombies fühlen, aber ich komme mir vor wie ein lebender Toter, als ich mich ins Bade-

zimmer schleppe. Ich würde mich gerne über unser Familienglück und einen neuen Tag freuen, aber stattdessen zwinge
ich mich in den Alltag hinein, wobei ich schon jetzt sehn-
süchtig an den Mittagsschlaf unserer Tochter denke. Paradox:
Man bringt mit so viel Mühe ein Kind zur Welt und ist dann
froh, wenn es endlich schläft?

Einen zweiten doppelten Espresso später begegne ich Jessica. Sie klagt über Hals- und Ohrenschmerzen. Unglaublich:
Der Tag liegt ja noch vor uns – ein ganzer langer Tag! Vernünftige Gedanken, die die Arbeit betreffen, sind ausgeschlossen.
Jessicas Abgabestress für eine Filmmusik macht es natürlich nicht leichter, und auch ich bin mit einem Text für die
Filmförderung weit im Verzug. Eigentlich wollte ich mich bei
Jessica beklagen, aber ich lass es lieber. Unsere Gespräche neigen gerade dazu, dass wir uns gegenseitig darin zu überbieten
suchen, was wir nachts alles durchgemacht haben.

Jessicas Mutter und mein Vater stehen unseren Schlaf-
Problemen ratlos gegenüber. Mein Vater schüttelt den Kopf,
wenn er unser episches Einschlafritual beobachtet, das sich
mit Baden, Zähneputzen, Bücher anschauen, Einschlaflieder-
singen manchmal über drei Stunden hinzieht: »Was für eine
Zeitverschwendung!« Immerhin erinnert sich meine ältere
Schwester, dass sie früher den Job hatte, so lange an meinem Babybett zu rütteln, bis ich eingeschlafen war. Für Jessica ist das ein klarer Hinweis, dass ich diese Eigenschaft an
unsere Tochter vererbt habe. Aber ich habe mich dann hin-
tenraus zu einem super Schläfer entwickelt! Bei Jessica ist es
genau umgekehrt. Ihre Mutter kann sich an überhaupt keine
Schlafschwierigkeiten erinnern, sie konnte sogar mühelos
Staubsaugen, wenn die Kinder schliefen, erzählt sie. Dafür
ist Jessica aber heute jemand, der schon aufwacht, wenn eine
Stecknadel fällt, und dann nicht mehr einschlafen kann. Von
einer guten Freundin von Gretel erfahre ich, dass es damals

in den Siebzigerjahren auch nicht ganz so einfach war. Man propagierte zwar das Stillen nach Bedarf, aber die Mütter versuchten dann trotzdem nachts einen Rhythmus mit längeren Abständen reinzubringen. Wenn das Kind nicht einschlief, musste Papa auch mal mit dem Auto ein paar Runden drehen. Da bin ich ja beruhigt!

»Sag bloß, ihr habt noch WLAN im Schlafzimmer? Doch nicht beim Baby!«, stellt ein befreundeter Technikfreak entsetzt fest. Da sollten wir uns nicht wundern, wenn unser Kind nachts nicht schlafen könne. WLAN-Strahlung sei besonders gefährlich wegen der 10-Herz-Pulsfrequenz, das liege nämlich im Alphabereich der Hirnwellen und sei besonders schädlich für die frühkindliche Entwicklung. WLAN hätte er zu Hause längst abgeschafft, da gibt es Internet nur noch per Kabel, und auch eine Abschirmung an den Fenstern habe er angebracht. Jetzt überlege er noch, das Babyzimmer mit einer Anti-WLAN-Tapete auszustatten, wegen der Nachbarn, die er zwar gebeten habe, zumindest nachts das Modem auszuschalten, aber darauf könne man sich nicht verlassen. Seine neueste Errungenschaft ist eine »E-Wall-Tasche« fürs Handy, welche die noch schädlicheren Handystrahlen abschirmt. Telefonieren solle man mit dem Handy am ausgestreckten Arm und einem möglichst langen Kopfhörerkabel. Ich versuche mein Schmunzeln zu unterdrücken, als er diese Technik demonstriert, die sportlich aussieht.

Wir kriegen jetzt laufend gutgemeinte Tipps für eine bessere Nachtruhe des Babys. Eine große Milchflasche und oder ein reichliches, fettiges Abendessen vorm Einschlafen. Ein paar Löffel Mandelmus wirkten Wunder! Aber alles vergeblich. Auch mit abgeschaltetem WLAN und tüchtig Protein und Fett im Leib denkt unsere Tochter nicht daran durchzuschlafen. Ist es eine verborgene Wasserader tief unterm Babybett, die für Ungemach sorgt, und sollten wir einen Wünschelrutengänger bestellen?

Eine Freundin von Jessica rät ihr, nachts abzustillen. Wenn sie das Geschrei beim Entzug nicht aushalte, solle sie am besten woanders übernachten. Das sei auch einfacher für das Baby, das ja spüre, wenn die Mutter in der Nähe sei, und dann besonders stark nach ihr verlange. Wenn ihr das zu krass sei, könne sie sich auch mit Kopfhörern ins Badezimmer einschließen. Aber so was ist mit einer überbesorgten Mutter wie Jessica nicht zu machen.

Irgendwann hat man schon gar keine Lust mehr, überhaupt von unseren Schlafproblemen zu erzählen. In der Regel erkundigt man sich nach dem Alter unseres Kindes, das bald ein Jahr alt wird, um dann festzustellen, dass wir da was falsch machen würden. Zaria sei jetzt groß genug und so ein unruhiger Schlaf nicht mehr normal. Es sei jetzt ganz klar unser Fehler, eine Erziehungssache. Man müsse da eben mal hart durchgreifen.

Immer wieder ist von Schlaftraining die Rede. Es gebe da eine todsichere Methode frei nach dem Neunzigerjahre-Bestseller »Jedes Kind kann schlafen lernen«, der auf der »Ferber-Methode« basiert, die der amerikanische Neurologe und Kinderarzt Richard Ferber entwickelt hat. Demnach sollen Kinder im müden Zustand, aber noch wach ins Bett gelegt werden und die Eltern nach einem kurzen Einschlafritual das Zimmer verlassen. Von nun an darf ein Elternteil nur noch nach einem festgelegten Minutenrhythmus für einen Kontrollgang ins Zimmer zurück, um nach dem Rechten zu sehen und bei Bedarf das Kind zu beruhigen. Dem Kleinen sollte dabei nur beruhigend zugeredet und eventuell der Rücken gestreichelt werden, aber es dürfe nicht mehr aus dem Bett genommen und mit einem Schnuller oder Flasche beruhigt werden. Die Abstände der erlaubten Kontrollgänge werden von Mal zu Mal und von Nacht zu Nacht verlängert. Bis im besten Fall nach zwei, drei Tagen, spätestens nach zwei Wochen das Kind gelernt habe, von selbst einzuschlafen und alleine wieder in den Schlaf zu finden.

Die Methode klingt einleuchtend und vernünftig, nur leider hat Zaria damit nichts am Hut. Ihr ist dieser Minutenrhythmus völlig schnuppe, sie schreit fast konstant über mehrere Stunden, was schwer auszuhalten ist, wenn man nur noch alle zehn Minuten hindarf. Nach zwei Tagen ist keine Besserung in Sicht – wie sollen wir das eine oder sogar zwei Wochen lang aushalten? In der dritten Nacht halten Jessica und ich uns in den Armen, um dem Schreien unserer Tochter Stand zu halten – ich fühle mich wie Odysseus, der sich an den Mast seines Bootes fesseln lässt, um dem Ruf der Sirenen zu widerstehen. Allerdings ähnelt das Rufen in unserem Fall eher dem Schrei der Harpyien. Und doch ist ein Babykinderschrei so zusammengesetzt, dass er einen emotional extrem anrührt, aufrüttelt, in Alarm versetzt, dass man sich ihm nicht entziehen kann, einfach nur helfen will, besonders wenn es das eigen Fleisch und Blut ist. In der vierten Nacht wird es uns zu viel, und wir tun das, was man eigentlich auf keinen Fall tun sollte: nachgeben. Nach mehreren Stunden Schreien und vergeblichem Beruhigen durch Streicheln und Gutzureden und immer wieder Hinlegen werfen wir das Handtuch. Das Kind kriegt seine Nuckelflasche, und so haben wir dem Kind erfolgreich beigebracht, dass es nur lange genug brüllen muss, um das zu kriegen, was es will. Ich habe für mich diesen famosen Ratgeber schon in »Jedes Kind kann man schreien lassen« umbenannt.

»Das mit der Schlafstörung ist etwas, was Sie wirklich ändern sollten, besonders, wenn jetzt noch mehr Zähne kommen«, mahnt der Doktor, der heute die Vorsorgeuntersuchung in unserer Kinderarztgemeinschaftspraxis übernimmt. Normalerweise sind wir bei seiner älteren Kollegin, deshalb ist sein schärferer Ton noch gewöhnungsbedürftig für uns.

»Erstens leidet durch diese Ein- und Durchschlafstörung die ganze Familie, schauen Sie mal Ihren Mann an!«, redet er speziell Jessica ins Gewissen. »Aber diese Nuckelflaschen können auch zu Karies führen. Leider wird das Abgewöhnen nicht übers Freundschaftliche gehen.«

»Das heißt, wir müssen sie schreien lassen?«, fragt Jessica hoffnungslos.

»Ja, so ist das. Wenn sie etwas will, dann schreit sie, was anderes kann sie halt nicht. Wissen Sie, dass bei Ein- und Durchschlafstörungen die Scheidungsrate extrem hoch liegt?«

»Na, zum Glück«, versuche ich es mit einem lockeren Spruch, »sind wir noch gar nicht verheiratet!« Aber keiner findet das lustig. Der Arzt scheint sich mit Scheidungen auszukennen, denn er setzt mit sehr ernster Miene nach: »Sie müssen wissen, was auf dem Spiel steht. Das ganze System Familie ist bedroht. Sie denken, das Kind schreit, weil es leidet, aber in Wirklichkeit terrorisiert es Sie, und Sie müssen ihm helfen, besser zurechtzukommen. Sie sind doch eine bessere Mutter, wenn Sie geschlafen haben, ganz abgesehen davon, dass es auch besser für die Partnerschaft wäre.«

Wir beherzigen den dringenden ärztlichen Rat, sitzen noch am selben Abend in der Küche und warten auf die nächste Schreiattacke. Ich habe einen doppelten Espresso intus, Jessica trinkt Beruhigungstee, vor uns liegt ein Handy mit laufendem Timer sowie eine ausgedruckte Tabelle mit den Intervallen, in denen wir nach dem Kind gucken dürfen, das schon in seinem Gitterbettchen liegt, aus dem es nicht herausklettern kann. Drei Minuten haben wir schon geschafft, jetzt müssen wir fünf Minuten ausharren, da setzt ein besonders herzzerreißender Schrei ein, die kleine Stimme überschlägt sich und wird zu einem jämmerlichen Schluchzen. Was wohl die Nachbarn denken, deren Fernseher wir immer so deutlich hören? Jessica und ich fassen uns fest an den Händen, das Wimmern wird wieder lauter, aber zweieinhalb Minuten müssen wir noch schaffen!

Da gibt es auf einmal einen Rumms, und es ist still. Uns bleibt das Herz stehen, Jessica rennt wie von der Tarantel gestochen ins Kinderzimmer. Dort liegt unsere Tochter wie ein Häufchen Elend am Boden vor ihrem Bettchen und beginnt nach einer Schrecksekunde markerschütternd zu schreien und zu schluchzen. Unglaublich! In ihrer Verzweiflung hat es die Kleine irgendwie fertiggebracht, aus dem Gitterbett zu klettern, und ist auf den Boden geknallt. Eigentlich dürfte das vom Hersteller aus in den ersten zwei Jahren gar nicht gehen! Zum Glück liegt hier vor dem Bett ein Teppich auf dem Parkettboden, und sie scheint unversehrt.

Zarias todesmutiger Einsatz hat sich offenbar gelohnt, sie ist wieder am Ziel, wird von Mama getröstet und gestillt, darf schließlich im Elternbett an sie gekuschelt einschlummern, während sich Jessica die größten Sorgen macht, unsere Kleine könne sich eine Gehirnerschütterung zugezogen haben. Typisch: Auch hier beim Schlaftraining klärt niemand ordentlich über Risiken und Nebenwirkungen auf – für uns war es das jedenfalls erst mal mit diesem Schlaftraining!

Mein neues Recherchethema ist »Ein- und Durchschlafstörung«. Tatsächlich ist die medizinische Definition für unsere Situation zutreffend! Seit ihrer Geburt hat unsere Tochter noch kein einziges Mal nachts durchgeschlafen, was hieße, dass sie mal annähernd sechs Stunden ohne unser Eingreifen verbracht hätte. Seit bald einem Jahr quälen wir uns mit abwechselnden Nachtschichten am Kinderbett, und das Problem hat sich auf uns Eltern übertragen. Drei Stunden am

Stück schlafen zu können, betrachten wir mittlerweile als Glücksfall. Selbst wenn ich mal für eine Lesung oder einen Vortrag im Hotel schlafe, wache ich mittlerweile routinemäßig alle zwei, drei Stunden auf – wie zu Hause. Aber dann muss ich zum Glück nicht das schreiende Kind beruhigen. Nach den Genfer Menschenrechtskonventionen gilt Schlafentzug als Foltermethode. Unter Stalin war das eine gängige Verhörmethode, genauso in den Stasigefängnissen der DDR. Aber auch in der Bundesrepublik Deutschland wurden RAF-Häftlinge in Isolationshaft in Zellen mit ständiger Beleuchtung und durch regelmäßiges Wecken am Schlaf gehindert, um sie zur Kooperation zu bewegen. Und im US-Gefangenenlager Guantánamo, hört man, wird Schlafentzug noch heute eingesetzt.

Aus einer experimentellen Schlafentzugsstudie wurde bekannt, dass nach 24 Stunden die Versuchspersonen sehr leicht zu reizen waren. Nach 65 Stunden begann eine Frau beim Waschen auf Armen und im Gesicht Spinnweben zu sehen und versuchte verzweifelt, sie zu entfernen. Eine andere Frau beschwerte sich, dass ihr Hut zu eng sei und drücke, obwohl sie keinen trug. Die Probanden hatten immer mehr Aussetzer am Tag, wurden vergesslich und krank, nach ein paar Tagen kippten die Ersten bewusstlos um.

Fortdauernder Schlafentzug über sieben Tage führte bei Ratten zu Hautgeschwüren, krankhaftem Appetit bei gleichzeitigem Gewichtsverlust, Herabsetzung der Körpertemperatur, teilweise in Verbindung mit Blutvergiftung, und schließlich zum Tod.

Und auch bei meinem neuen Thema stoße ich wieder aufs Impfen: Im Schlaf arbeitet nämlich das Immunsystem am besten, deshalb sollte man eigentlich abends impfen oder danach ein Nickerchen halten. Impfen? Wann habe ich das letzte Mal mit Jessica darüber diskutiert? Das Thema ist völlig in den Hintergrund gerückt durch diesen Schlafmangel, der gerade die viel größere Bedrohung für unsere Gesundheit ist. Nach meinen bisherigen Impfrecherchen bin ich ja auch ganz froh, dass wir die Kleine noch nicht gepikst haben. Lieber eine Schlafstörung als die Schlafkrankheit! – Wobei …

Irgendwo habe ich aufgeschnappt, dass Impfungen bei Kindern zumindest vorübergehend zu Schlafstörungen führen können. Und was, wenn man die Störung schon hat? Vielleicht gibt es durchs Impfen ja so eine Art positive Rückkopplung, eine Übersprungreaktion, durch die das Kind auf einmal gut schlafen kann? Ähnlich wie bei einem Kind in unserer Praxis, bei dem nach einer Impfung die Neurodermitis verschwand. Warum zum Teufel gibt es noch keine Schlafimpfung? Ich glaube, dann könnte ich sogar Jessica überzeugen!

Nachts mischen sich die Eindrücke meiner Recherchen zu wilden Träumen, aus denen ich vom gellenden Kreischen unserer Tochter gerissen werde. Einmal taucht vor meinem inneren Auge eine von Kinderlähmung betroffene Ballettkompanie auf, die vorm Brandenburger Tor gegen das Rollstuhlsystem demonstriert. Ein andermal sitze ich im Zeugenstand einem strengen Richter mit Perücke und Robe gegenüber. Auf der Anklagebank Kleinkinder, die vor sich hingiggeln, brüllen oder sabbernd mit Essen werfen. Es werden weitere Opfer als Zeugen berufen, allesamt übermüdete, bleiche Eltern. Der Staatsanwalt plädiert auf Menschenrechtsverletzung, die Anklage lautet: schwere Elternmisshandlung!

Es beruhigt mich etwas, als ich in einer Doktorarbeit zum Thema Ein- und Durchschlafstörung lese, dass Schlafprobleme im Säuglings- und Kleinkindesalter überhaupt keine Seltenheit sind, sondern die am häufigsten beklagten Verhaltensauffälligkeiten der ersten zwei Lebensjahre in der kinderärztlichen Praxis. Zwanzig Prozent aller Eltern mit Kleinkindern hätten mit solchen Schwierigkeiten zu kämpfen, die monate- bis jahrelang andauern können.

Es ist definitiv Zeit für eine fachliche Beratung bei uns. Aber als wir bei unserer Kinderärztin für eine Schlafberatung ankommen, ist es der typische Vorführeffekt: Zaria ist auf dem Weg im Kinderwagen eingeschlafen. Gemein, wie sie im Kinderwagen beim Überqueren einer lauten Straßenkreuzung selig einschläft, während wir uns zu Hause abmühen!

»Das Problem, was ich jetzt schon raushöre, ist«, fasst die Kinderärztin unsere Schilderungen zusammen, »dass sie alles probiert haben, aber nix geht. Damit sind wir mit dem Rücken an der Wand. Aber wenn man was ändern will, muss man was machen.«

»Das war ein Riesendurchbruch, nachts abzustillen«, beteure ich, »und den Umstieg auf die Flasche zu schaffen!«

»Leider sind das mittlerweile bis zu sechs pro Nacht«, gibt Jessica zu bedenken.

»Immer wenn wir das mit den Flaschen nachts runtergeschraubt haben«, erkläre ich, »kam eine Erkältung dazwischen. Da haben wir ihr wieder nachgegeben, damit sie genug Flüssigkeit kriegt. Aber sie kriegt nachts nur noch Wasser.«

»Aus dem Becher?«, fragt die Ärztin. Wir schütteln die Köpfe. »Sie will ja nur nuckeln«, meint die Ärztin, »so viel Trinken braucht sie ja gar nicht. Die wacht gezielt auf, weil sie irgendwie dieses Nuckel- und Nähebedürfnis hat. Wichtigster Punkt: alleine einschlafen.«

»Also dass ich auch aus dem Zimmer rausgehe, bevor sie einschläft?«, fragt Jessica.

»Ja! Das Allerwichtigste ist, dass sie alleine einschläft. Da muss man richtig Programm machen. Sie muss viel raus zum Rumtoben, dass sie wirklich müde wird. Ich würde nie ein waches Kind ins Bett legen. Es muss wirklich müde sein!«

Der Schlaf bei einem Neugeborenen sei anfangs chaotisch,

aber nach ungefähr vier Monaten sei das Kind schlaffrei, und da begännen die Fehler der Eltern. Wenn das Kind gelernt habe, alleine einzuschlafen, könnte es auch das Ende einer Schlafphase »überschlafen« und schließlich durchschlafen. Man solle ein Ritual finden und nach einem Einschlaflied die Spieluhr anmachen und die Tür halb offen lassen, damit das Kind noch höre, dass die Eltern da sind. Und dann müsse man immer wieder hingehen und den protestierenden Nachwuchs wieder hinlegen. Das könne zwei, drei Stunden dauern.

»Ich hab das ja schon viel geübt«, beteuert Jessica. »Irgendwann schläft sie dann auch ein, aber es ist ganz schrecklich, und es dauert ewig.«

»Das ist der Preis. Entweder sagt man: Ich dulde dieses Theater, bis die so sechs, sieben, acht Jahre alt sind und dann zugänglich sind für Argumente, manche vielleicht auch schon mit vier. Oder man muss sich durchsetzen. Es gibt halt nichts dazwischen. Die Kinder sind ja stur. Ich meine, die wollen das Paradies ja nicht freiwillig verlassen, oder?«

»Wie ist das mit dem Mittagsschlaf? Sie schläft ja gut drei Stunden am Tag.«

»Das darf sie! Es wird nicht besser dadurch, dass man sie weckt. Es ist eher so, dass ein Kind, das tagsüber gut seinen Mittagsschlaf hält, abends weniger überdreht ist und nachts entspannter schläft.«

»Glauben Sie, es wäre einfacher, wenn ich ganz abstille?«, fragt Jessica.

»Das wäre nicht dumm«, bestärkt sie die Kinderärztin. »Stillen gibt zwar ein bisschen mehr Abwehrkraft, aber sie ist ja eigentlich kein Säugling mehr, und diese Schritte ins Großwerden, die müssen die ja machen. Mit jedem regressiven Verhalten programmieren wir das Kind wieder auf kleiner. Also: Stillen heißt irgendwie noch Baby.«

»Ich hätte schon längst abgestillt, wenn sie nicht so verrückt danach wäre.«

»Voll die Bestimmerin!«, amüsiert sich die Ärztin. »Und dann geht die Mama später auf den Schulhof! Haben wir auch, solche Fälle!«

»Zum Stillen auf den Schulhof?«, frage ich ungläubig.

»Ja, zu Mittag, zur großen Pause, das ist so peinlich für die Kinder.«

Jessica wäre es am liebsten, wenn sich ihr Kind, wie sie das von Freunden gehört hat, selber abstillt, also einfach von sich aus das Interesse verliert.

»Mit neun, zehn Monaten machen die das«, erklärt die Ärztin. »Wenn die anfangen zu essen und die Leberwurststulle besser schmeckt als Mamas Brust. Mit über einem Jahr habe ich das aber noch nicht erlebt.«

Da hören wir ein Quieken und Kruschteln. Als ob Zaria wüsste, dass hier gerade über Entscheidendes verhandelt wird, erwacht sie aus ihrem erholsamen Mittagsschlaf.

Am Ende unseres Termins erkundigt sich die Kinderärztin noch nach Zarias Impfschutz. Die STIKO empfehle zwar achtfach, aber zumindest solle man gegen die Basics impfen. Diphtherie sei nicht zu unterschätzen, da Deutschland ein Durchreiseland sei und die Krankheit immer wieder eingeschleppt werden könne, genauso Polio.

Als ich die Ärztin frage, wie sie zu Eltern steht, die gar nicht impfen, erklärt sie, dass es in Deutschland keine Impfpflicht gebe und Eltern selber entscheiden dürften. Eine Ausnahme sei im Falle einer akuten Gefährdung gegeben, etwa wenn sich das Kind eine Verletzung zuziehe, sodass Tetanus drohe. »Dann bin ich verpflichtet, sofort zum Amtsrichter zu rennen und vorübergehend das Sorgerecht zu entziehen.« Dann werde so ein Kind geimpft und mit Serum gegen Wundstarrkrampf behandelt. Danach bekämen die Eltern ihr Sorgerecht wieder zurück. So was ginge ratzfatz am Amtsgericht, weil es eine lebensgefährliche Situation sei.

Unsere Kinderärztin hatte viele Jahre den Eindruck gehabt, dass ungeimpfte Kinder gesünder seien als geimpfte, aber gerade kürzlich habe ein zweieinhalb Jahre altes ungeimpftes Kind in ihrer Behandlung Diabetes bekommen. Da gebe es dauernd einander widersprechende Studien, und die tatsächlichen Folgen von Impfungen seien unklar.

Sie würde Zaria jetzt auch nicht mehr einfach durchimpfen. Wenn wir eigentlich gar nicht impfen, aber doch gegen das Wichtigste schützen wollten, sei sie auch bereit, *Revaxis* zu impfen, diese bei den Anthroposophen beliebte Auffrischungsimpfung gegen Diphtherie, Tetanus und Polio. Dafür werde sie zwar oft von Kollegen kritisiert, aber letztlich habe man ihr auch beim Robert Koch-Institut den Segen gegeben, es sei besser, diese Leute wenig als gar nicht zu impfen.

Ich widme mich jetzt wieder dem Impfen und habe mich mit einem »ganz normalen« Elternpaar verabredet, das sein Neugeborenes nach STIKO-Empfehlung mit acht Wochen impfen lassen will. Ich will wissen, wie es für das Gros der Leute abläuft. Wäre ja komisch, einen Film übers Impfen von Kindern zu machen und auch noch ein Buch darüber zu schreiben, aber nie einen Impftermin mitzukriegen, weil wir unseren bis zum Sankt-Nimmerleins-Tag verschieben!

Ich treffe die Eltern, die mir eine Bekannte vermittelt hat, mit meinem kleinen Filmteam im gediegenen Charlottenburg vor der Praxis ihres Kinderarztes. Es sind gebildete Mittelschichtmenschen, im urbanen Zentrum lebend, die zur Abwechslung mal nicht impfkritisch sind, sondern sich wie die meisten Eltern voll und ganz auf ihren Arzt verlassen.

Die Mutter des Babys, muss man vielleicht dazu sagen, ist eine ausgesprochene Freundin der Schulmedizin, sie hat eine

Autoimmunerkrankung und lebt nur dank moderner Medizin. Sie ist Journalistin und kennt sich ein bisschen aus mit den impfkritischen Argumenten, aber auch den drohenden Krankheiten, wogegen ihr Mann, ein Steuerberater, keinen blassen Schimmer hat, was sein Kind heute alles für Impfungen kriegen soll. »Ist da Tollwut dabei?«, fragt der Vater, und ich schüttele innerlich den Kopf – wir sind doch nicht beim Tierarzt!

»Wie habt ihr eigentlich geimpft, nur die Sechsfache?«, fragt mich die Mutter im Wartezimmer, als wir schon dabei sind zu drehen. Eigentlich bin ich ja heute in der Beobachterrolle, deshalb beiße ich mir auf die Zunge und antworte nur knapp: »Wir impfen später.« Ich kann ja jetzt kein komplexes Gespräch über Nutzen-Risiko-Abwägung vom Zaun brechen und ihr erklären, warum ihr Kind heute Aluminiumhydroxid verabreicht kriegt, das toxisch wirken könnte. Oder wie unwahrscheinlich es für ihr Baby ist, Hepatitis oder Tetanus zu bekommen. Gleichzeitig muss man ja auf die Gefahren von Hirnhaut-, Lungenentzündungen, Keuchhusten und so weiter hinweisen, wovor die Impfungen schützen sollen. Und wer bin ich denn mit meinem Halbwissen?

Der Kinderarzt ist guter Laune, als er die Impfspritze aufzieht. Bei ihm werde öfter mal gedreht, lässt er uns wissen, er habe ja auch viele Promikinder in Behandlung. Impfen tue er besonders gerne, plaudert er weiter und verabreicht dem Baby die Sechsfachimpfung in den Oberschenkel. Über Risiken und Nebenwirkungen hat er trotz vielem Reden kein Wort verloren, als gehe es hier nur um ein Stückchen Traubenzucker. Das Baby fiept etwas, aber fängt zur Freude der Eltern nicht dramatisch an zu schreien. Der Arzt lobt das brave Kind, und zack, ist schon die nächste Impfung gegen Pneumokokken ins andere Bein gespritzt. »Schon wieder dreizehn Impfstoffe!«, rattert es in meinem Hirn. Häufig kommt es der Packungsbeilage zufolge nach dieser Impfung zu Fieber, Schläfrigkeit, Reizbarkeit, Appetitlosigkeit, Erbrechen oder Durchfall, selten auch mal zu stundenlangem Schreien und bei einem von tausend Geimpften zu Krampfanfällen oder Kollaps. Wird der Arzt denn überhaupt nicht an seine Aufklärungspflicht denken? Da fällt ihm noch etwas ein: »Wollten wir nicht noch gegen Rotaviren impfen?«

Die Eltern sind verwirrt: »Sollten wir?«

»Ja, das ist der häufigste Erreger von Durchfallerkrankungen, gerade im ersten Lebensjahr kann das gefährlich werden. Ist nur ne Schluckimpfung, keine Spritze mehr.« Und dann wird auch dieser Impfstoff gegen drei Virenstämme dem Baby in den Mund geträufelt. In meinem Kopf ruft es: »Bei einem von zehn Fällen kommt es zu Durchfall, an dem sich auch andere anstecken können, außerdem besteht ein zehnfach erhöhtes Risiko einer Darmeinstülpung.« Aber der Arzt sieht das gelassen, wünscht den Eltern noch einen schönen Tag, den er ihnen offenbar nicht durch ein lästiges Gespräch über Nebenwirkungen versauern will.

Es sind gemischte Gefühle: Einerseits beneide ich so ein Elternpaar, das sich einfach unhinterfragt an den Standard hält. Sie müssen sich nicht mit dem Für und Wider plagen und haben die Verantwortung zum Arzt verlagert. Aber für mich gibt es kein Zurück mehr in dieses Paradies der Unwissenheit, ich habe vom Baum der Erkenntnis gekostet und meine Unschuld verloren!

3. Teil

Immuntraining

1. Wellenreiten

Ein kleiner Schritt für die Menschheit, ein großer Schritt für unsere Tochter: Wenige Wochen vor ihrem ersten Geburtstag wagt Zaria im aufrechten Gang die Überquerung unseres Eingangsflurs vom Türrahmen der Küchentür bis zum Garderobenschränkchen. Das Unternehmen gelingt, und von nun an gibt es kein Halten mehr. Zu ihrer nächsten Vorsorgeuntersuchung beim Kinderarzt kann sie schon ein Stück des Weges auf eigenen Beinen zurücklegen. Ihr Gang ist zwar noch etwas schwankend und torklig, aber sie kriegt immer wieder die Kurve und hat sichtlich Freude an dieser Art der Fortbewegung. Jessica und ich sind hellauf begeistert von unserem motorisch begabten Kind und freuen uns, sie heute beim Arzt vorzuführen, auch wenn mal wieder eine Reihe neuer Impfungen ansteht. Bislang hat sie allerdings noch keinen Impfpass, und wir haben schon über dreißig Teilimpfungen gegen acht verschiedene Krankheiten unterlassen. Heute kämen eigentlich noch fünf weitere Impfungen dazu, man verliert da wirklich den Überblick!

Nach Ansicht impfkritischer Ärzte hat Zaria nun mit dem aufrechten Gang einen wichtigen Reifungsschritt durchlaufen und ihr Nervensystem so weit entwickelt, dass man ihr eigentlich ein paar Impfungen zumuten könnte, aber wir zögern. Wenn man sich bei Zarias durchgeimpften Altersgenossen umschaut, gewinnt man den Eindruck, dass unsere Tochter mit Abstand die Gesündeste ist, sie war seit ihrer Geburt noch nicht einmal richtig krank und schüttelt ihre Erkältungen mit Leichtigkeit ab. Haben wir mit Zarias Immunsystem einfach Glück, oder ist unsere Tochter gerade deshalb bisher gesund, weil wir sie noch nicht geimpft haben?

Da unsere Ärztin heute krank ist, geraten wir wieder mal an ihren strengeren Kollegen, der uns als impfmüde Eltern sowieso schon auf dem Kieker hat. Doch als Zaria ins Behandlungszimmer wackelt, ist er hellauf begeistert: »Sie hat den Meilenstein der Entwicklung ja schon gemacht: der aufrechte Gang!« Zaria zeigt ihm noch eben, wie sie auf ein kleines Podest klettern kann, dann legt sie ohne Probleme Plastikmünzen von einer Tischplatte in einen Becher. »Den Zangengriff macht sie super!«, stellt der Arzt zufrieden fest. »Das kann der Schimpanse nicht!«

Jessica strahlt ihre Tochter an: »Du kannst schon mehr als ein Schimpanse!«

Dann kommt ein Hörtest, den Zaria auch erfolgreich absolviert. Schließlich wird sie ausgezogen, damit der Doktor sie genauer anschauen und abhören kann. Als der Arzt sie anfasst, klammert sie sich an Jessica fest. Auch das findet der Mediziner gut: »Fremdeln soll sie auch in dem Alter, sonst baut sie keine echten Bindungen auf.« Lunge, Puls, Reflexe, alles gut, auch ihr Gewicht von 10,2 Kilo ist voll im Altersdurchschnitt. Also alles in Butter – bis wir am Ende des Termins noch auf die fälligen Impfungen zu sprechen kommen. Als der Doktor erfährt, dass wir bislang noch gar nicht geimpft haben, verfinstert sich seine Miene: »Schnallen Sie Ihr Kind an im Auto?«

»Ja, klar«, stellt Jessica fest.

»Das ist heute ganz selbstverständlich«, stellt der Arzt fest.

»Aber wissen Sie, ich bin noch mit meinen Eltern unange-
schnallt, die beiden vorne rauchend, nach Italien gefahren.
Das hab ich auch überlebt. Aber die Frage ist doch, ob man
aus Wissen lernt.«

Dieser Anschnallgurtvergleich ist ein Standardargument
von Impfbefürwortern, das ich schon oft gehört oder gelesen habe und das ein bisschen hinkt, wie ich finde. Welche
schlimmen Nebenwirkungen hat ein Anschnallgurt, wenn es
nicht zum Unfall kommt, außer dass man sich vielleicht ein
wenig gefesselt fühlt? Wer hat schon einmal eine lebenslange
Behinderung allein durchs Anschnallen davongetragen?

»Wie sehen Sie das denn?«, frage ich den Facharzt. »Es sind
ja über neunzig Prozent aller Kinder hier geimpft, aber soweit
ich das mitkriege, sind die trotzdem ständig krank. Unsere
Tochter ist dagegen bisher noch keinmal ernsthaft krank gewesen. Könnte es sein, dass nichtgeimpfte Kinder generell
gesünder sind?«

Der Arzt schüttelt den Kopf: »Es gibt sicherlich Kinder, die
zu Infekten neigen, und welche, die das weniger tun. Mein
Sohn ist beispielsweise geimpft und nie krank. Meine Tochter ist auch geimpft, aber andauernd krank. Die Andockung
von Viren und Bakterien an Zellen der Schleimhäute kann bei
manchen Menschen besser, bei anderen schlechter abgewehrt
werden. Bei Ihrer Tochter würde ich sagen: Die ist so fit, die
wird auch mit Impfungen kein Problem haben.«

»In der Schwangerschaft war ich aber auch gesund, bevor
ich geimpft wurde«, wendet Jessica ein, »und wissen Sie, wie
krank ich dann geworden bin?«

»Es ist doch gar nicht so klar, ob das eine Impfreaktion
war. Vielleicht haben Sie ja den Infekt damals noch zusätzlich zur Impfung bekommen. Wir Menschen neigen dazu,
Kausalitäten zu sehen. Ich habe Freunde, die haben ein
Kind mit einer Trisomie auf die Welt gebracht zur Zeit der

Tschernobyl-Katastrophe. Die würden noch heute Stein und Bein behaupten, dass das miteinander zusammenhängt. Aber es gibt definitiv keinen Nachweis, dass es in Deutschland eine Zunahme von Trisomie gab in dieser Zeit.«

»Nach der Impfung ging es mir so schlecht«, erinnert sich Jessica mit Schaudern, »ich hatte Angst, sie zu verlieren.«

»Sie sind in Ihrem eigenen Film! Weil Sie krank geworden sind, werden nicht alle krank. Verallgemeinern Sie die Dinge nicht so sehr. So etwas hat man nach einem Trauma.«

»Aber sie war auch in mir drin!«

»Versuchen Sie mal, nicht emotional zu urteilen. Impfungen haben viele Vorteile und ein paar Nebenwirkungen. Fast alle Kinder auf der Welt werden geimpft, das sind Milliarden. Und auf dieser Welle surfen Sie! Wenn die nicht impfen würden, hätten Sie in jeder Nachbarschaft drei Kinder, die an Diphtherie gestorben wären. Impfungen sind Opfer ihres eigenen Erfolgs. Sie kennen diese Krankheiten gar nicht mehr, aber Polio beispielsweise ist gerade erst wieder in Syrien aufgetaucht und kann auch zu uns gelangen.«

Natürlich hat der Arzt recht damit, dass wir dem Impfen viel zu verdanken haben, aber vielleicht sind wir mittlerweile übers Ziel hinausgeschossen und muten den Kindern zu viele Impfungen zu, die auch gar nicht mehr nötig wären unter unseren heutigen Bedingungen.

»Haben Sie schon mal einen tödlichen Fall erlebt als Folge einer Nichtimpfung?«, frage ich den Kinderarzt.

»Ja, bei Masern durch diese Spätfolgen.«

»Wirklich? Sie haben das hier in der Praxis schon erlebt?«

»Ja, ja, an Masern kann man sterben. Zahlen aus Bayern haben ergeben, dass jeder 500. Masernerkrankte stirbt. Ich hatte hier vor zwei Jahren 350 Fälle in einem Jahr.«

»Und? Haben die überlebt?« frage ich nach.

»Da war zum Glück bisher kein Todesfall dabei. Aber die

SSPE, diese Spätfolge einer Masernerkrankung, kommt ja erst viele Jahre später zum Ausbruch.«

Auf dem Rückweg nach Hause durch den Park ist Zaria wieder dabei, die Fortbewegung als Zweibeiner auszutesten. »Ach, bin ich froh!«, seufzt Jessica. »Zum Glück geht sie heute ohne Spritze nach Hause!«

»Das mit einem Todesfall auf 500 Masernerkrankten finde ich echt unseriös!«, ärgere ich mich über unseren Kinderarzt. »Wahrscheinlich gab es da in Bayern nur 500 Erkrankte, und da ist halt einer gestorben. Aber bei so wenig Fällen kann man doch keine Statistik draus machen. Da könnte ich bei zwei Masernfällen, von denen einer stirbt, auch behaupten, die Sterblichkeit liege bei fünfzig Prozent! Für Westeuropa gehen seriöse Schätzungen eher von einer Sterblichkeit von eins zu 10 000 aus.«

»Vielleicht war dieses eine Kind in Bayern eh schon angeschlagen.«

»Wenn man bedenkt, dass unsere Eltern und Großeltern alle Masern hatten, ist diese Panikmache echt übertrieben! Meine Oma hat meine Mutter noch zu ihrer Schwester ins Bett gesteckt, als die Masern hatte, damit sie es durch hat, bevor sie in die Schule kommt.«

»Klingt ja wie ne Masernparty«, schmunzelt Jessica.

Da reißt uns plötzlich das kreischende Quietschen der Bremse eines vorbeirasenden Fahrradfahrers aus unseren Betrachtungen. Der Raser streift haarscharf an unserer in Schlangenlinien laufenden Tochter vorbei. »O Gott, o Gott!«, ruft Jessica. »Das ist hier viel zu gefährlich!« Ich nehme Zaria mit klopfendem Herz auf den Arm und trage sie den Rest des Weges. Während wir uns um unsichtbare abwesende Erreger Gedanken machen, unterschätzen wir die konkrete Gefahr vor unserer Nase.

Natürlich ist ein Jahr Impfrecherchen nicht spurlos an mir vorübergegangen. Wer es ernst meint mit einer fundierten individuellen Impfentscheidung für sein Kind, müsste sich eigentlich spätestens nach der Zeugung in das Thema reinknien. Denn ehe man sich überhaupt mit den Krankheiten und zugehörigen Impfungen vertraut gemacht hat, ist das Kind schon nicht mehr im speziell gefährdeten Alter, und eine Reihe von Impfungen ist obsolet. Zum Glück ist Zaria aus dem lebensgefährlichen Alter bei Keuchhusten raus!

Ich muss zugeben, dass meine Literaturliste sowie die Internetseiten, die ich zurate gezogen habe, schon recht tendenziös sind. Wenn man sich als Laie übers Impfen informieren möchte, wird man automatisch mit kritischen Inhalten bombardiert. Ein Buch mit dem Titel »Die Impflüge – das Geschäft mit der Angst« würde garantiert mehr nachgefragt als »Der Impferfolg – Lebensretter fast ohne Nebenwirkungen«. Auch wenn ich eigentlich einen recht dicken Schutzpanzer gegen Verschwörungstheorien und dergleichen habe, komme ich nicht umhin, nach einem Dutzend Bücher, die alles Mögliche Unheil durchs Impfen heraufbeschwören, zu denken: »Und wenn nur die Hälfte davon stimmt?«

Und wer mal ein impfkritisches Buch bestellt hat, dem werden sofort vier weitere empfohlen, von denen eins extremer ist als das andere, und ruckzuck ist man in einer impfkritischen Filterblase, in der man immer mehr Veröffentlichungen zum Thema entdeckt, die einen in seiner Haltung bestärken, anstatt sie infrage zu stellen. Auf die wissenschaftlichen Standardwerke zur Vakzinologie und Immunologie wird man normalerweise nur als Medizinstudent zurückgreifen, da quält sich kein Laie freiwillig durch. Es ist auch eine Art von Bequemlichkeit im Spiel, mühsame Expertenarbeit generell der Korruption zu verdächtigen, und sich auf einige wenige leicht zugängliche Quellen zu stützen.

Zu jeder impfpräventablen Krankheit habe ich jetzt mein Päckchen Argumente parat, womit man den Otto Normalverbraucher, der einem querkommt, locker eine Lektion erteilen kann. »Wusstest du, dass in fast allen Impfungen im ersten Jahr Aluminiumhydroxid drin ist, ein potenzielles Nervengift, und Säuglinge die doppelte Impfdosis wie Erwachsene bekommen?« Die meisten Eltern wissen nichts vom vergleichsweise niedrigen Wirkungsgrad der Keuchhustenimpfung oder wie extrem unwahrscheinlich eine Hepatitis-B-Infektion im Säuglingsalter ist. Sehr wirkungsvoll ist es, Sätze zu beginnen mit: »In Studien wurde belegt« oder »Eine skandinavische Studie hat gezeigt«, dass beispielsweise eine Masernerkrankung vor Allergien oder Asthma schützt und das Krebsrisiko verringert.

Ist es Sportsgeist? Auf jeden Fall habe ich als Impfkritiker mittlerweile etwas Kämpferisches entwickelt. Im Prinzip ist meine Haltung jetzt an das anthroposophische Weltbild angelehnt: Unser Kind hat ein gutes Immunsystem, das sich möglichst natürlich entwickeln soll. Viele der wirklich gefährlichen Krankheiten, gegen die man impfen kann, sind bei uns so selten, dass die Gefahr von Impfkomplikationen eine nennenswerte Größe in der Risikoabwägung ist. Surfen wir auf einer Welle, oder schwimmen wir gegen den Strom?

Die gängigeren viralen Krankheiten wie Masern, Mumps, Röteln und Windpocken würde unsere Tochter wahrscheinlich gut überstehen und danach dann eine bessere Immunität entwickeln als durch die Impfung. Es ist unstrittig, dass eine echte Infektion mit diesen Viren eine stärkere Immunität hinterlässt als eine Impfung. Trotzdem sind wir jetzt nicht die Eltern, die nach der nächsten Windpocken- oder Masernparty Ausschau halten. Wir wären auch nicht böse, wenn wir ganz drum rumkommen.

Nachdem wir uns ein paar hoffnungslos überfüllte Kitas mit Erziehernotstand angeschaut haben, ist meine Begeisterung für Kindergärten abgeflaut. Man braucht einfach auch genug Leute, wenn man eine Kita aufmacht. Wissenschaftlich empfohlen ist ein Betreuungsschlüssel von einem Erzieher auf drei Kinder, die unter drei Jahre alt sind. Gesetzlich vorgeschrieben ist in Berlin ein Erzieherschlüssel von eins zu fünf in dieser Altersgruppe, aber in der Realität ist es dann oft nur ein Betreuer für über zehn oder gar zwanzig Kinder, wenn mal einer krank oder verhindert ist. Auch die Räumlichkeiten lassen schwer zu wünschen übrig. Die meisten »Kindergärten« hier in der Stadt haben gar keinen Garten, sind dunkel, und die Kinder müssen erst zig Straßen überqueren, bevor sie ins Grüne gelangen. Sowieso kann man sich nur auf Wartelisten setzen lassen.

Wir halten also lieber Ausschau nach einer Tagesmutter mit einer überschaubaren Kindergruppe, auch wegen der geringeren Ansteckungsgefahr. Tagesmütter dürfen bis zu fünf Kinder betreuen, was meistens in ihrer eigenen Wohnung passiert. Ein befreundeter Autor warnt mich, sie seien da an eine kaffeetrinkende Kettenraucherin geraten, die praktisch nie die eigenen vier Wände verließ, um mit den Kids mal an die frische Luft zu gehen. Zum Glück kriegen wir von Bekannten aber wärmstens eine Tagesmutter empfohlen, die gerade Kinder sucht. Wir verstehen uns beim Kennenlernen auf Anhieb und verabreden uns schon zur Eingewöhnung, da macht uns der entfesselte Berliner Immobilienmarkt einen Strich durch die Rechnung. Obwohl die Tagesmutter bereits seit vielen Jahren zu Hause Kinder betreut, ohne dass sich jemals ein Nachbar beschwert hat, droht ihr Hausbesitzer auf einmal, sie vor die Tür zu setzen, wenn sie ihre Wohnung weiterhin unerlaubt gewerblich nutze. Offensichtlich will er die Kinderfrau rausekeln, um an ihre Wohnung zu kommen, die in einer beliebten Ecke in Kreuzberg liegt, wo die Mieten bei Neubezug gerade durch die Decke gehen.

So steht die Tagesmutter auf einmal ohne Job da und wir ohne Tagesmutter. Angesichts unserer riesigen Wohnung liegt der Gedanke nicht fern, unsere Hallen für die Kinderbetreuung zur Verfügung zu stellen. Doch wer denkt, dass sich die Stadt in Anbetracht des akuten Kitamangels und Betreuungsnotstands über so eine Elterninitiative freuen würde, irrt. Als wir dem Jugendamt unser Angebot mitteilen, unsere Wohnung zur Verfügung zu stellen, erklärt man lapidar: »Das geht nur, wenn Sie ein behindertes Kind haben und dann auch nur für Ihr eigenes Kind, nicht für andere Kinder.« Da wir aber kein behindertes Kind haben und zur Finanzierung der Tagesmutter auch noch zwei andere Kinder brauchen, können wir nicht an der staatlichen Förderung von Kitas und Tagesmüttern teilhaben. Über zwei Monate kommuniziere ich mit den Bürokraten, renne persönlich zu einem Termin ins Jugendamt und kann es einfach nicht fassen, dass man unseren Vorschlag kategorisch ablehnt. Es gehe alleine schon versicherungstechnisch nicht, im Übrigen bräuchten wir ein polizeiliches Führungszeugnis, und es müsste eine Begutachtung stattfinden. Man gibt mir eine Liste mit anderen Tagesmüttern, bei denen man sich auf die Warteliste setzen lassen könne.

Schließlich rät uns meine Tante, keine Energie mehr mit den Ämtern zu verschwenden, und fragt, warum wir es nicht privat machten. Sie hätte sich früher auch mit anderen Eltern zusammengetan, um die Kosten für eine Kinderbetreuung zu teilen. Damals hätte es sowieso noch keine staatliche Unterstützung für die Betreuung von Kleinkindern gegeben. Das ist die Idee! Viel einfacher, als das Jugendamt zur Zusammenarbeit zu bewegen, ist es, gleichgesinnte Eltern zweier Kinder zu finden, die bei unserem Modell mitmachen wollen, und so zu einem Tagessatz zu kommen, für den die Tagesmutter gut arbeiten kann.

Ganz so flott und einfach geht es dann leider nicht mit der Eingewöhnung unserer Tochter in der Mini-Kita zu Hause. Es ist zwar niedlich, Zaria mit ihren Spielgefährtinnen erleben zu dürfen, aber die anderen beiden Kinder haben es wesentlich leichter, sich auf die Tagesmutter einzustellen, als unsere Tochter, die nur schwer akzeptiert, dass Mama zu Hause arbeiten muss. Ich kann mich ja mit meinem Laptop in ein Café verdrücken, aber Jessicas Studio ist halt zu Hause aufgebaut. Unterschätzt haben wir auch die Tatsache, dass wir zwar viele Quadratmeter haben, aber nur eine Küche, ein Bad und einen Eingang nebst Flur. Das Kinderzimmer unserer Wohnung ist das kleinste, also wird meistens das Schlafzimmer als Spielzimmer genutzt. Man kommt also zwangsläufig aneinander vorbei, und es entsteht die Absurdität, dass man sich wie ein Dieb aus der eigenen Wohnung schleichen muss, um bloß nicht die Aufmerksamkeit der eigenen Tochter zu wecken.

Ich bin ja ein Freund unkonventioneller Lösungen, und Jessica findet es im Prinzip gut, ein Auge auf ihre Tochter zu haben und da zu sein, falls ihr etwas fehlt, aber es ist schon gewöhnungsbedürftig, einen Kinderladen vorm eigenen Kleiderschrank zu betreiben. Dauernd ist das Bad als Wickelzimmer besetzt. Natürlich geht die Tagesmutter bei gutem Wetter raus zum Spielplatz, aber sie kocht normalerweise bei uns, wo die Kinder auch zu Mittag essen und Mittagsschlaf halten. Ungläubig kriegen wir mit, wie sich Zaria in fremder Obhut ohne große Schwierigkeiten in ihrem Bettchen zum Einschlafen bringen lässt, selbst wenn die anderen beiden Kinder Lärm machen.

So schön der Kinderzirkus vor der Nase auch ist, sind wir dann doch froh, dass die Bande zweimal die Woche einen

Tagesausflug in ein städtisches Familienzentrum macht, wo sich mehrere Tagesmütter zum Turnen oder Musizieren treffen. Allerdings ist es dadurch dann auch vorbei mit dem geringeren Ansteckungsrisiko, und als Zaria ihren ersten anhaltenden Durchfall bekommt, könnte ich schwören, dass es mit diesen Ausflügen zu tun hat, wo eine große Kinderschar zusammen spielt, isst und dasselbe Klo, beziehungsweise denselben Wickeltisch benutzt.

Der Durchfall ist von verheerender Konsistenz, wir sind stündlich am Wickeln und Jessica am Dauerwaschen. Die Stuhlprobe, die unsere Kinderärztin bestellt, ergibt eine ungewöhnlich hohe Konzentration von E. coli-Bakterien im Darm unserer Tochter. Das ist zwar nicht die gefährliche EHEC-Variante, aber auch das macht uns das Leben verdammt schwer und kratzt stark an unserer Wunschvorstellung vom kerngesunden ungeimpften Kind. Diese E. coli-Bakterien im Darm zu haben ist an sich normal, aber leider haben sie bei unserer Tochter irgendwie überhandgenommen. Von einer Antibiotikabehandlung nimmt man in so einem Fall lieber Abstand, da das Mittel auch viele der guten Bakterien abräumen würde, die unsere Tochter für eine gesunde Darmflora braucht.

All unsere Anstrengungen, Zarias nächtlichen Nuckelflaschenkonsum herunterzufahren, werden nun auf einen Schlag wieder zunichtegemacht, angesichts der Gefahr, sie könnte dehydrieren. Sie darf trinken, so viel sie will, und ruckzuck sind wir wieder bei gut sechs Flaschen pro Nacht inklusive ein-, zweimal wickeln. Die Kinderärztin rät uns eine extrem durchgekochte Karottensuppe als Grundnahrungsmittel zu verwenden, die unsere arme Tochter jetzt dauernd löffeln muss.

Gerade hatte ich mich über die spürbare Entlastung durch die Tagesmutter gefreut, da sind wir schon wieder laufend mit ihr beschäftigt, allerdings haben wir jetzt auch noch die Mini-Kita am Hals. Erkrankungen mit E. coli-Bakterien sind meldepflichtig, und auf einmal interessieren sich auch wieder die Ämter für uns. Ich muss einem Gesundheitsbeamten telefonisch bestätigen, dass unsere Tochter keine Gemeinschaftseinrichtung besucht, solange wir keine positive Stuhlprobe abgeliefert haben – wenn wir es uns wenigstens aussuchen könnten! Stellt euch vor, ihr behaltet euer Kind mit Durchfall zu Hause, aber vor der Krabbelgruppe aus der Kita gibt es trotzdem kein Entrinnen, denn sie findet jeden Tag bei euch im Schlafzimmer statt. Wir können die Tagesmutter mit den anderen Kindern ja jetzt nicht vor die Tür setzen! Angenehm ist die Situation jedenfalls nicht, und die Skepsis der anderen Eltern ist verständlich, die ihre Kinder jeden Morgen bei unserem Kind mit Dauerdurchfall abliefern.

Wir schlagen drei Kreuze, als wir den Schlamassel schließlich nach zwei Monaten ohne weitere Ansteckungen abgeschüttelt haben und sich die Darmflora unserer Tochter wieder eingependelt hat. Als wir dann auch noch die Meldung von der Hausverwaltung kriegen, unser Leitungswasser sei mit Legionellen verseucht, reagieren wir auf diese weitere bakterielle Bedrohung schon ganz gelassen und kaufen halt eine Weile Mineralwasser oder kochen das Leitungswasser ab. Dabei ahnen wir nicht, dass uns bald durch deutlich kleinere Erreger die viel größeren Probleme ins Haus stehen.

2. Ein Virus kommt selten allein

Im Herbst 2014 reisen die Masern mit dem Bus nach Berlin. Sie haben sich in einem kleinen Mädchen eingenistet, das mit ihrer Familie aus dem ehemaligen Jugoslawien nach Deutschland kommt, um einen Asylantrag zu stellen. Dieser spezielle Masernstamm ist schon eine Weile in Europa unterwegs und war das erste Mal im russischen Rostow am Don aufgefallen. Inzwischen hatten die Erreger schon in Österreich für Unruhe gesorgt und Anfang des Jahres in Bosnien, Herzegowina und Serbien mehreren Tausend Betroffene mit ihren roten Flecken markiert. Unterwegs nach Berlin lassen sich die Viren zunächst nichts anmerken und sorgen auf der Fahrt bei ihrem Gastgeber lediglich für Husten und eine laufende Nase. Einige Erreger nutzen schon mal die Gelegenheit, ihren Wirt zu wechseln.

Noch bevor das jugoslawische Mädchen diese maserntypische Hautreaktion entwickelt, finden die Masern in den beengten Wohnverhältnissen des Flüchtlingsheims, wo die Familie Unterschlupf findet, ideale Verbreitungsmöglichkeiten. Unbemerkt von der Berliner Bevölkerung hält sich das Virus zunächst ein paar Wochen in Asylbewerberkreisen.

Die Gesundheitsbehörden sind zwar alarmiert, aber es gelingt ihnen nicht zu verhindern, dass sich die Keime auch in anderen Flüchtlingsheimen ausbreiten. Als es auch noch zu Windpockenfällen unter Asylsuchenden kommt, wird ein genereller Aufnahmestopp in den Berliner Erstaufnahmeeinrichtungen verhängt. Doch die Masern sind nicht mehr aufzuhalten. Ende des Jahres springen sie auf die Berliner Bevölkerung über und finden in den klaffenden Impflücken des Weihnachtsgetümmels einen trefflichen Nährboden.

Im neuen Jahr nimmt der Berliner Masernausbruch dann richtig Fahrt an. Anfang Februar 2015 melden die Behörden mit fast 400 Erkrankungen schon mehr Fälle im laufenden Jahr als im übrigen Bundesgebiet im gesamten vergangenen Jahr. Rund ein Viertel der Fälle muss in Krankenhäusern behandelt werden. Obwohl die Masernsaison gerade erst begonnen hat, ist es bereits die größte Berliner Epidemie seit

Einführung der Masernmeldepflicht im Jahr 2001. Für die Regierung ist es eine arge Schlappe, da sie sich eigentlich dem WHO-Ziel verschrieben hatte, bis spätestens 2015 die Masern auszurotten.

Gerade in unserem Bezirk Friedrichshain-Kreuzberg ist es zu den meisten Ansteckungen gekommen, und die Stimmung hat sich merklich aufgeheizt. Ein Freund musste sein Kind erst gegen Masern impfen lassen, um es weiter in die Kita schicken zu dürfen.

Bei einem Berlinale-Empfang für Filmschaffende stehe ich mit Regiekollegen zusammen, die auch kleine Kinder haben und ihrem Unmut über Impfgegner Luft machen, ohne zu wissen, dass ich mittlerweile zumindest zu den Skeptikern gehöre. »Diese Spinner setzen das Leben unserer Kinder aufs Spiel«, heißt es von der einen und von der anderen Seite: »Das sind so bekloppte Leute, die ihrem Kind aus Prinzip kein Antibiotikum geben und es leiden lassen.« So eine typische impfkritische Mutti habe ihr Kind wissentlich mit Madenwürmern in die Kita geschickt und die Parasiten dort verbreitet, in dem Glauben, das sei ja gut fürs Immunsystem. Es sei zwar traurig, aber man lasse seine Kinder nicht mehr freiwillig mit dem Nachwuchs solcher Eltern spielen. Man würde deutlich ruhiger schlafen, wenn jetzt endlich in Kitas und Schulen eine Impfpflicht eingeführt würde.

Ich weise darauf hin, dass nicht alle Impfungen perfekt funktionieren und Risiken mit sich bringen.

»Aber es funktioniert doch!«, wettert mein Kollege, »Tollwut hat man ausgerottet!«

»Du meinst sicher die Pocken«, berichtige ich, »Tollwut gibt es noch, wenn auch eher bei Füchsen in Deutschland.«

»Nee, nee, nee, Windpocken gibt es, da haben wir grad gegen geimpft!«

»Windpocken und Pocken ist wie Radler mit Schnaps zu

vergleichen«, kommentiere ich seufzend und versuche mich aus der Affäre zu ziehen: »Apropos, ich geh was trinken!«

An der Bar komme ich mit einem Regisseur aus Brasilien ins Gespräch. Als ich ihm von meinem aktuellen Thema erzähle, wundert er sich:»Ich weiß nicht, was mit euch Deutschen los ist! In Brasilien haben wir so viele schlimme Infektionskrankheiten, da nehmen wir jede Impfung mit Kusshand! Gott sei Dank kann man gegen Gelbfieber und Hepatitis impfen, und wir alle hoffen auf die neuen Impfungen gegen Dengue-Fieber und Malaria!«

Kurz darauf ist die Masernpanik auch in unseren eigenen vier Wänden angekommen: Eine befreundete Mutter mit ihrem Baby sagt ihren Besuch wieder ab, als sie erfährt, dass Zaria bislang nicht geimpft ist. Wir müssen wohl mit dem Wiedersehen abwarten, bis ihre Tochter alt genug für die Masernimpfung ist. Normalerweise soll in Deutschland mit elf Monaten gegen Masern geimpft werden, aber angesichts der akuten Bedrohungslage hat die STIKO gerade das empfohlene Alter auf neun Monate gesenkt. Normalerweise impft man lieber später, damit keine mütterlichen Antikörper, die noch im Blut des Kindes kursieren können, die Impfviren neutralisieren.

Eine Begegnung der dritten Art habe ich bald darauf in einer Buchhandlung, wo ich in einer alternativmedizinischen Ecke in das Buch »Impfungen – der unglaubliche Irrtum« hineinschnuppere, das eine französische Mutter geschrieben hat. Neben Impfschäden prangert sie auch die zahlreichen Tierversuche bei der Impfstoffgewinnung an. Eine hünenhafte Frau im selbstgenähten Kleid, die ebenfalls in der Ecke stöbert, spricht mich an, sie habe das Buch auch gelesen und es sei grässlich, dass man Abertausende von Nagetieren für die sinnlose Impfung gegen Wundstarrkrampf geopfert habe. »Das ist schlimm mit den Tierchen«, pflichte ich ihr bei, »aber immerhin funktioniert die Tetanusimpfung doch!?« Sie schüttelt den Kopf und empfiehlt mir das Buch »Impfen. Das Geschäft mit der Angst« von Dr. Gerhard Buchwald, in dem glasklar mit Statistiken gezeigt werde, dass Impfungen nicht funktionierten und nur negative Folgen hätten. Die Ausrottung der Pocken durch Impfprogramme hält sie für ein Ammenmärchen. »Wenn Impfungen derart wichtig wären, hätte die Menschheit doch gar nicht so lange ohne sie überleben können!« Die Epidemien von Kinderlähmung, die angeblich durch den Poliovirus ausgelöst wurden, seien in Wirklichkeit durch Vergiftungen mit Pestiziden hervorgerufen worden.

»Sie glauben aber schon«, unterbreche ich den Vortrag der Impfgegnerin, »dass es Infektionskrankheiten gibt, an denen man sich anstecken kann, oder?

»Nein.«

»Nein?«

»Ich bin die ganz Extreme«, schmunzelt sie, und auch ich muss kurz lachen.

»Okay, ist ja spannend! Aber wenn Krankheiten wie Masern oder Windpocken nicht durch Viren verursacht werden, wodurch denn dann?«

»So ein Hautausschlag, der angeblich von Masern oder Windpocken verursacht wird, ist ja ganz typisch für etwas Psychisches. Wenn man extreme Angst hat, dann verändern sich die Körperfunktionen, die Hormone und auch Organe. Und wenn es zu viel Stress ist, kann es natürlich auch mal zu Krankheitssymptomen kommen, die ein bisschen heftiger sind. Was wir krank nennen, sind aber eigentlich schon die Heilungssymptome.«

»Aber diese ganzen Masernfälle jetzt in Berlin, die kommen doch vor, oder?

»Es gibt kranke Menschen, ja.«

»Ansteckung spielt da aber keine Rolle, oder wie? Ich könnte Sie jetzt nicht mit irgendwas infizieren. Wenn Sie nachher krank werden, hat das nur mit Ihnen selbst zu tun?«

»Genau!«

»Aber wie kann es dann sein, dass zum Beispiel ein Kind in einer Klasse krank wird, bestimmte Symptome zeigt und in der Folge noch zig andere Kinder krank werden?«

»Es kann doch sehr gut sein, dass die Kinder die gleichen Erlebnisse hatten, beispielsweise mit einer schrecklich strengen Klassenlehrerin. Manche Kinder sind auch sehr mitfühlend und solidarisch ihren Freunden gegenüber. Wenn ich denke, dass ich krank werde, dann werde ich auch krank. Das ist eine selbsterfüllende Prophezeiung.«

Die Frau, die ihre Heilpraktikerausbildung wegen divergierender Überzeugung mit dem Lehrstoff abgebrochen hat und sich »Heilerin« nennt, ist keine Virenleugnerin. Es gebe so kleine Dinger, die mit dem bloßen Auge nicht erkennbar seien, und auch lebendige Bakterien. Aber die seien nicht böse, wie Robert Koch behauptet hat. Der habe ja die verkehrte Vorstellung gehabt, dass der Körper steril sei und man Keime deshalb bekämpfen müsse, wenn man sie feststellt. Heute sei aber offiziell bestätigt, dass wir mehr Bakterien als körpereigene Zellen in uns haben, die auch überlebenswichtig seien.

»Jetzt versuchen die Wissenschaftler ihre Theorie zu retten, indem sie beispielsweise behaupten, es gebe gute und böse Coli-Bakterien. Ich frage mich aber, wie die das unterscheiden wollen, denn die sehen ja genau gleich aus!« Ich weise sie darauf hin, dass aktuell sehr viel geforscht werde in dieser Richtung und die Rolle der Mikroben speziell in unserer Darmflora, die unser Immunsystem entscheidend beeinflusst, in ein neues Licht rückt, Bakterien also längst nicht mehr einseitig verteufelt werden.

Verrückt, dass ich im 21. Jahrhundert ein Gespräch führe

wie zu Robert Kochs Zeiten vor über hundert Jahren, als es noch einen wissenschaftlichen Disput zwischen Gegnern und Befürwortern der Keimtheorie gab. Die Heilerin argumentiert doch tatsächlich mit Max von Pettenkofer, Ende des 19. Jahrhunderts ein Gegenspieler von Robert Koch: »Der hat doch damals mit seinem Cholera-Frühstück bewiesen, dass das alles Quatsch ist.« Tatsächlich hatte Pettenkofer bei einem Mitarbeiter von Robert Koch in Hamburg Cholerabakterien »bestellt«, die der Münchner daraufhin im Selbstversuch zu sich nahm, um zu beweisen, dass die Mikroben nicht krank machen können. Fest steht, dass er danach Durchfall bekam. Unklar ist, warum er nicht richtig krank wurde. Waren die Bakterien auf dem Weg von Hamburg nach München abgestorben? Hatte Kochs Mitarbeiter die Erreger absichtlich abgemildert, da er ahnte, was der Münchner Professor vorhatte? Nach einer anderen Theorie hatte Pettenkofer nicht lange vorher eine echte Cholera durchlitten und verfügte deshalb über eine gute Immunabwehr gegen diese Erreger. Der aus Sicht des Münchner Hygienikers erfolgreiche Selbstversuch konnte nicht verhindern, dass sich Kochs Keimtheorie durchsetzte und Pettenkofers Lebenswerk über den Haufen warf, der sich 1901 eine Kugel in den Kopf schoss. Bestimmt hätte er sich gefreut, dass er von der Heilerin in Berlin immer noch hochgehalten wird!

In einem Eltern-Kind-Café, in dem ich mit meiner Tochter öfter mal einen Kaffee trinken gehe, fällt mir auf, wie schniefende Kinder misstrauisch beäugt werden. Eigentlich dachte ich, wir könnten mit unserer impfkritischen Haltung froh sein, im alternativen Kreuzberg zu wohnen, aber in der Ausbruchsituation hat sich das Blatt gewendet. Eine Schwangere trägt einen Mundschutz, und einigen Eltern wäre es wohl am liebsten, am Eingang eine Impfpasskontrolle durchzuführen.

Ein Vater, der in der Entwicklungshilfe tätig ist, erklärt mir, er sei ein Impfgegner-Gegner. »In anderen Ländern ohne hochentwickeltes Gesundheitssystem gibt es halt Eltern, die wären froh, wenn ihre Kinder so eine Masernimpfung kriegen würden, die man hier nachgeschmissen kriegt und einfach weglässt. Aber dort sterben die Kinder an Masern!«

»Ich würde die Masernimpfung meiner Tochter liebend gerne an die dritte Welt spenden, wirklich!«, versichere ich dem Entwicklungshelfer, der das gar nicht witzig findet. Es bestehe die realistische Chance, die Masern komplett auszurotten, vom Planeten verschwinden zu lassen, und die Menschheit einen Schritt weiterzubringen. Dafür müsse man nur sich und seine Kinder impfen und ein paar meist völlig harmlose Nebenwirkungen in Kauf nehmen. Es sei asozial, wenn es sich Leute hier in Deutschland einfach bequem machten und auf die Impfung verzichteten, weil sie sich drauf verlassen könnten, dass es im Fall einer Erkrankung mit Komplikationen ja ein modernes Krankenhaus um die Ecke gebe. Das sei unsolidarisch den Menschen gegenüber, die kein hochentwickeltes Gesundheitssystem zur Verfügung haben. »Solange die Krankheit nicht ausgerottet ist, wird sie immer wieder ihre Wege finden rund um den Planeten und Kinder töten. Wir sind ja eine vernetzte Weltbevölkerung.«

Auch bei einem Kindergeburtstag unter Freunden kriege ich den Kopf gewaschen. »Wer sein Kind nicht gegen Diphtherie und Polio impft«, erklärt mir eine gute Bekannte mit weit aufgerissenen Augen, »der missachtet einfach alles, was man erreicht hat in der Gesellschaft! Wollen wir jetzt wieder zurück ins Mittelalter!?« Sie hat ihre beiden Kinder nicht immer im Zeitplan und nicht gegen alles geimpft, was empfohlen wird, ist aber fassungslos gegenüber Eltern, die ihre Kinder nicht mal gegen die wichtigsten Sachen schützen. Ihr Großvater hatte sich als Zweijähriger mit Polio infiziert, musste daraufhin zehn Jahre in Krankenhäusern verbringen und zeitlebens als Krüppel leben. »Er musste seitdem immer am Stock gehen und hatte Herzfolgeschäden, weil er sich nicht genug bewegen konnte. Das war damals ganz normal.« Sie hat große Angst, dass solche Krankheiten wieder zurückkehren, wenn die Impfbereitschaft weiter nachlässt. »Stell dir vor, du hast ein kleines, gesundes Kind, und plötzlich wird es krank, kriegt Lähmungen und wächst nicht mehr. Du hättest es impfen können, aber dann ist es zu spät!«

Auch durch Masern, befürchtet sie bei den bestehenden Impflücken, werde sich die Kindersterblichkeit bei uns wieder erhöhen. Sie selber habe zwar noch die Masern gehabt, aber weiß von ihrer Mutter, dass es schlimm war. Zum Glück sei ihr nichts weiter passiert, aber ihre Schwester kenne eine Frau, deren Kind tatsächlich an den Spätfolgen einer Masernerkrankung gestorben sei. Man mache es sich zu einfach, wenn man nicht impft und den Mitmenschen die Risiken des Impfens überlässt, während man selber vom Herdenschutz profitiert. »Ich sehe es als Pflicht zu impfen, den anderen gegenüber!«

Während unsere Kinder durch den Raum wuseln, von denselben Tellern essen und aus denselben Bechern trinken, muss ich an die durchschnittlich zehn bis zwanzig Masern-Neuerkrankungen denken, die es gerade in Berlin gibt. Als ich bemerke, dass Zaria schnieft, nehme ich möglichst unauffällig eine Serviette. Während ich ihr die Nase putze, läuft es mir heiß und kalt den Rücken runter.

3. Spätfolgen

Als ich von einer Masernparty am Wochenende erfahre, denke ich: »Ist doch besser als jede Impfung!« Und kann es kaum erwarten. Die Party steigt im »Wildvirusclub« in der Max-von-Pettenkofer-Straße, und es gibt großen Andrang. Für Masernerkrankte gibt es einen extra Einlass, sie zahlen keinen Eintritt. Eine größere Gruppe Australier ist extra eingereist »to party with sick Germans«, wie mir einer von ihnen grinsend erklärt, wobei er »Germans« wie »germs« ausspricht, was Keime oder Bazillen bedeutet. Zwei aufgedonnerte junge Frauen werden beim freien Eintritt von einem Türsteher mit Mundschutz abgewiesen, sie haben sich wohl nur auf Masern geschminkt. Sie zeigen ihm einen Stinkefinger. »Dann gehen wir eben in die Pesthöhle, ist eh die bessere Party!«

Endlich auf der Tanzfläche, bin ich umgeben von schwitzenden Virenschleudern, und mein Immunsystem kommt bei 200 BPM auf Hochtouren. Ein herrliches Gefühl, endlich mal wieder zu feiern und dabei eine geile Immunität aufzubauen! Einige liegen wie Partyleichen mit rot geflecktem Ausschlag in den Sitzecken herum, andere kratzen sich. Kalte Wadenwickel werden gereicht oder Decken für die mit Schüttelfrost. Hier und da knutscht ein Pärchen. Gesunde legen sich mit Kranken zusammen oder ziehen sich in Darkrooms zurück, die hier »Brutkästen« genannt werden.

An der Bar gibt es Ibuprofen-Drinks und Paracetamol-Cocktails. Jemand verteilt Windpocken-Lollis – mir wäre das jetzt echt zu viel!

Ein besonderer Kitzel ist, dass die ganze Veranstaltung natürlich illegal ist. Masernpartys werden nach dem Seuchenschutzgesetz als vorsätzliche Körperverletzung eingestuft. Dauernd muss man fürchten, dass die Polizei oder Mitarbeiter des Robert Koch-Instituts auftauchen. »Papa, Pappaaaa!«, höre ich auf einmal eine sehr vertraute Stimme. Mir wird schwindelig, meine Tochter steht da mitten im Club mit einem Lolli und verheulten Augen. Ich versuche zu ihr zu gelangen, aber ein Typ kommt mir zuvor, nimmt sie hoch und murmelt: »Ach wie gut, dass niemand weiß ...« Zaria schreit wie am Spieß, er dreht sich zu mir, sein Gesicht ist entsetzlich mit Pusteln entstellt: »Dass ich Pockenmännchen heiß!«

Ich wache schweißgebadet auf, aber das Schreien meiner Tochter geht weiter. Während mein Kopf noch meldet: »O Gott, o Gott, die Pocken sind wieder da, die schwarzen Blattern sind zurück!!!«, nehme ich meine Tochter tröstend auf den Arm. Hat sie etwa auch einen Albtraum gehabt? Auf jeden Fall hat sie mächtig Durst. Wenn sie mich nicht geweckt hätte, würde ich wahrscheinlich nicht wissen, was für ein Irrsinn da nachts durch meinen Kopf gespukt ist.

Dieser Masernausbruch macht mir also auch unterbewusst zu schaffen. Kein Wunder! Gestern im Fernsehen fragte ein Kinderarzt, wie man seinem Kind, das in Folge einer Masernerkrankung sein Gehör verloren habe, später erklären wolle, warum man es nicht geimpft habe.

Heute ist einer dieser Tage, an denen unsere Tagesmutter mit den Kindern einen Ausflug ins Familienzentrum macht, sodass wir unsere Wohnung und vor allem Küche mal für uns haben. Aber so richtig entspannen können wir trotzdem nicht. Die behütete Zeit mit unserer privaten Mini-Kita hatte durch die E. coli-Dauerdurchfall-Episode schon schwer gelitten, aber seitdem die Tagesmutter uns berichtet hat, dass sich im Familienzentrum ein Junkie in die Toilette eingeschlossen hatte, um sich dort Spritzen zu setzen, sind wir vollends ernüchtert. Es sind also nicht nur Spielplätze, sondern auch Familienzentren, wo man auf Fixernadeln stößt!

»Masernfälle und kein Ende«, meldet eine Radiosprecherin.

»In dieser Woche kamen allein achtzig weitere Fälle dazu. Die Angst begleitet vor allem Eltern mit Babys, die dürfen nicht vor dem neunten Monat geimpft werden.« Ich schalte das Radio aus und brummle: »O Mann! In Ausbruchsituationen darf schon ab sechs Monaten geimpft werden, das weiß ja sogar ich!«, und bringe Jessica einen Teller Suppe an den Tisch.

»Was machen wir denn jetzt mit dem Impfen?«, fragt sie mich. »Fast alle von Zarias Freunden sind ja jetzt geimpft. Aljoscha, Sophie und Maditas Eltern überlegen gerade. Ich würde lieber erst später impfen, wenn sie in die Pubertät kommt. Das sagt mir mein Gefühl, dass das ausreichend ist. Sie hat kein Geschwisterkind, und sie geht nicht in die Kita. Und sie soll ja dann auch Masern kriegen, das wäre ja besser als eine Impfung.«

Wir haben uns jetzt zumindest in der Theorie die Haltung angeeignet, dass wir es vorziehen würden, wenn unsere Tochter die vergleichsweise harmlosen Kinderkrankheiten wie Masern, Mumps, Röteln und Windpocken durchmacht, idealerweise im Vorschulalter. Wenn sie vor der Pubertät aber nicht erkrankt, also auch keine Immunität entwickeln konnte, würden wir sie aber impfen, da diese »Kinderkrankheiten« im höheren Alter öfter mit Komplikationen einhergehen. Sowieso muss bei Mädchen, bevor sie schwanger werden können, ein Schutz gegen Röteln bestehen, denn diese Erreger können beim Ungeborenen zu schweren Behinderungen führen.

Jessica stört sich besonders an der Tatsache, dass Mütter, die selber keine Masern hatten, aber dagegen geimpft wurden, ihrem Baby nur einen kürzeren Schutz vor Masern bieten können. Frauen, die selber die Masern durchgemacht haben, geben normalerweise mehr Antikörper an ihren Nachwuchs weiter. Das bedeutet, dass Babys heutzutage früher erkranken können als zu Zeiten, in denen praktisch noch jede Mutter selber die Masern gehabt hatte. »Diese Impfpolitik hat uns eingebrockt, dass wir keinen ordentlichen Nestschutz mehr bieten können wie früher«, ärgert sich Jessica.

Für mich sind eher Studien wichtig, die nahelegen, dass Kinder, die an Masern erkrankt sind, gegenüber geimpften Kindern ein geringeres Risiko haben, Allergien, Asthma oder Krebs zu bekommen. Aber wenn man ganz ehrlich ist, wünscht sich gerade keiner von uns wirklich die Masern für Zaria!

»Hast du eigentlich keine Angst, dass sie jetzt die Masern kriegt?«, frage ich Jessica. »Es wären drei Wochen Sorgen auf jeden Fall. Das ist ein neurotropher Virus, der geht immer an die Nerven, sodass eine leichte Hirnhautentzündung fast immer die Folge ist. Und man darf auf keinen Fall Fieber senken, du musst dann bei 40 Grad cool bleiben.«

»Wir müssten mal einen coolen Arzt haben, der dann auch vorbeikommt.«

»Ich glaube nicht, dass wir die Sorte Eltern sind, die bei 40 Grad Fieber und rotem Ausschlag mal lässig Wadenwickel anlegen. Ich hab keine Ahnung, wie so was geht!«

»Ehrlich gesagt, mache ich mir viel mehr Sorgen um so was wie Tetanus, stell dir mal vor, sie bekommt Wundstarr-krampf!«

»Aber das ist doch extrem unwahrscheinlich.«

»Wieso unwahrscheinlich? Neulich dieser Kampfhund auf dem Gemüsemarkt, der an sie ran gesprungen ist? Und der Kleine von Simone wurde im Streichelzoo vom Esel gebissen. Vielleicht hat eine Freundin von Zaria einen bissigen Hamster zu Hause?«

»Okay, aber mit Tetanus können sich die Kinder nicht gegenseitig anstecken. Da haben wir keinen Stress mit der Gesellschaft. Außer unsere Kinderärztin kriegt davon Wind und entzieht uns das Sorgerecht.«

»Ich glaube einfach, dass Zaria die Masern jetzt gut wegstecken würde. Aber sie dürfte dann natürlich kein anderes Baby anstecken!«

Als ich am Kiosk bei uns gegenüber die Schlagzeile »KIND STIRBT AN MASERN« lese, kaufe ich mir ausnahmsweise mal die *B.Z.*, die über zwei Seiten in riesigen Lettern titelt: »Nach vier Tagen verloren die Ärzte den Kampf gegen die Masern«. Als ich das Alter des gestorbenen Jungen lese, rutscht mir das Herz in die Hose. Er war anderthalb – genau wie Zaria! Und genau wie sie war er nicht gegen Masern geimpft! Nach einer Woche mit Fieber, Husten und dem maserntypischen Hautausschlag hatte sich sein Zustand weiter verschlechtert. Die Eltern brachten ihn dann ins Krankenhaus, wo er schließlich auf der Intensivstation landete und die Ärzte vergeblich um sein Leben rangen.

Der erste Todesfall des Berliner Ausbruchs kippt die Stimmung vollends ins Hysterische. Die Mainstream-Medien blasen alle ins gleiche Horn: Der Ausbruch sei eine Schande, der Tod des Jungen sei vermeidbar gewesen und gehe auf die Kappe der Nichtimpfer! Vor allem impfkritische Eltern sind im Visier. »IMPFEN MUSS PFLICHT SEIN« titelt die *Bild*, und der Berliner Gesundheitssenator will ein generelles Zugangsverbot für öffentliche Einrichtungen wie Kitas und Schulen einführen, wenn kein gültiger Impfschutz vorgewiesen wird. Kinderärzte raten von U-Bahnfahrten mit Säuglingen ab, auch Menschenmengen solle man mit Kindern ohne Impfschutz meiden. Ein Rektor schließt seine gesamte Schule, als die Masernerkrankung eines Schülers bekannt wird, und lässt sämtliche Impfpässe kontrollieren.

An einer Kita bei uns um die Ecke hängt ein handgeschriebener Zettel: »MASERN!!! LEBENSGEFAHR! SEID IHR ALLE GEIMPFT?!« Eltern fordern Namenslisten von den Erziehern: Jeder müsse jetzt zugeben, ob er impfen lässt oder nicht. Auf einmal fühlt es sich im »toleranten« Kreuzberg an wie eine Hexenjagd!

Impfkritische Ärzte beschweren sich, dass bei der Berichterstattung nicht erwähnt wurde, dass der gestorbene Junge einen chronischen Herzfehler hatte, der für den schweren Verlauf der Masern und den Tod mitverantwortlich war. In der offiziellen Pressemitteilung der Klinik Charité heißt es später, dass bei der Obduktion ein Herzfehler des Kindes festgestellt worden sei, der zuvor aber niemandem aufgefallen war. Auch mit dieser gesundheitlichen Einschränkung seien die Masern als Haupttodesursache zu bestätigen.

Böse Zungen aus der Impfgegnerecke unterstellen im Netz, man habe den Jungen absichtlich sterben lassen und lebensrettende Maßnahmen wie etwa Vitamin-A-Gabe unterlassen. Der Todesfall werde jetzt als willkommener Anlass genutzt, um auf Impfkritiker einzudreschen und einen Impfzwang durchzuboxen.

Schrecklich, wie so ein tragischer Fall von allen Seiten ohne Rücksicht instrumentalisiert wird. Die armen Eltern! Ihr Kind war gegen verschiedene Krankheiten geimpft, aber nicht gegen Masern-Mumps-Röteln und Windpocken. Vielleicht wollten, aber konnten sie ihr Kind nicht gegen Masern impfen, weil es dauernd krank war? Viel zu schnell wird mit dem Finger auf sie gezeigt und gerufen: Siehste, selber schuld!

Aber auch wenn die Herzerkrankung für den Tod des Jungen mitverantwortlich war, wie die Impfkritiker ins Feld führen: Er hätte durch eine bessere Durchimpfungsrate geschützt werden können. Gerade die Schwachen brauchen den Herdenschutz der Starken und Gesunden um sie herum. Wer weiß: Wir glauben, unsere Tochter wird die Masern schon wegstecken, aber vielleicht lauert in ihr auch ein unerkanntes Gebrechen, irgendein ein Organfehler oder Immundefizit?

»Habt ihr eigentlich mittlerweile geimpft?«, fragt mich der Vater einer der beiden Spielgefährtinnen von Zaria bei unserer Tagesmutter, als er sie morgens bei uns abliefert. »Wir haben Madita jetzt doch gegen Masern geimpft nach diesem Todesfall.« Maditas Eltern sind eigentlich auch eher impfskeptisch, während die Eltern des anderen Kindes der Tagesmutter sowieso nach STIKO-Fahrplan impfen. Damit ist Zaria jetzt die einzige Ungeimpfte in ihrer Minigruppe.

»Das ist richtig krass. Über tausend Fälle in Berlin, das ist wirklich dramatisch!«, findet Professor Dr. Annette Mankertz, Leiterin des Nationalen Referenzzentrums Masern, Mumps, Röteln am Robert Koch-Institut, wo zirkulierende Viren molekular analysiert und bestimmten Ausbrüchen zugeordnet werden »Ich mache das jetzt seit zehn Jahren, und wir haben immer wieder Ausbrüche gehabt, aber das ist der größte in Berlin, seitdem Daten zu Masernerkrankungen erhoben werden. Das ist unglaublich. Wir hatten den Ausbruch in Nordrhein-Westfalen im Jahr 2006, das waren 1800 Fälle, aber das ist ein vergleichsweise großes Bundesland.«

Ich habe mich mit Professor Mankertz verabredet, um mir ein objektives Bild der Lage zu verschaffen, und treffe sie hochbesorgt an. Das erklärte Ziel der Masernausrottung scheint wieder in weite Ferne gerückt. In einer Rekordwoche Anfang des Jahres habe es fast hundert Neuerkrankungen gegeben. Seit dem Todesfall in Berlin stehe das Telefon nicht mehr still. Gut daran sei, dass die Leute jetzt zum Impfen in die Praxen drängten. Bei Masern sei die Sterblichkeit gar nicht das große Problem. Die Mortalität liege im Bereich von einem Todesfall auf tausend Erkrankte, was verglichen mit einer Krankheit wie Ebola, an der jeder Zweite sterbe, relativ gering sei. Aber die Masern seien dafür eine der ansteckendsten Viruserkrankungen, die es überhaupt gebe. Von

100 Personen, die mit einem Masernerkrankten in Kontakt kommen, infizierten sich 99, wenn keine Immunität bestehe. Aufgrund von Impflücken komme es weltweit immer noch zu enorm vielen Erkrankungen und in der Folge zu über 100 000 Todesfällen durch Masern. Glücklicherweise hätten sich die Masern aus Berlin bislang nicht groß in Deutschland ausgebreitet, es gebe neben Brandenburg bislang nur ein paar Fälle in Thüringen und Sachsen.

Das Klischee impfmüder Eltern, die für die Berliner Masernmisere verantwortlich seien, kann die Virologin so nicht bestätigen. Die meisten Masernfälle gebe es in der Altersgruppe der 18- bis 43-Jährigen, die durch ihre große Mobilität den Erreger auch am stärksten verbreite. »Da ist die Fallzahl am allerhöchsten mit über 400. Junge Erwachsenen, die nach 1970 geboren wurden, das ist eine Altersgruppe mit größeren Impflücken.«

»Also ich?«

»Ja, haben Sie mal geguckt, ob Sie geimpft sind?«

»Ich bin geimpft, aber nur einmal.«

»Ja, dann wäre es eine Überlegung wert, die zweite Impfung nachzuholen!« Eine erste Impfung habe zwar schon eine Schutzwirkung von bis zu 95 Prozent, aber mit einer zweiten versuche man das noch zu steigern, was bei einer so hochansteckenden Krankheit wichtig sei. Die erste Impfung schlage manchmal nicht an, wenn etwa der Impfstoff falsch verabreicht wurde oder eine Unterbrechung der Kühlkette zur Inaktivierung des Impfstoffs geführt habe. Es könne auch passieren, dass man zum Zeitpunkt der Impfung schon einen schweren fieberhaften Infekt habe und der Körper deshalb nicht mit der Bildung von Masern-Antikörpern reagiert. Mit einer zweiten Impfung seien dann aber nahezu alle Geimpften wirklich sicher vor Masern.

Doch Professor Mankertz' größte Sorge bei diesem Ausbruch gilt nicht meiner Generation, sondern den Neugeborenen. Bei Säuglingen unter einem Jahr bestehe nämlich die höchste Inzidenz, also die meisten Fälle bezogen auf die Größe der Altersgruppe. »Hundert neugeborene Säuglinge sind in Berlin bereits an Masern erkrankt, und bezogen auf die verhältnismäßig kleine Altersgruppe ergibt das eine hohe Inzidenz.« Bemessen wird die Inzidenz in Fällen pro eine Million Einwohner, und »bei den Säuglingen ist die Inzidenz zehnfach höher als bei den Erwachsenen. Hundert Fälle hört sich zwar harmlos an, aber bezogen auf die Größe der Altersgruppe ist das richtig viel.«

Auch bei den Ein- bis Zweijährigen gibt es eine hohe Inzidenz von 2400. »Das sind absolut dramatische Zahlen, denn speziell Säuglinge und Kleinkinder haben ein großes Risiko, Jahre nach einer Masernerkrankung eine SSPE zu entwickeln.« SSPE steht für »subakute sklerosierende Panenzephalitis«, eine gefürchtete Spätfolge der Masern, bei der das Virus im Körper verbleibt, sich ins Gehirn zurückzieht und dort über Jahre hinweg immer größeren Schaden anrichtet. Diese Erkrankung ist nicht aufzuhalten oder zu behandeln und führt unweigerlich zum Tode. »Und je jünger Kinder sind, wenn sie an Masern erkranken, desto höher ist das Risiko einer SSPE. Bei sehr jungen Kindern liegt das Risiko bei 1 : 1500. Ich bin mir relativ sicher, dass wir in einigen Jahren in Berlin eine Häufung an SSPE-Fällen sehen werden. Und das ist etwas, was hätte vermieden werden können.« Mankertz stört die Trittbrettfahrermentalität von Menschen, die keine Lust hätten, sich oder ihre Kinder impfen zu lassen, und dabei nicht bedächten, dass es auch um die Ansteckung anderer gehe. »Impfen ist etwas, was man ja nicht nur für sich selber macht, sondern auch für die Allgemeinheit. Da kann man was tun, um die Schwächeren in der Gesellschaft zu schützen. Dieser Gedanke fällt mir manchmal zu sehr unter den Tisch.«

Professor Mankertz vermittelt mir ein Gespräch mit Dr. Benedikt Weißbrich, der am Institut für Virologie und Immunbiologie der Universität Würzburg bereits viele SSPE-Fälle untersucht hat. Weißbrich erklärt mir, dass man nicht genau wisse, wann das Masernvirus ins Gehirn gelange, und ob das nicht vielleicht bei fast allen Maserninfektionen passiere. Aber aus unbekannten Gründen gebe es einige wenige Infizierte, bei denen das Virus im Gehirn dauerhaft persistiert. Zwischen Masernerkrankung und Auftreten der SSPE lägen durchschnittlich sieben Jahre, aber diese Latenz könne zwischen zwei und zwanzig Jahren schwanken. Irgendwann mutiere das Virus im Gehirn der Betroffenen und breite sich über einen Zeitraum von mehreren Jahren von Zelle zu Zelle aus. Die Zerstörung von Hirnzellen trete schließlich dadurch in Erscheinung, dass die Kinder bereits Erlerntes wieder verlernen, beispielsweise nicht mehr Fahrrad fahren können oder in der Schule schlechter werden und unter Krampfanfällen leiden. »Nach und nach verlieren die Kinder alle ihre Fähigkeiten, und es endet im Wachkoma, in dem die Kinder nur noch dahinvegetieren, man nicht mehr mit ihnen kommunizieren kann, sie Pflegefälle geworden sind und irgendwann in diesem Stadium dann versterben. Also ganz fürchterlich.«

Als die Masernimpfung Anfang der Siebzigerjahre eingeführt wurde, hatte man zunächst die Befürchtung, dass es auch durch die Impfung zu einer SSPE kommen könne. Um das zu überwachen, wurden in verschiedenen Ländern Register aufgebaut, die eine SSPE als Komplikation einer Masernimpfung ausschließen konnten. In den Fällen, in denen Gehirngewebe von SSPE-Patienten untersucht wurde, konnte zudem immer nur das Wildvirus und nie das Impfvirus festgestellt werden.

Das tatsächliche Risiko, durch eine Maserninfektion an

einer SSPE zu erkranken, sei heutzutage bei der geringen Fallzahl sehr schwer zu bestimmen. In einer Studie hat Weißbrich mit Kollegen 31 zwischen 2003 und 2009 in Deutschland diagnostizierte SSPE-Fälle bei Kindern analysiert und ein Risiko von circa 1:3000 für das Auftreten einer SSPE errechnet, wenn die Masernerkrankung im Alter von unter fünf Jahren stattgefunden hat. Wobei aber deutlich sei, dass das Risiko steige, je geringer das Alter sei. Das sei auch durch andere Studien belegt. »Kinder im ersten Lebensjahr haben sicherlich ein viel höheres Risiko, was vermutlich in der Größenordnung von eins zu ein paar Hundert liegt.«

Dr. Weißbrich spricht extrem nüchtern, aber diese Aussage hat es in sich, und ich hake nach: »Das heißt, bei über hundert Fällen in Berlin wird es fast sicher SSPE-Fälle geben?«

»Also rein statistisch ist das fast zu erwarten.«

Wobei es da natürlich auch eine Schwankungsbreite gebe, allerdings in beide Richtungen. Ende der Neunzigerjahre habe sich in einer Kinderarztpraxis in Bad Salzuflen eine Tragödie abgespielt. Ein elfjähriger Junge, der noch keine typischen Symptome entwickelt hatte, war damals mit Masern ins Wartezimmer gekommen und hatte sechs andere Kinder angesteckt. Drei davon waren Säuglinge, von denen zwei eine SSPE entwickelten und an den Folgen verstarben. Weißbrich hat über die Jahre mit vielen erschütternden Fällen zu tun gehabt. Einmal hatte eine an Masern erkrankte Mutter ihr eigenes Baby angesteckt, das daraufhin eine tödliche SSPE entwickelte. Ein andermal war ein Vater mit seinen beiden Söhnen erkrankt. Beide Kinder bekamen nacheinander eine SSPE und verstarben.

»Hat ihre Arbeit zur SSPE für Sie denn im Privatleben Konsequenzen gehabt?«

»Es hat auf jeden Fall die Konsequenz gehabt, dass unsere drei kleinen Kinder zum frühestmöglichen Zeitpunkt gegen

Masern geimpft worden sind. Sie sind alle mit neun Monaten quasi am Stichtag geimpft worden. Diesem Risiko wollten wir so früh wie möglich entgehen. Da waren meine Frau und ich uns auch einig.«

Ich frage Weißbrich, ob es stimme, dass durch die Masernimpfung der Nestschutz der Mütter nachgelassen habe und sich die spezielle SSPE-Risikogruppe der Neugeborenen vergrößert habe. »Kritiker werfen der Impfpolitik vor, das oft beschworene SSPE-Problem selbst geschaffen zu haben.«

»Es ist durchaus denkbar«, stimmt der Virologe zu, »dass aufgrund der Tatsache, dass die Mütter, die jetzt Kinder kriegen, vor allem Impfantikörper haben, der Nestschutz nicht mehr so lange anhält und deshalb das SSPE-Risiko für Kinder im ersten Lebensjahr angestiegen ist.« Aber daraus den Schluss zu ziehen, dass es besser sei, wenn alle Mütter die Masern durchgemacht hätten, hält er für verfehlt. Das würde nämlich bedeuten, dass man die Impfung wieder abschaffen müsste, was zur Folge hätte, dass sich in Deutschland wieder wie früher eine komplette Geburtskohorte durchinfizieren würde, es also pro Jahr um die 700 000 Masernfälle gäbe. Darunter wären in absoluten Zahlen mehr SSPE-Fälle als heute. In den USA habe es Anfang der Siebzigerjahre noch ungefähr vierzig bis fünfzig SSPE-Fälle pro Jahr gegeben, und das sei nach Einführung der Impfung auf mittlerweile unter fünf Fälle gesunken.

Außerdem sei die SSPE bei Weitem nicht die einzige oder die häufigste Komplikation bei Masern. Noch häufiger treten Lungen-, Gehirn- und Mittelohrentzündungen auf. Das Risiko, an akuten Masern zu sterben, liege in Deutschland bei mindestens 1 : 10 000. Das heißt, bei 700 000 Erkrankten müsste man mit über 70 Maserntoten pro Jahr rechnen. Und das stehe in keinem Verhältnis zum heutigen SSPE-Risiko, auch wenn das zum Teil neu geschaffen worden sei.

Die Konsequenz könne also nicht sein, die Impfung abzuschaffen, sondern erst recht mit aller Entschlossenheit durchzuimpfen, um gerade die Kinder im ersten Lebensjahr durch Herdenimmunität zu schützen und die Masern bald ganz aus der Welt zu schaffen. Dass die Kinder zu spät geimpft würden, sei eine echte Gefahr. Ende des zweiten Lebensjahres seien erst ungefähr achtzig Prozent der Kinder gegen Masern geimpft. »Das muss man einfach so früh wie möglich machen!«

Die Sorge um Neugeborene kriegt bei uns noch einmal einen ganz neuen Gesichtspunkt, als Jessica mir freudestrahlend einen Schwangerschaftstest zeigt. Auf dem Display ist »schwanger« zu lesen. »Ist der aktuell?«, frage ich ungläubig. Sie nickt und schaut mir fest in die Augen, die sich mit Tränen füllen. »Das ist ja fantastisch!« Wir umarmen uns fest, was für ein Liebesbeweis! Wir haben uns ein Geschwisterkind gewünscht, aber dass es so schnell gehen würde ... Wir tanzen durch die Wohnung und berichten unserer kleinen Tochter, dass sie bald Gesellschaft bekommt. Schon bald hat Zaria verstanden und sagt »Baby!«, wenn sie auf Mamas Bauch zeigt. Herrlich! Wir können es kaum erwarten! Wobei ...

Bei allem Glück wird mir schwindelig bei dem Gedanken, was uns nun alles bevorsteht. Wir sind ja jetzt mit einem Kind schon an der Belastungsgrenze! Wie soll das mit den Nächten werden, wie sollen wir noch zum Arbeiten kommen? Eigentlich bräuchte es eine familiengerechtere Wohnung und Wohnlage. Und was ist mit dem Impfen? Zaria wäre ja eine Gefahr für ihr Geschwisterkind, sollte sie die Masern bekommen.

Jessica und ich sitzen abends auf dem Bett und gucken ein Video, das mir der Verband der Kinder- und Jugendärzte geschickt hat. In dem Film werden mehrere Kinder besucht, die einer SSPE erkrankt sind. Es sind erschütternde Dokumente geistigen und körperlichen Zerfalls. Starker Tobak, vor allem für eine schwangere Mutter. Die Eltern im Videobeitrag berichten, wie sich die Kinder auf einmal veränderten, Anzeichen einer Demenz entwickelten und schließlich schwere Pflegefälle wurden. Man sieht, wie apathische Kinder gefüttert oder künstlich ernährt werden müssen. Eine Mutter erklärt mit den Tränen ringend, dass ihr Baby, als es sich infizierte, noch zu klein war, um es zu impfen, und andere Eltern, die ihre Kinder nicht impfen ließen, am Schicksal ihrer Tochter Schuld seien.

Wir merken, wie nah die Masern schon an uns vorbeigeschrammt sind, als sich mit drei Wochen Verspätung ein Praktikant bei Jessica vorstellt und sich damit entschuldigt, er habe die Masern gehabt. Das sei echt eine dämliche Krankheit, extreme Kopfschmerzen und der Ausschlag am Bein habe tierisch wehgetan, er habe keine Hosen tragen können.

Gerade als wir uns wirklich sicher sind, dass Zaria keine Masern bekommen soll, gesellt sich zum Schnupfen unserer Tochter noch ein hässlicher Husten.

4. Old man's friend

Von wegen cool bleiben bei 40 Grad Fieber! Gerade ist Zarias Temperatur über 39 geklettert, und wir drehen schon völlig am Rad. Die Kleine sieht aber auch wirklich elend aus. Husten beutelt sie schmerzhaft, und die Nase läuft. Die letzten Tage waren schon nicht schön, viel Schnupfen, dann der Husten, aber jetzt ist noch das Fieber dazugekommen. Sind das etwa die Masern? Die fangen nämlich genauso an!

Es ist Freitagabend, unsere Kinderarztpraxis hat schon geschlossen, und ich hänge über dem medizinisch-pädagogischen Ratgeber »Kindersprechstunde«. Was Kinderkrankheiten angeht, sind wir absolute Grünschnäbel und hatten leicht reden, solange Zaria gesund war. Jetzt geht es ihr zum ersten Mal richtig, richtig schlecht. Mir ist zwar klar, dass man bei Masern kein Fieber senken soll, aber irgendwas müssen wir doch tun! Wenn man nicht gleich zu Medikamenten greifen will, werden ja Wickel empfohlen. Aber im Ratgeber ist dem Thema ein ganzes, langes Kapitel gewidmet, und es gibt Dutzende von Wickelarten. Mir raucht der Kopf! Sollen wir jetzt Brustwickel gegen Husten machen oder lieber Wadenwickel, um das Fieber zu senken, und kann man beides gleichzeitig machen? Doch wenn man sich mal entschieden hat, fangen die Probleme erst an: Wo zum Teufel soll ich ungesponnene Rohwolle herkriegen, und was ist das überhaupt? Ich glaub ich spinne: Bourretteseide? Wer hat so was in der Schublade? Ich kann doch jetzt nicht Zarias liebevoll von Oma gestrickte Merinowollweste als Wickel missbrauchen! Leinentücher seien ideal für Umschläge – sind wir hier beim Tuchmacher?

Inzwischen liegt Jessica mit der Kleinen im Bett, die mit geschlossenen Augen und hochroten Wangen an einer Nuckelflasche hängt. Manchmal wacht sie durch einen Hustenanfall auf, und es laufen ihr Kullertränen herunter. Zum Glück kann die Mama sie trösten und legt ihr lauwarme Tücher zur Kühlung auf die Stirn. Jede Viertelstunde wird Fieber gemessen.

Jessica ist davon überzeugt, dass Zarias Erkrankung damit zu tun hat, dass sie vor Kurzem abgestillt hat. Nach anderthalb Jahren war es Jessica müde geworden, und Zarias Interesse war auch nicht mehr ganz so groß, ab und an hatte sie ihre Mutter auch schon mal ihre Milchzähne spüren lassen. Zaria aß mittlerweile auch schon genug und war bestens an die Flasche gewöhnt, sodass der Absprung von Mamas Milchbar eigentlich reibungslos vonstattenging. Aber von nun an musste ihr Immunsystem alleine klarkommen.

Mir schwant Böses beim Anblick unserer Tochter. Wenn wir uns jetzt die Masern eingebrockt haben, liegen verdammt harte Wochen vor uns, und dann dürfen wir uns jahrelang davor ängstigen, dass sie diese fatalen Spätfolgen entwickelt!

Als das Fieber trotz Wadenwickel in den nächsten Stunden über 39,5 klettert und Zaria einen immer matteren Eindruck macht, rufen wir ein Taxi und fahren in die Ambulanz von Zarias Geburtskrankenhaus. Nachdem wir uns in der Anmeldung mit dem offensichtlich sehr kranken Kleinkind gezeigt haben, müssen wir zum Glück nicht lange warten, bis ein Kinderarzt sie untersucht und abhört. Er stellt zwar nicht die befürchteten Masern fest, dafür schockiert er uns aber mit einer anderen Diagnose: Lungenentzündung. Wie bitte? Das Kind ist keine zwei und hat schon eine Lungenentzündung?! In meinem Weltbild bekommen das nur alte Menschen. Anstatt die Masern zu bekommen, sind wir gleich bei einer Masernkomplikation angelangt.

Was um Himmels willen ist mit unserer kleinen, kerngesunden Tochter geschehen? Wie konnte das passieren! In meiner Vorstellung muss eine Lungenentzündung einen Grund haben. Ein Kind, das sich nachts im Wald verlaufen hat und halberfroren aufgefunden wird, oder Eltern, die ihr durchnässtes Kind im Winter auf dem Schlitten durch die Kälte ziehen, ohne zu bemerken, dass die Lippen blau angelaufen sind. Irgendein so ein Missgeschick, ein grober Fehler kann so was verursachen. Aber bei uns ist nichts dergleichen passiert. Was haben wir falsch gemacht?

»Ist sie gegen Pneumokokken geimpft?«, fragt der Kinderarzt in der Ambulanz Als wir verneinen, zieht er die die Augenbrauen hoch: »Nicht? Na, dann ist es umso wichtiger, sofort mit einem Antibiotikum zu behandeln!« Pneumokokken seien nämlich die häufigste Ursache von Lungenentzündungen. Haben wir uns etwa dadurch, dass wir »ungesundes« Impfen vermieden haben, eine ungesunde Behandlung mit Antibiotika eingehandelt, die wir genauso wenig haben wollen?!

Für Brustwickel und Tee trinken haben wir jetzt nicht die Nerven, sondern holen das verschriebene Antibiotikum aus der Notapotheke. Doch die Besorgung eines Medikaments ist die eine Sache, die erfolgreiche Verabreichung eine andere. Zaria will von dem eklig-süßen Saft nichts wissen. Als wüsste sie, dass das Mittel ihrer Darmflora nichts Gutes bringt, spuckt sie das widerliche Zeug mit Inbrunst aus. Auch in Grießbrei mit Apfelmus versteckt, kriegen wir nicht mehr als einen kleinen Happen in sie rein. Genauso ist es mit gequetschter Banane, und es klappt nur einmal. Offenbar ist der Geschmack des Antibiotikums so durchdringend, dass anschließend jedes Lebensmittel, in das wir heimlich etwas reingeschummelt haben, von Zarias Geschmacksnerven kategorisch abgelehnt wird. Schließlich injizieren wir das Zeug mit einer Spritze sogar von unten in ein Obstbreitütchen vom Drogeriemarkt, das Zaria anschließend aussaugt. Wobei wir nicht genau nachvollziehen können, wieviel Antibiotikum in der Packung verbleibt. Die empfohlene Menge kriegen wir auf jeden Fall nicht an sie verabreicht. Tatsache ist, dass es Zaria, noch bevor das Antibiotikum überhaupt anschlagen kann, schon deutlich besser geht. Würde man die Diagnose nicht kennen, würde man denken, sie sei wohlauf. Das Fieber ist weg und der Appetit wieder da.

In der Kinderarztpraxis, wo wir uns gleich Montag früh zur Kontrolle einfinden, kann sich die Ärztin bei Zarias Anblick gar nicht vorstellen, dass sie eine Lungenentzündung hat. Munter klettert sie auf den Spielgeräten herum und verbreitet gute Laune. Trotzdem stellt die Ärztin beim Abhören ohne Zweifel eine Pneumonie fest. Wir sollen das Antibiotikum weiter geben. Das gelingt zwar nur bedingt, aber ihr Immunsystem scheint sowieso bestens gerüstet: In Rekordzeit ist sie die Lungenentzündung wieder los!

Leider bleibt aber dieser lästige Husten, und eine schier endlose Infekt-Odyssee beginnt: Eine Erkältung folgt der nächsten, Ohren- wechselt mit Hals- und Bindehautentzündung. Vor allem der Husten bereitet uns Sorgen, der uns den Schlaf raubt. Das einzig Gute an diesem Umstand ist, dass es für Keuchhusten eher untypisch ist, wenn nur nachts gehustet wird, wir uns in dieser Richtung wohl keine Sorgen zu machen brauchen. Offensichtlich ist Zaria damit beschäftigt, Schleim abzuhusten. Sobald sie eine Weile lang liegt, geht der Husten los, der mitunter so heftig ausfällt, dass sie sich übergeben muss. Mindestens zweimal muss man sie nachts hochnehmen, damit sie sich wieder beruhigt. Am besten, man sorgt dann für frische, kühle Luft, wickelt sie in eine Decke und geht auf den Balkon. Auch vor einem geöffneten Kühlschrank kann man ihren Husten beruhigen. Wir hängen nachts nasse Tücher auf, um die Luft zu befeuchten, was ebenfalls gut für die Atemwege ist, und betten ihren Kopf erhöht, damit der Schleim besser ablaufen kann. Auch Nasentropfen setzen wir ein und verabreichen brav die Kügelchen, die uns die Hebamme empfiehlt. Aber helfen tut das alles nicht.

Hinzu kommt, dass wir drei uns jetzt reihum immer wieder gegenseitig anstecken, über Monate dreht sich munter das Infektkarussell bei uns und sorgt für Siechtum. Nichts Ungewöhnliches, hören wir von Freunden mit älteren Kindern – was immerhin ein schwacher Trost ist. Von meiner großen Schwester habe ich mittlerweile auch erfahren, dass meine Nichte im Vorschulalter sogar zweimal eine Lungenentzündung hatte und sie den dauernden Husten nur mit konsequentem Inhalieren in den Griff bekam.

Als uns ein besorgter Anruf unserer Kinderärztin erreicht,

finde ich mich mit Zaria in ihrer Praxis ein. Sie legt uns noch einmal ans Herz, gegen Masern zu impfen. Während des Ausbruchs, der immer noch anhält, habe sie viele Fälle in der Praxis gehabt, auch Kleinkinder und Neugeborene, die sie teilweise ins Krankenhaus einweisen musste.

»Ich kenne Masern ja noch von früher«, erinnert sie sich, »als sozusagen ›gesunde‹ Kinderkrankheit. Man ist halt krank, hat hohes Fieber, liegt da zehn Tage schachmatt im Bett rum und muss das gut pflegen und gut begleiten, homöopathisch, Salzabwaschungen machen, Lunge abhören, Ohren anschauen. Und es ist nie irgendwas Schlimmes passiert. Aber heutzutage ist es so, dass kleine Kinder, die sonst Masern gut vertragen, Lungenentzündung kriegen oder eine Enzephalitis, also Gehirnentzündung, bekommen. Die Masern verlaufen in meinem Erleben nicht mehr so harmlos wie früher. Und dann gibt es ja auch das Risiko von dieser sehr gefährlichen Slow-Virus-Erkrankung, dieser SSPE-Spätfolge. Deswegen empfehle ich dringend die Impfung. Die Frage ist nur, wie gesund sie ist und ob wir sie impfen können.«

Die Ärztin hört Zaria ab, zum Glück keine Bronchitis und keine Lungenentzündung. Aber als sie in den Rachen blickt, urteilt sie: »Viel Schleim, der runterläuft. Also für mich kein Impfkind. Wir warten ab. Viel rausgehen, frische Luft. Ich schwöre ja auf Inhalation mit Kochsalzlösung, wobei das wissenschaftlich nicht erwiesen ist.«

Aber auch ein elektrisches Inhaliergerät und viel Kochsalzlösung lassen Zarias Husten nicht verschwinden. Als Nächstes erwischt es Jessica, die durch die Schwangerschaft sowieso immungeschwächt ist, mit Fieber, Kopf- und Gliederschmerzen. Der Arzt vom Bereitschaftsdienst, den wir rufen, stellt eine Grippe fest, ohne das im Labor zu prüfen. Man könne da ja eh nichts machen, außer »Abwarten und Tee trinken«. Er hat leicht reden, Jessica geht es hundeelend, und sie ist drei Wochen ans Bett gefesselt. Wochenlang bin ich als Papa, Hausmann und Krankenpfleger von früh bis spät eingespannt. Dass ich seit Monaten eine schwelende Dauererkältung habe, ignoriere ich und ziehe eisern die Nachtschichten durch. Wenn Jessica ausfällt, bin ich mit dem Haushalt sichtlich überfordert, Wäscheberge türmen sich, die Wohnung verstaubt und versinkt im Chaos. Zum Glück kommt uns Jessicas Mutter zu Hilfe. Besonders wenn ich für eine Lesereise über Nacht weg muss, ist sie gefragt. Leider bleiben Schlafentzug und Erregerballung auch bei Zarias Großmutter nicht ohne Wirkung. Nach zwei Wochen hat sie sich eine schwere Erkältung zugezogen und fährt hustend wieder nach Hause Richtung Köln, um sich zu erholen.

Als Jessica wieder halbwegs gesund ist, bin ich an der Reihe. Fieber und Schwäche fesseln mich ans Bett, dann kommt schmerzhafter Husten hinzu. Würde ich mich nicht so elend fühlen, wären die Quarkwickel, die mir Jessica streng nach Lehrbuch verabreicht, eine amüsante und angenehme Art, unsere Beziehung zu pflegen. Während sie mir den warmen Magerquark auf die Brust streicht, lächele ich sie an und denke, dass wir uns schon lange nicht mehr so nah gekommen sind! Der garstige Husten lässt sich aber durch den Quark nur wenig beeindrucken, und das Fieber steigt stetig weiter. Schließlich ruft Jessica dann doch lieber einen Arzt vom Bereitschaftsdienst, der mich abhört und nicht ganz zufrieden ist. Als er zudem einen recht geringen Sauerstoffgehalt in meinem Blut feststellt, schickt er mich mit dem Verdacht auf Lungenentzündung ins Krankenhaus. Völlig übertrieben, denke ich, aber füge mich dem ärztlichen Gebot und Jessicas überbesorgten Blicken.

Doch in der Klinik wird per Röntgenaufnahme tatsächlich eine Lungenentzündung diagnostiziert, und ich werde stationär aufgenommen. Na super! Daran, dass Kleinkinder

Lungenentzündungen kriegen können, habe ich mich jetzt gewöhnt, und bei alten Menschen wundert es mich nicht, aber ich bin noch in meinen Dreißigern! Ich halte mich auch für einigermaßen fit, bin nicht übergewichtig und rauche nicht! Klar, seit Zarias Geburt mache ich keinen Sport mehr, und es ist wohl in der Summe sehr belastend mit dem Schlafentzug und all den Krankheiten um mich herum – aber deswegen muss man doch nicht gleich bei den Schwindsüchtigen landen!

Noch in der Notaufnahme bekomme ich eine Infusion angehängt, wieder mal sind Pneumokokken im Verdacht, und ich soll mit Antibiotika therapiert werden. Ich fange an, über Lungenentzündungen nachzulesen und erfahre, dass Pneumonien in Entwicklungsländern neben Durchfallerkrankungen die häufigste Todesursache sind. Weltweit sterben daran mehr Kinder als an Malaria, HIV und Masern zusammen. Die Einführung der Antibiotika in den Vierzigerjahren des 20. Jahrhunderts hat zwar zu einer enormen Reduzierung der Sterblichkeit bei Lungenentzündungen geführt. Aber auch in Deutschland enden bei einem schweren Verlauf noch zehn Prozent der Pneumonien tödlich, bei Immungeschwächten sogar dreißig Prozent. Da die Lungenentzündung eine Haupttodesursache im Alter ist, die viele greise Menschen von ihren Leiden befreit, hat sie den Spitznamen »old man's friend«.

Aber ich bin noch jung und will nicht gehen! Auf dem Gang, durch den ich auf meine Station geschoben werde, liegt ein röchelnder Greis. Vielleicht ist so eine Radikalkur hier ja gut für mich, so eine komplette Auszeit von zu Hause, in der ich mich mal richtig ausruhen kann. Ich will wirklich nicht für immer entschlummern, aber die Aussicht, mal durchschlafen zu können, erfüllt mich mit Vorfreude. Doch dann finde ich mich als stinknormaler Kassenpatient in einem Dreibettzimmer wieder.

Meine beiden Bettnachbarn sind im knapp pensionsfähigen Alter. Der eine quält sich seit Monaten mit einem infizierten Knie, die Erreger sind nach einer OP einfach nicht wegzukriegen. Außerdem muss der Arme sich noch mit seiner Versicherung herumschlagen, die die Kosten für seinen Arbeitsausfall nicht weiter erstatten will. Der andere Zimmernachbar ist ein kleiner Mann mit einer riesigen Brille aus den tiefen Achtzigern, die heute im Prinzip schon wieder als cool durchgehen würde, wenn man dazu keinen gestreiften Schlafanzug anhätte. »Mal ne Frage: Schnarcht ihr?«, fragt er uns.

»Nein«, kann ich ehrlich antworten.

»Nur, wenn ich erkältet bin«, gibt der Mann mit dem kaputten Knie zu.

»Ich bin leider eine ziemliche Schnarchnase. Also, wenn es zu laut wird, werft ein Kissen nach mir!«

Schon bald weiß ich mehr über die »Schnarchnase«, als mir lieb ist. Er heißt Roland, ist Blechschlosser und kann kein Blut sehen. »Ich werde nicht schreien, aber so wimmern. Der Piks ist ja nicht so schlimm, aber wenn das dann so zieht, das ist ein so ekelhaftes Gefühl! Bei anderen Leuten sehen kann ich das auch nicht. Und leider nehmen die mir hier immer massenweise Blut ab.« Sie können bei ihm nämlich leider nicht rauskriegen, warum er eine Lungenentzündung hat. Vielleicht ein seltenes Virus? Eigentlich gehe er ja nie zum Arzt, aber letztes Jahr sei er eines Tages einfach umgekippt und habe sogar kurz im Koma gelegen. Dann habe man Diabetes bei ihm festgestellt und einen Defekt in seiner Bauchspeicheldrüse, die irgendein Enzym nicht herstellt. Dafür bekommt er Tabletten, die das Enzym ersetzen, das für seinen Stoffwechsel nötig ist. »Dit ist ne feine Sache, aber, was dann am Ende dabei unten rauskommt, riecht leider wie totes Kamel. Keine Angst, ich habe immer so ein Raumspray fürs Bad dabei. Ich habe das mit dem Stuhl jetzt auch so einigermaßen im Griff, dass es nicht weich und nicht zu fest wird, aber so ganz perfekt kriegt man es nie hin.«

Unser gemeinsames Badezimmer, auf das der Begriff »Nasszelle« besser passt, wird für mich zur Folterkammer. Rolands Raumspray vermischt sich mit seinen Darmdüften, und ich versuche beim Zähneputzen, die Luft anzuhalten. Es ist beklemmend heiß, und die hohe Luftfeuchtigkeit macht die Nasszelle zum idealen Brutkasten für resistente Krankenhauskeime. Ohne Fenster mit einer sehr schwerfälligen, undurchschaubaren Lüftung, die noch ewig weiterläuft, wenn man wieder raus ist und versucht einzuschlafen.

Während die Antibiose durch eine Infusion in meinen Arm rieselt, inhaliere ich regelmäßig mit einer Sauerstoffmaske. Dabei fühle ich mich wie Darth Vader, nur ohne ein Imperium der Macht. Ich bin leider den Körpergeräuschen und Gerüchen meiner Zimmernachbarn ausgeliefert. Der Mann mit dem kaputten Knie stöhnt vor Schmerzen, wenn er sich im Bett wälzt, und Roland, der Blechschlosser, schnarcht tatsächlich, dass die Wände wackeln. Ab und zu entfährt ihm dabei auch noch ein Hochdruckfurz. Wenn man Roland rüttelt, wird er zwar still, aber spätestens nach ein paar Minuten kommt der Schnarchzug wieder in Fahrt. Ich muss meinen Schlaf tagsüber nachholen und besorge mir *Ohropax*, was aber nicht wirklich hilft, denn das Schnarchen ist immer noch gut zu hören, nur eben etwas leiser. Dafür höre ich mein eigenes Schnaufen aber extrem laut, und dann macht es pffft. *Nasopax* gibt es leider nicht.

Nie wieder Männer-WG!

Ich frage die junge Stationsärztin bei der morgendlichen Visite, ob meine Lungenentzündung ansteckend ist.

»Eigentlich nicht, nur für nicht Immunkompetente oder Immungeschwächte.«

»Meine kleine Tochter? Sie ist anderthalb.«

»Ist sie gegen Pneumokokken geimpft?«

»Nein.«

»Dann sollten sie vielleicht engeren Kontakt erst mal meiden.«

Na prima! Ich habe mich um meine Tochter gekümmert, als sie krank war, bis ich selber krank geworden bin, und jetzt darf sie nicht mal mehr in meine Nähe? Was ist nur aus unserem Familienglück geworden? Jessica will mich aus Angst vor Ansteckung lieber auch nicht besuchen. Zu allem Überfluss ist jetzt auch noch bei ihrer Mutter eine Lungenentzündung festgestellt worden. Womit haben wir das verdient?

Als ich nach einer Woche wieder auf freiem Fuß bin, telefoniere ich mit einem Pneumologen, um diese auffällige Reihe von Lungenentzündungen in unserer Familie noch einmal zu besprechen. War es ein großes Versäumnis von uns, Zaria nicht gegen Pneumokokken zu impfen? Der Facharzt erklärt mir, dass er ein Freund der Impfung sei, aber Pneumokokken natürlich nicht alle Lungenentzündungen auslösten. Bei Kindern seien Pneumokokken häufiger beteiligt als bei Erwachsenen, da machten Pneumokokken nur noch so um die zehn bis zwölf Prozent der Fälle aus, schätzt er. Alle anderen Pneumonien könne man mit dieser Impfung nicht verhindern.

Pneumokokken sind Bakterien, die wir alle auf unseren Schleimhäuten haben, der eine mehr, der andere weniger. Gefährlich werden sie, wenn sie in die Blutbahn gelangen und das Immunsystem sie nicht in den Griff kriegt. Dann können sie eine Ohren-, Lungen- oder im schlimmsten Fall eine Hirnhautentzündung verursachen. Jedes Jahr sterben durchschnittlich zehn Kinder an einer Pneumokokkeninfektion, 35 behielten bleibende Schäden. Allerdings gebe es neunzig verschiedene Pneumokokkenstämme und es könne bislang bei Kindern nur gegen dreizehn und bei Erwachsenen gegen

23 geimpft werden, das seien allerdings die für den Menschen bislang gefährlichsten Stämme.

Ein Problem bei der Pneumokokken-Impfung sei das sogenannte »Serotype replacement«: das Nachrücken von ähnlichen Bakterien in eine Lücke, die durch Impfungen geschaffen wird. Wenn man eine Sorte los ist, stehen zig andere schon in der Reserve. Auch die Schleimhäute von gegen Pneumokokken geimpften Kindern bleiben mit Pneumokokken besiedelt, nur sind es andere als bei Ungeimpften. Ob das ein Vor- oder Nachteil ist, sei nicht untersucht. Hirnhautentzündungen seien in England nach Einführung der Pneumokokkenimpfung zwar seltener geworden, aber dafür sei es zu einer Epidemie von schweren, eitrigen Lungenentzündungen durch bislang seltene Pneumokokkentypen gekommen.

Eine Studie habe gezeigt, dass durch die Impfung zwar Pneumokokkenpneumonien um 45 Prozent gesenkt wurden, aber Lungenentzündungen insgesamt nur um fünf Prozent zurückgegangen seien. Das sei bei 200 000 Menschen, die jährlich in Deutschland wegen einer Lungenentzündung ins Krankenhaus müssten, trotzdem noch eine relevante Zahl.

Als ich dem Pneumologen vom Dominoeffekt in unserer Familie erzähle, wie einer nach dem anderen eine Lungenentzündung bekommen hat und bei Jessica eine Grippe diagnostiziert wurde, wird er hellhörig. Dadurch, dass sich mehrere Personen kurz hintereinander angesteckt haben, klinge es mehr nach einer viralen Ursache. Pneumokokken seien nicht besonders ansteckend. Hier deute alles auf eine Grippe als Ursache hin. Auch ich hatte starke Glieder- und Kopfschmerzen, und die Tatsache, dass ich kaum Auswurf beim Husten hatte, spreche ebenfalls für einen viralen Infekt. Das Influenzavirus führe typischerweise zu einer Lungenentzündung. Sehr häufig komme es dann noch zu einer sogenannten »Superinfektion«, bei der sich Pneumokokken oder andere

Bakterien auf die virale Infektion draufsetzen. Deshalb sei eine Behandlung mit Antibiotika auch bei viral verursachten Lungenentzündungen hilfreich.

Wäre in unserem Fall also eine Grippeimpfung die bessere Wahl gewesen? Die Influenzaimpfung wird jedoch wegen ihrer geringen Effektivität in Deutschland nicht generell für Kinder empfohlen, nur wenn sie an einer Grunderkrankung wie Asthma oder Diabetes leiden und ihnen eine Grippe besonders gefährlich werden kann. Auch Schwangeren empfiehlt die STIKO eine Grippeimpfung, aber Jessica hätten keine zehn Pferde dazu bringen können, nach ihrer Erfahrung mit dem Impfen in der ersten Schwangerschaft. Und ich? Man hätte in dieser Grippesaison großes Glück haben müssen, um mit der Impfung gerade den richtigen Erregerstamm zu erwischen. Die zirkulierenden Influenzaviren haben nämlich dieses Jahr nicht viel mit den Impfstoffviren gemeinsam. Im *Ärzteblatt* lese ich, dass der Grippeimpfstoff einer US-Studie zufolge nur weniger als zwanzig Prozent der Geimpften vor einer Erkrankung schütze, in Deutschland lese ich von höchstens dreißig Prozent. In einer »guten Saison« könne man laut Robert Koch-Institut mit einer Effektivität von 41 bis 63 Prozent bei älteren Menschen rechnen. Bei jungen Erwachsenen, die noch über ein besseres Immunsystem verfügen, sei schon eine Schutzwirkung bis zu achtzig Prozent beobachtet worden. Allerdings wird für diese Altersgruppe die Impfung gar nicht generell empfohlen, die würden die Grippe nämlich auch so ganz gut wegstecken. Also auch hier gibt es wieder mal keine klare Impfentscheidung!

Und was machen wir jetzt mit unserer Tochter, die immer noch keinen Impfpass hat? Sie hustet leider immer noch, und impfen will man sie so nicht. Aber die Masern gehen immer noch um in Berlin, und meine Recherchen sind noch nicht abgeschlossen!

5. Schuss in den Ofen

»Sie wollen nach Guinea-Bissau? Ein, zwei Wochen, während der Regenzeit? Das ist doch mal was!« Dr. Schönfeld, Tropenmediziner in der Uniklinik Charité in Berlin, scheint mein seltenes Reiseziel in Westafrika zu gefallen, während er meinen Impfpass studiert. Er stellt fest, dass ich bereits zweimal gegen Gelbfieber geimpft worden bin, was in Westafrika bei der Einreise vorgeschrieben ist. Leider liegt die letzte dieser Impfungen aber zehn Jahre zurück, gilt also als abgelaufen. Zwar habe die Weltgesundheitsorganisation letztes Jahr offiziell festgestellt, dass eine Gelbfieberimpfung ein Leben lang schütze, aber in den letzten fünfzig Jahren habe die Devise gegolten, dass die Impfung alle zehn Jahre aufgefrischt werden müsse. Und bis die neue WHO-Direktive bis in alle Ecken Afrikas durchgedrungen sei, könne es noch lange dauern. Man kenne das von der Cholera-Impfung, die auch eine Zeitlang in bestimmten Ländern verpflichtend war. Als die WHO die Impfempfehlung zurücknahm, habe es teilweise fünfzehn Jahre oder länger gedauert, bis das im letzten afrikanischen Land auch umgesetzt wurde. Dr. Schönfeld empfiehlt mir also eine dritte Gelbfieberimpfung, um an der Grenze bei der Impfpasskontrolle keinen Ärger zu kriegen. »Auch um zu vermeiden, dass man da dann mit irgendwelchen ominösen Spritzen geimpft wird.« Eine Gelbfieber-Wiederimpfung sei mit keinen gesundheitlichen Nachteilen verbunden, versichert mir der Tropenmediziner, man könne das nicht »überimpfen«. »Entweder Ihr Körper hat schon Gedächtniszellen gebildet, dann würden Ihre Antikörper meine Impfviren killen. Oder Sie haben keinen Schutz, dann würde eben diese Impfung wirken.« Im Fall, dass diese Lebendimpfung zum ersten Mal bei mir anschlage, sei ein leichtes Krankheitsgefühl nach drei, vier Tagen alles, womit ich rechnen müsse.

Bei Totimpfstoffen wie gegen Tetanus sei es etwas anderes. Wenn man das zu oft impfe, was ja leicht vorkomme, wenn man seinen Impfpass verliere oder nicht dabei habe, wenn bei einer Verwundung im Krankenhaus geimpft werde, dann könne es zu »Überimpfung« und einem dicken Arm kommen, der nach jeder Impfung stärker schmerze.

Neben dem Nachteil der Totimpfstoffe, die man immer wieder auffrischen muss, gebe es bei Impfungen generell das Problem mit den Bakterien. Keuchhusten beispielsweise werde von Bakterien hervorgerufen, und gegen diese Erreger könne das Immunsystem keinen nachhaltigen Schutz aufbauen. Genauso sei es mit Tetanus, Diphtherie oder Cholera, Krankheiten, die von Bakterien verursacht werden. »Wenn es der Natur schon nicht gelingt, gegen Bakterien einen dauerhaften Schutz aufzubauen, dann ist das natürlich auch für die Impfstoffhersteller nicht möglich.«

Die Gelbfieberimpfung schütze hingegen hervorragend vor einem Virus, der durch Mücken übertragen werde. Doch Mücken blieben trotzdem eine große Gesundheitsgefahr bei meiner Reise, da sie unter anderem auch noch Denguefieber übertragen, wogegen Schönfeld mir noch keine Impfung anbieten könne. Vor allem handele es sich bei Westafrika aber um ein Malaria-Hochrisikogebiet, ganz besonders in der Regenzeit, wenn die Mücken besonders viele Brutplätze finden. Malaria wird durch einen von Mücken übertragenen Parasiten ausgelöst, gegen den ebenfalls noch keine Reiseimpfung empfohlen wird. Hier sei althergebrachter Mückenschutz angesagt. Außerdem empfiehlt er Malariatabletten zur Prophylaxe.

Westafrika gehöre zum »Meningitisgürtel« der Subsaharazone, wo es gehäuft zu durch Meningokokken ausgelösten Hirnhautentzündungen komme. Die Keime würden durch Menschen übertragen, die sich aber praktisch nur in der Trockenzeit infizierten, wenn die Menschen einen spröden Hals bekämen und die Erreger dort leichter eindringen könnten. In der Regenzeit sei das aber unbedenklich. Auch um Tollwut bräuchte ich mir keine Sorgen zu machen. Da müsste ich von einem herumstreunenden Hund gebissen werden und das Pech haben, dass Tollwutviren in die Wunde gelangen. Wenn mich ein Hund beiße, egal ob in Afrika oder Berlin, solle ich bei einem Tollwutverdacht schleunigst in eine medizinische Einrichtung gehen, da könne man gegen Tollwut nachimpfen.

Der beste Schutz vor Cholera sei, auf sauberes Trinkwasser zu achten und möglichst nur aus gekauften, verschlossenen Flaschen zu trinken. »Am besten mit Kohlensäure, sodass es zischt, wenn die Flasche geöffnet wird, und man sicher sein kann, der Erste und Einzige zu sein, der daraus trinkt. So kriegen Sie niemals Cholera.« Leitungswasser sei gefährlich, das werde da unten nicht dreistufig geklärt und müsse abgekocht werden, um die Choleraerreger abzutöten. Ich solle möglichst nur Gekochtes essen und auf Rohkost und Salate verzichten, auch wenn das grundsätzlich gesund sei. »Salate werden mit Wasser gegossen, das vorher nicht abgekocht wurde. Und stellen Sie sich mal die große Oberfläche auf den Salaten vor mit diesem Wasser drauf, und dann trocknet das. Das ist die Infektionsschleuder schlechthin!« Ich muss an Pettenkofers Cholerafrühstück denken – ob er einen Cholerasalat auch so gut weggesteckt hätte?

Der Tropenmediziner zückt die Spritze und fragt: »Ist bei Ihnen eine Hühnereiweißallergie bekannt?«

»Nein.«

Dann steht der Impfung nichts im Weg. Verrückt! Nach all meinen Impfrecherchen und dem, was ich über Komplikationen und Impfschäden erfahren habe, soll ich jetzt eine aus medizinischer Sicht völlig sinnlose Impfung verabreicht kriegen? Es geht um nichts, außer einer Grenzformalität, die sich auf einen Vermerk in meinem Impfpass bezieht. Ich schlage

Dr. Schönfeld vor, mir doch einfach den Sticker ins Heft zu kleben und das Kreuzchen zu machen, ohne mir die Spritze zu verpassen, das bliebe dann auch unter uns. Ich weiß von impfkritischen Eltern, dass es Ärzte gibt, die einem diesen Gefallen tun. Aber da bin ich hier an der falschen Adresse. So ein geschummelter Eintrag ist mit Schönfeld nicht zu machen, das wäre ja Dokumentenfälschung und schlecht, wenn man nicht mehr nachvollziehen könne, was wirklich passiert sei. Ich hätte aber auch rein gar nichts zu befürchten!

Und zack, sitzt die Spritze in meinem Arm, und ich bin wieder mal gegen Gelbfieber geimpft worden. Und wieder gibt es weder eine Packungsbeilage noch eine ordentliche Aufklärung über Nebenwirkungen. Mir fällt auf, dass es die erste bewusste Impfung meines Lebens ist, und bei aller Schwärmerei des Tropenmediziners muss ich doch an all die seltenen, aber möglichen Komplikationen denken, zu denen es kommen kann. Ich habe ja vom Pressesprecher des Gelbfieberimpfstoff-Herstellers *Sanofi* persönlich erfahren, dass sich bei einem unter ein bis zwei Millionen Geimpften der Impfvirus ungebremst im Körper vermehre und es zu einer tödlichen Erkrankung wie beim Wildvirus kommen könne. Gut, in meinem Fall ist das so ziemlich ausgeschlossen, da ich die Impfung ja bereits zweimal erhalten und offenbar gut vertragen habe. Aber in der Packungsbeilage, die ich mir später im Internet durchlese, gibt es eine ganze Tabelle von Nebenwirkungen, die beim Arzt wieder mal unter den Tisch gefallen sind, hier eine Auswahl: Ausschlag, Jucken, Schwellungen, Schluck- oder Atembeschwerden, Bewusstlosigkeit, hohes Fieber mit Kopfschmerzen und Verwirrtheit, extreme Müdigkeit, Entzündungen des Gehirns, Krampfanfälle, Bewegungsunfähigkeit oder Gefühllosigkeit in Teilen oder im gesamten Körper.

Bei meiner Reisevorbereitung gab es noch ganz andere Nebenwirkungen. Leider hat Jessica gerade einen Auftrag als Komponistin, und mein spontaner Afrikatrip kommt äußerst ungelegen. » Zwei Wochen nach Afrika? Ist nicht dein Ernst, David! Wie soll ich da meine Arbeit geschafft kriegen? Warum ausgerechnet jetzt?«, fragt sie mich entsetzt, und ich versuche ihr zu erklären, dass die Zeit drängt für unsere Impfentscheidung. Zaria ist nicht geimpft, und die Masern drohen weiterhin. Der Wissenschaftler, der mich nach Afrika eingeladen hat, ist ein Experte für Masern und hat für uns sehr relevante Sachen herausgefunden, die meine Impfrecherchen in ein ganz neues Licht stellen. Gerade jetzt gibt es ein günstiges Zeitfenster für einen Besuch seines Forschungsprojekts in Afrika. Auch für meinen Film und dieses Buch ist es wichtig, dass ich mal über den Tellerrand gucke, in Länder, wo Infektionskrankheiten und Impfungen eine viel wichtigere Rolle spielen als bei uns. Die Reisewarnung für Guinea-Bissau vom Auswärtigen Amt hänge ich zu Hause mal lieber nicht an die große Glocke. Dort folgt ein Militärputsch auf den nächsten. Verhalte ich mich schon wie ein Impfarzt, der Risiken lieber unerwähnt lässt?

Von der innovativen Impfforschung in Westafrika hatte ich bei einem Vortrag im Robert Koch-Institut erfahren. Dort stellte Professor Dr. Christine Benn vom renommierten Statens Serum Institut in Kopenhagen die sogenannten »unspezifischen Effekte« von Impfungen vor. Impfstoffe wirken demnach nicht nur gegen die Zielkrankheiten, für die sie entwickelt wurden, sondern haben darüber hinaus weitreichende Auswirkungen auf unsere Gesundheit, sowohl positive wie negative, je nach Impfstoff. Um die Erforschung dieser unspezifischen Effekte von Impfungen hat sich vor allem ihr schwedischer Kollege Peter Aaby verdient gemacht, der seine Professur ebenfalls am Statens Serum Institut hält, aber die meiste Zeit in Afrika mit seiner Forschung verbringt.

Ich hatte schon öfter mal von diesem Aaby gehört, aber das war immer in einem rein impfkritischen Zusammenhang, in dem seine Studien in Westafrika erwähnt wurden, die einen Anstieg der Kindersterblichkeit nach Impfungen aufgezeigt hatten. Dass seine Studien aber vor allem einen deutlichen Rückgang der Sterblichkeit nach bestimmten Impfungen nachgewiesen hatten, wurde einfach unter den Tisch fallen gelassen. Jetzt erfahre ich, dass Professor Aaby unter Kennern einen legendären Ruf hat. Eine dänische Reportage über seine beharrliche Arbeit, die quer zum Mainstream liegt, trägt den Namen »Der Sturkopf«. Seine bahnbrechenden Langzeitstudien in Westafrika legen nahe, dass die WHO und die internationale Gemeinschaft mit ihren Impfprogrammen den falschen Ansatz haben.

Als ich erfuhr, dass Aaby einer WHO-Konferenz in Genf beiwohnen würde, verabredete ich mich kurz entschlossen dort mit ihm. Die kurze Begegnung mit dem Anthropologen und promovierten Mediziner machte tiefen Eindruck auf mich. Er stach unter den seriös in Anzügen gekleideten Experten für Impfstoffsicherheit, die sich in der WHO-Zentrale versammelt hatten, schon allein durch sein Outfit heraus: ein schreiend buntes Hemd mit grellroten Chilischoten als Muster. Der WHO-Sitzung, in der es um die Einführung eines gerade neu entwickelten Impfstoffes gegen Denguefieber ging, durfte ich nicht beiwohnen, aber dafür nahm sich Aaby anschließend Zeit für mich.

»Das Problem ist«, erklärte mir der kauzige Mann mit weißen, kurzen Haaren, Stoppelbart und Brille, »dass wir völlig auf spezifische Erkrankungen fixiert sind. Man hält das Immunsystem für ein Kopiergerät, das spezielle Erreger erkennt und dagegen Antikörper bildet, die einen dann schützen. Aber so funktioniert unser Immunsystem nicht. Das Immunsystem lernt dazu, genau wie unser Gehirn. Man braucht nicht jeden Rechenweg auswendig zu lernen. Wenn man das Prinzip verstanden hat, kann man es immer wieder unterschiedlich anwenden.« Bei der Geburt und in den ersten Wochen sei die Sterblichkeit am höchsten, und wenn das Kind aufwachse und das Immunsystem dazulerne, nehme die Sterblichkeit kontinuierlich ab. Nicht weil ein Kind jede Infektion durchgemacht habe, sondern weil die Abwehrkräfte trainiert worden seien. Impfungen könnten bei diesem Lernprozess helfen und unser Immunsystem positiv stimulieren, sodass wir nicht nur gegen die Krankheit, gegen die geimpft wird, geschützt sind, sondern auch andere Infekte besser abwehren könnten. Es gebe aber auch Impfstoffe, die eine negative unspezifische Wirkung auf unser Immunsystem hätten. »Man kann auch etwas Falsches lernen, in die Irre geführt werden. Deshalb muss man auch die Möglichkeit in Betracht ziehen, dass wir nach einer Impfung anfälliger für Infektionen werden.«

Die Worte des Professors hatten etwas von einer Offenbarung für mich. Seine Sichtweise klingt so einleuchtend und ist doch konträr zur gängigen Lehrmeinung, nach der Impfungen lediglich vor den Krankheiten schützen, gegen die sie entwickelt wurden. Doch wenn Aabys Forschungsergebnisse stimmen, haben sie auch Auswirkungen auf unsere Krankheitsanfälligkeit im Allgemeinen.

»Öffentliche Gesundheitsvorsorge dreht sich fast ausschließlich um spezifische Krankheitsverhinderung«, stellt Professor Aaby fest. »Aber wir könnten viel mehr erreichen, wenn wir unserem Immunsystem grundlegend helfen würden, seine Fähigkeit zu verbessen, Infektionen abzuwehren.« Anstatt als Hauptziel die Ausrottung von Krankheiten zu verfolgen, sei man besser beraten, herauszufinden, warum einige Menschen krank werden und andere nicht. »Als Anthropologe würde ich sagen: Es ist eine Frage der Perspektive medizinischer Berufe, die bei uns definiert, was Gesundheit ist. Womit wird das Geld verdient? Die Mediziner sollen bestimmte Krankheiten verhindern, was ja nicht verkehrt ist. Aber der Fokus sollte mehr darauf liegen, wie wir Menschen grundlegend gesünder machen können. Damit haben wir noch nicht wirklich angefangen.«

Natürlich sei die Sterblichkeit in der westlichen Welt stark gesunken, weil wir vieles behandeln können. Wir stürben nicht mehr in großer Zahl an Infektionen, aber dafür bekämen wir jetzt Asthma, Allergien, Diabetes, Krebs und alle möglichen Arten von chronischen Autoimmunphänomenen, was darauf hindeute, dass unser Immunsystem nicht optimal funktioniere. Ein Verständnis für die richtige Art, unser Immunsystem zu stimulieren, wäre hier entscheidend. Dadurch könnten weltweit viel mehr Kinderleben gerettet und bei uns die Kosten im Gesundheitswesen erheblich gesenkt werden.

Der Wissenschaftler war nach dem Termin in Genf auf dem Sprung nach Afrika, und er lud mich ein, dort seine Forschungseinrichtung zu besuchen. Doch Jessica war von meinen überraschenden Reiseplänen nicht begeistert: »Ich find diese Impfforschung in Afrika ja auch super interessant, aber solche Reisen müssen wir einfach besser planen, ich habe ja auch meine Abgaben! Babysitter regeln, Einkaufen, Essen vorkochen, die ganze Organisation – das kann nicht alles an mir hängen bleiben.« Ich gelobe, die Reise möglichst kurz zu halten und ihr nach meiner Rückkehr den Rücken zum Arbeiten frei zu halten.

6. Impfdetektiv im Drogenstaat

Im Flieger nach Casablanca merke ich erst, wie sehr sich meine »Dienstreise« eigentlich nach Urlaub anfühlt und ich liebend gerne mal dem Alltagsstress entfliehe, so sehr ich unser süßes Töchterchen und Jessica auch vermisse. Der Flughafen von Casablanca macht einen sehr royalen Eindruck, und das Publikum sieht wohlhabend aus. Bunte Farben und prächtige Frisuren dominieren das Bild. In der kleinen Maschine nach Bissau bleiben nur noch gedeckte Farbtöne und kein einziger Tourist mehr übrig. Außer meinem Zwei-Mann-Filmteam und mir sitzen nur noch zwei weitere westlich aussehende Passagiere in der Maschine. Beide tragen Anzüge, dunkle Sonnenbrille und wirken höchst verdächtig, wie Mafiosi oder Geheimagenten. Mein Blick ist durch meine Lektüre über unser Reiseziel gefärbt, die sich liest wie ein Hochspannungsthriller.

Der kleine Zwergstaat Guinea-Bissau, der zwischen Senegal und Guinea eingezwängt an der westafrikanischen Küste liegt, gilt als sogenannter Narko-Staat, eine Drogenrepublik, die in den Händen korrupter Militärs eine wichtige Einfahrtsschleuse für Kokain geworden ist. Fahnder des UNO-Büros zur Drogen- und Verbrechensbekämpfung (Undoc) verzeichnen Direktflüge aus Südamerika zu geheimen Landeplätzen in Guinea-Bissau. In einem *Spiegel*-Artikel wird berichtet, wie der Drogenschmuggel massenhaft Geld in das Land schwemme. Finanziert durch Tonnen von Kokain werden pompöse Villen in dem ansonsten bitterarmen Land errichtet. Angeblich handeln die Kolumbianer dort mit Thunfisch und Cashewnüssen, Guinea-Bissaus wichtigste Exportgüter. Immer wenn ein Regierungschef den Drogenhandel bekämpfen will, wird er von einer korrupten Offiziersclique weggeputscht, die eigentlich die Fäden in der Hand hält.

Wildes Westafrika? Der Großteil des Landes hat mit diesen Drogengeschichten überhaupt nichts zu tun, leidet aber unter großer Armut, einem völlig abwesenden Staat und einem maroden Gesundheitssystem. Lange Zeit führte Guinea-Bissau die Liste der Staaten mit der weltweit höchsten Kindersterblichkeit an. Ein Grund für diesen traurigen Rekord liegt wohl in der Tatsache, dass die portugiesische Kolonie erst 1974, also verhältnismäßig spät und nach blutigen Aufständen, in die Unabhängigkeit gelangte.

Um herauszufinden, warum genau es zu einer derart hohen Kindersterblichkeit in Guinea-Bissau gekommen war und wie man ihr begegnen konnte, entsandte Schweden 1978 eine interdisziplinäre Delegation, bestehend aus einem Arzt, einer Ernährungswissenschaftlerin und einem Anthropologen. Die gängige Annahme war damals, dass der Grund für die hohe Sterblichkeit Mangelernährung der Kinder sein musste. Doch es stellte sich heraus, dass die Kinder gar nicht unterernährt waren. Die hohe Sterblichkeit musste andere Gründe haben. Die Ernährungswissenschaftlerin reiste bald wieder ab, und die schwedische Delegation wurde aufgelöst, aber der Anthropologe wollte es genauer wissen und blieb – bis heute.

»Wir wohnen in einem Slum, würde man wohl sagen«, erklärt Peter Aaby, als er die Fliegengittertür seines freundlich gelb gestrichenen Bungalows öffnet und heraustritt. »Dabei ist das Haus nett, es gibt Wasser, einen Ofen, einen Kühlschrank, nur der Strom fällt immer wieder aus. Dafür haben wir aber einen Dieselgenerator.« Nach unserer Ankunft mitten in der Nacht hat er uns heute Morgen mit Kaffee, Porridge und einer herrlich reifen Mango frisch vom Baum bewirtet. Aaby denkt mit über siebzig Jahren nicht an Ruhestand und führt uns zu seinem alten japanischen Jeep, um uns sein Arbeitsfeld zu zeigen. In Bissau, der verschlafenen Hauptstadt von Guinea-Bissau, gibt es kaum befestigte Straßen, nur sandige Wege und hier und da ein paar Sträucher. Die meisten Häuser sind flach, einige unverputzt, sodass man die Lehmziegel sieht. Hühner und ein paar Schweine laufen herum.

Seit dem Ende der Siebzigerjahre hat Aaby hier die meiste Zeit verbracht, selbst während des Bürgerkriegs hat er hier ausgeharrt und geholfen, wo er konnte. »Man sieht eigentlich keine große Verbesserung der Lebensbedingungen«, erklärt Aaby, während wir über einen holprigen Weg vorbei an einfachen Behausungen fahren, die vielfach nur mit Wellblech bedeckt sind. Auffallend schön und farbenprächtig gekleidete Frauen kochen auf offenem Feuer oder hängen Wäsche auf, gerade scheinen hier grelle Neonfarben in zu sein. Die Männer sitzen derweil meist auf Plastikstühlen herum oder spielen Fußball. Ich muss an das Klischee aus Brasilien denken, wo angeblich nur zwei Dinge aus den Slums herausführen: Drogen oder Fußball.

Peter Aaby fragt, ob uns die sogenannten Millenniums-Entwicklungsziele ein Begriff seien, die im Jahr 2000 aufgestellt wurden. Eines der Ziele war, die Kindersterblichkeit bis 2015 weltweit um zwei Drittel zu senken. »Vor zehn Jahren hätte ich auf die Frage, ob das auch in Guinea-Bissau möglich sei, gesagt: Auf keinen Fall! Dieses Land ist viel zu chaotisch und zu arm. Während des Bürgerkriegs ist die Hälfte der Ärzte aus dem Land geflohen. Das kann nicht klappen! Aber es ist passiert. Die Kindersterblichkeit sank in den letzten fünfzehn Jahren um zwei Drittel.« Peter Aaby ist davon überzeugt, dass das vor allem mit den Impfkampagnen zu tun hat, die in dieser Zeit verstärkt umgesetzt wurden.

»Wir können die Sterblichkeit aber noch viel stärker senken, wenn wir die unspezifische Wirkung von Impfungen berücksichtigen. Das klingt jetzt großspurig, aber wir reden hier über Millionen von Kindern, die nicht sterben müssten.«

Ein wichtiges Utensil bei der Arbeit von Peter Aaby und seinem Team ist ein Farbeimer mit Pinsel. Damit ausgerüstet laufen wir durch den Stadtteil Bandim, wo Aaby sein »Bandim Health Project« begründet hat. »Als wir hier mit unserer Studie 1978 anfingen, starb jedes zweite Kind vor seinem fünften Geburtstag«, erinnert sich Aaby. Um die Ursachen zu ergründen, legte Aaby ein Gesundheitsregister an, wie es in Skandinavien üblich ist. Das war nicht einfach in einem Land ohne Meldepflicht und staatliche Gesundheitsversorgung. Über Jahre schwärmten Aaby und seine Mitarbeiter aus, nummerierten Häuser, führten Interviews und erfassten Geburten. Erst sorgfältig erhobene Daten konnten zu brauchbaren Beobachtungen und verlässlichen Schlüssen führen.

Wir kommen vor einem großen Lehmhaus an, wo sich schnell ein gutes Dutzend Kinder und ein paar Erwachsene einfinden. Die Kinder werden gewogen und ihr Oberarmumfang gemessen, außerdem werden die Eltern befragt und der Impfstatus der Kinder erfasst. Wenn Kinder Impfungen verpasst haben, werden die Eltern erinnert, sie im nahegelegenen Gesundheitszentrum nachzuholen. Auch soziale Faktoren fließen in die Befragung ein: Bildung, Beruf, Wohlstand, Volksgruppe, Religion. Aaby erklärt, dass es neben den Follow-up-Informationen der schon aufgenommenen Kinder sehr wichtig sei, alle Schwangeren zu registrieren. »Die meisten Kinder sterben hier in den ersten drei Jahren, vor allem aber in den ersten Wochen nach der Geburt.« Die Todesfälle in der ersten Woche nach der Geburt machten sogar 40 bis 45 Prozent der Kindersterblichkeit aus. Deshalb sei es wichtig, die Schwangeren schon vor der Geburt zu identifizieren, denn sonst erfahre man meist nichts von diesen Todesfällen. In vielen anderen Studien komme es, wenn man nur alle paar Monate vorbeischaue, um Daten zu erheben, zum sogenannten »survival bias«, einer statistischen Verzerrung, da man bessere Informationen über die Lebenden als über die Gestorbenen habe.

Als den Wissenschaftlern der schwedischen Delegation klar wurde, dass die Kinder nicht unter Nährstoffmangel litten, standen sie vor einem Rätsel. 1979 kam es zudem noch zu einer verheerenden Masernepidemie. Zu dieser Zeit war die Krankheit noch eine Hauptursache für Kindersterblichkeit. Weltweit fielen dem Virus über drei Millionen Kinder pro Jahr zum Opfer. Die Sterblichkeit bei dem Ausbruch in Guinea-Bissau war im globalen Vergleich wieder mal Spitzenreiter: Jedes fünfte infizierte Kind starb. »Das ist eine unglaublich hohe Sterblichkeit bei Masern«, betont Aaby, der damals zum ersten Mal in seinem Leben Tote sah. Er war in den Fünfzigerjahren mit westlichem Fortschrittsglauben aufgewachsen, in der Ära, als Antibiotika entwickelt und eingesetzt wurden und das allgemeine Gefühl war, dass man bald alle Infektionskrankheiten im Griff haben würde. Die Wirkung der Masern, die zu Hause als harmlose Kinderkrankheit galten, war ein Schock für Aaby, vor allem sterbende Kinder brannten sich in sein Gedächtnis ein. »Wir konnten anhand unserer Daten deutlich zeigen, dass es keinen Zusammenhang mit Mangelernährung gab. Das stand aber im Kontrast zur Lehrbuchmeinung. Und es ist schwierig, die eigene Denkkultur zu durchbrechen.« Aaby war mit der falschen Frage losgeschickt worden, wollte aber nun herausfinden, was die richtige Frage war, und eine Erklärung für die hohe Sterblichkeit finden.

Aabys jahrelange Nachforschungen zeigten schließlich, dass die wirkliche Ursache overcrowding, also die »Überfüllung« der Häuser war. Die Sterblichkeit hing direkt von der Zahl der Kinder in einem Haushalt ab. »Es ist nicht das erste Kind, was sich mit Masern infiziert, das am schlimmsten krank wird.« Der »Indexfall«, also die erste infizierte Person einer Familie, steckt sich außerhalb in der Schule oder beim Gesundheitszentrum durch einen kurzen Kontakt zu einem bereits Infizierten an. Dieser Indexfall kommt dann nach Hause, wird dort richtig krank und scheidet massenweise Masernviren aus, die seine Geschwister abkriegen. Die Kinder, die vielleicht sogar im selben Bett schlafen wie der Indexfall, sind auf Anhieb einer viel größeren Menge Virus ausgesetzt als der Erstinfizierte, der sich außerhalb angesteckt hat. »Die Häuser hier sind groß, aber da wohnen ungefähr zwanzig Personen drin, die sich sehr leicht gegenseitig anstecken können, da die Räume innen nicht richtig abgetrennt sind.« Es gebe zwar verschiedene Türen für verschiedene Familien, die dort wohnhaft sind, aber eigentlich sei das Haus ein großer Raum, der von halbhohen Wänden unterteilt sei und über den sich eine gemeinsame Decke spanne. So könnten sich Krankheiten leicht ausbreiten.

Doch diese Gesichtspunkte und Risikofaktoren wurden in der Theorie von Infektionskrankheiten damals gar nicht berücksichtigt. Obwohl man aus Tierversuchen wusste, dass eine höhere Dosis von Erregern zu einer kürzeren Inkubationszeit und stärkeren Symptomen führt, wurde diese Tatsache beim Menschen mehr oder weniger ignoriert. »Aber wir konnten hier zeigen, dass auch beim Menschen eine höhere Dosis Virus zu einer schwereren Erkrankung führt.« Eigentlich logisch, dass sich das Immunsystem abhängig von der Schwere des Angriffs besser oder schlechter wehren kann.

Auch in Dänemark wertete Aaby alte Krankenhausakten aus, die zeigten, dass früher vor allem die Kinder an Masern starben, die sich zu Hause angesteckt hatten. Daraus könne man schließen, dass die Virusdosis ein Schlüsselmechanismus zur Erklärung hoher Sterblichkeit bei Masern sei. Wenn es viele Kinder in einer Familie gebe, dann gebe es ein viel größeres Risiko einer intensiven Ansteckung. Hier in Guinea-

Bissau steckten sich siebzig Prozent der Kinder zu Hause an. Wenn sich aber die meisten außerhalb von zu Hause infizierten, wie das heutzutage bei uns in Europa der Fall sei, komme es zu viel milderen Ausbrüchen und Verläufen. »Aber wenn man hundert Jahre zurückgeht, als auch bei uns die Sterblichkeit hoch war, war es im Prinzip genauso.«

Klingt einleuchtend, aber als Aaby Anfang der Achtzigerjahre der schwedischen Wissenschaftsakademie seine Ergebnisse und seine Interpretation vorstellte, wurden seine Thesen zur Abhängigkeit der Sterblichkeit von der Virusdosis als Unsinn abgetan. So was sei nicht die Frage der Untersuchung gewesen, biologisch nicht erklärbar und schlichtweg nicht möglich. Aaby wurde richtiggehend diffamiert. Ein schwedischer Kollege erklärte, das sei der größte Unsinn, den er jemals gehört habe, und er werde dafür sorgen, dass Aaby keine finanziellen Mittel mehr zur Verfügung gestellt würden. Bald darauf stellten die Schweden das Projekt ein. »Das war kein Spaß, in einem Meeting zu sitzen, in dem einem erklärt wird, dass man ein Verrückter sei. Da gab es keine Argumente. Es könne einfach nicht sein. Das hat mich natürlich frustriert, aber irgendwie auch provoziert weiterzumachen und zu beweisen, dass ich nicht verrückt bin. Diese erste Konfrontation mit dem Establishment war eine Antriebsfeder, auch dran zu bleiben, wenn es unangenehm wird.«

Zum Glück sprang damals Dänemark ein, um die Fortsetzung seiner Studien zu finanzieren. Heute hat Aaby dort sein Standbein, wo er auch mit dem wichtigsten Preis für wissenschaftliche Forschung im Gesundheitsbereich ausgezeichnet wurde. Auf das mittlerweile für ihn zentrale Thema Impfen stieß Aaby eigentlich zufällig. Nach dem schlimmen Ausbruch organisierten er und seine Kollegen damals die ersten Impfkampagnen gegen Masern. Daraufhin sank die Sterblichkeit der geimpften Kinder überraschenderweise um über fünfzig

Prozent. Mehr als dreimal so viel, wie durch den Schutz vor Masern eigentlich zu erwarten war. Die machten vorher zehn bis fünfzehn Prozent der Sterblichkeit aus. Dieser erstaunlich große Effekt bestätigte sich auch in Zeiten, als es zu gar keinen Masernausbrüchen kam, und brachte Peter Aaby auf die Fährte der unspezifischen Effekte von Impfungen.

Obwohl die Gegend heute noch deutlich dichter besiedelt ist als früher und obwohl es noch mehr Häuser gibt, die alle Gemeinschaftstoiletten benutzen, sei die Kindersterblichkeit trotzdem von 500 auf 70 von 1000 lebendgeborenen Kindern vor ihrem fünften Geburtstag gefallen. »Das ist im internationalen Vergleich immer noch eine hohe Sterblichkeit.« Aber dafür, dass Guinea-Bissau so ein armes Land sei, sei das ein enormer Fortschritt, den Aaby vor allem auf die Impfkampagnen zurückführt.

Mittlerweile haben Aaby und seine Mitarbeiter ihr Forschungsgebiet auch auf ländliche Bereiche ausgeweitet. Wir begleiten eine Impfkampagne, die auf Grundlage der WHO-Empfehlungen durchgeführt wird.

Wir fahren eine Weile übers Land, das während der Regenzeit komplett in Grün getaucht ist, und kommen in ein Dorf, wo die Krankenschwester ihren Klappstuhl aufbaut und die Kühltasche mit den Impfstoffen aufstellt. Keine Mutter scheint zu zögern, als sich das Impfangebot herumspricht. Von Impfmüdigkeit keine Spur! Wir helfen, mit dem Jeep Familien aus der umliegenden Gegend heranzukarren, die Nachfrage ist groß. Ich passe vor lauter Müttern und Babys gar nicht mehr ins Auto rein und muss mich außen dranhängen. Wir fahren vorbei an einfachen Lehmhütten mit Strohdächern, viele der Frauen arbeiten als Saisonarbeiter bei der Chashewernte, erfahre ich. So eine einzige Cashewnuss macht unheimlich viel Arbeit. Sie muss erst von der Frucht, aus der sie unten herauswächst, getrennt und anschließend getrocknet werden. Es ist mühevolle, anstrengende Handarbeit, die Nuss von der harten, ungenießbaren Schale zu befreien, die zudem ätzende Öle enthält, die die Haut angreifen. Am Ende müssen die Kerne noch geröstet werden, sonst wären sie leicht giftig. Natürlich sind die Erntearbeiterinnen, die die schwerste Arbeit verrichten, diejenigen, die am wenigsten Anteil an der Wertschöpfung haben.

Kein Wunder, dass einige der bettelarmen Mütter sogar tagelange Anfahrten auf sich nehmen, um kostenlose Impfangebote wahrzunehmen. Im Dorf hat sich schließlich eine lange Reihe mit Müttern und ihren Babys gebildet, aber über Wartezeiten beschwert sich hier keiner. Niemand will einen Termin, man wartet ohne zu murren selbst stundenlang in der Hitze, bis man dran ist. Mir kommt das afrikanische Sprichwort in den Sinn: »Ihr habt das Geld, wir die Zeit.« Wobei hier allerdings niemand seine Zeit mit Kinderbetreuung vertrödelt. Kitas gibt es hier nicht, und auf zwölf Kinder kommt kein Erwachsener – hier passt der Nachwuchs einfach auf sich selber auf. Von Erziehungsproblemen und Trotzanfällen keine Spur

Beim Impfen machen die Kinder allerdings ein genauso großes Geschrei wie bei uns. Das löst jedoch bei den Eltern hier keine Besorgnis aus, im Gegenteil, es gibt sogar Applaus und Gelächter, als ein Kind ganz besonders laut schreit. Ich frage die Krankenschwester, ob es Mütter gibt, die ihr Kind nicht impfen lassen wollen. Sie schüttelt den Kopf. Nur wenn ein Kind krank sei, würde eine Mutter es hier nicht impfen lassen. Auch die Schwester würde kein Kind impfen, das Fieber hat. Die Gelassenheit beim Impfen ist beneidenswert! Keine quälenden Elterndebatten – die Väter werden erst gar nicht gefragt.

Auf dem Rückweg nach Bissau geraten wir in einen Regenfall, eine Sintflut vor dem Herrn, die die Stadt in kurzer

Zeit unter Wasser setzt. Wir können uns aus dem Auto in einen Imbiss retten und hoffen, dass unser Jeep nicht weggeschwemmt wird. Für ein paar Stunden überqueren nur noch Enten und ein mutiger Regenschirmverkäufer, der bis zum Bauchnabel im Wasser verschwindet, die Straße. Für mich sieht es aus wie eine katastrophale Überschwemmung, aber mir wird versichert, dass es ein ganz normaler Regenguss sei und wir nur etwas Geduld haben müssten.

Ein paar Stunden später ist das Wasser wieder halbwegs abgeflossen, und wir fahren zum Hauptquartier von Aabys Forschungseinrichtung, das vor 25 Jahren durch Zuschüsse aus Dänemark finanziert wurde. In zwei einstöckigen Gebäuden sind die Projektbüros und Archive untergebracht. Wir gehen in das Hauptgebäude, dessen Flure voller Regale mit Aktenordnern ist. Aaby und sein Team haben seit bald vierzig Jahren Informationen zur gesundheitlichen Entwicklung sowie zum Impfstatus von mittlerweile über 200 000 Personen gesammelt. So ist eine weltweit einmalige Datenbank entstanden, aus der sich die Langzeitwirkung von Impfungen in einem Entwicklungsland beurteilen lässt. In mehreren Räumen arbeitet Aabys Team, das aus 150 Mitarbeitern besteht, vor allem Feldarbeitern, die Daten einholen und diese hier in Computer eingeben. Auch ein paar Europäer sitzen in den Büros, wenige feste Mitarbeiter, mehrere Medizinstudenten, die für ein Praktikum oder ihre Doktorarbeit hier sind.

»Wir haben die Einführung aller Impfprogramme in Guinea-Bissau begleitet, mit Ausnahme der Pockenimpfung«, erklärt Aaby. »Wir kennen also wirklich die Folgen, wenn ein neues Impfprogramm startet. Die WHO hat solche Daten nicht. Die internationale Gemeinschaft führt in den Entwicklungsländern dauernd neue Gesundheitsmaßnahmen durch, ohne die Ergebnisse zu überprüfen. Deshalb gibt es dieses Projekt hier. Wir überwachen die sogenannten Real-Life-Effekt dieser Interventionen. Das ist leider nicht üblich. Man geht einfach davon aus, dass der Masernimpfstoff zehn bis fünfzehn Prozent der Todesfälle verhindert, weil Masern Ursache von zehn bis fünfzehn Prozent der Todesfälle sind. Es wird nicht nachgeschaut, was in der Praxis wirklich passiert. Wir machen das hier, um zu erkennen, was wirklich vernünftige Maßnahmen sind, um die Überlebenschancen der Kinder zu verbessern.«

Aaby führt mich durch einen Flur an einem langen Regal vorbei, Ordner für Order sind hier mit Jahreszahlen und Krankheiten beschriftet. Er zieht einen heraus und pustet Staub sowie Spinnweben weg. »Das sind Daten der Pocken-Studie aus dem Jahr 2000. Es ging uns darum, herauszufinden, wer gegen Pocken geimpft wurde.« Er schlägt den Ordner auf und zeigt mir ein Formular der damaligen Studie mit der schematischen Zeichnung eines Oberarms, bei dem die Position einer typischen Impfnarbe nach einer Pockenvakzination markiert ist. »Ein Vorteil der Pockenimpfung ist, dass sich der Impfstatus einfach optisch überprüfen lässt.« Ich kenne diese Narbe am Oberarm auch noch von meinen beiden älteren Schwestern und meinen Eltern. In dieser Pockenstudie wurden gegen Pocken Geimpfte und Ungeimpfte über zwei Jahre lang beobachtet, und es stellte sich heraus, dass wer gegen Pocken geimpft worden war, ein um vierzig Prozent geringeres Sterberisiko hatte als Ungeimpfte. Das starke Absinken der Sterblichkeit war nicht durch den Schutz vor Pocken erklärbar, denn die Pocken waren seit über zwanzig Jahren ausgerottet.

Auch in der europäischen Geschichte sei die Einführung der Pockenimpfung am Anfang des 19. Jahrhunderts mit einem starken Rückgang der Sterblichkeit in den Industrieländern einhergegangen, die nicht nur auf einen Rückgang von

Pockeninfektionen zurückzuführen sei. »Hier ging es um Erwachsene. Unsere Beobachtungen zu den nicht spezifischen Effekten gelten also nicht nur für Kinder.«

Peter Aaby erklärt sich diesen Effekt damit, dass der Pockenimpfstoff zu einer gesunden Stimulierung der Abwehrkräfte führt, ein positives Training fürs Immunsystem, sodass man danach gegenüber Infektionen generell besser dasteht. »Ich folgere daraus: Dass wir aufgehört haben, gegen Pocken zu impfen, hat mehr Schaden angerichtet, als die Ausrottung der Pocken Gutes getan hat.«

Jetzt muss ich aber wirklich schlucken! Was hat er da gesagt? Wir sollten eigentlich weiter gegen Pocken impfen, auch wenn die längst ausgerottet wurden?

»Aber gerade die Pockenimpfung hat doch sehr viele Komplikationen und Impfschäden verursacht?«, frage ich Aaby, der zustimmend nickt.

»Vor zehn Jahren, als die Amerikaner nach 9/11 große Angst vor Bioterrorismus hatten«, führt der Wissenschaftler aus, »wurden dort eine halbe Millionen Menschen gegen Pocken geimpft, vor allem Gesundheitspersonal und Militär. Und unter diesen 500 000 starben vier Menschen an Herzproblemen. Besonders, wenn man ältere Menschen impft, die gesundheitliche Probleme haben, muss man aufpassen. Lebendimpfungen stimulieren das Immunsystem, und das ist potenziell gefährlich. Man müsste die Leute herausfiltern, die eine Immunschwäche oder chronische Erkrankung haben, und die dann nicht impfen.« Für den Großteil der Bevölkerung würde die Stimulierung durch die Pockenimpfung aber einen sehr positiven Effekt haben, der die Nebenwirkungen bei Weitem überwiege.

Ich kann meinen Ohren kaum trauen, aber wenn es nach diesem Professor ginge, würde man Edward Jenners Pockenvakzination wieder einführen, nicht als Schutz vor Pocken, die es sowieso nicht mehr gibt, sondern als Fitmacher fürs Immunsystem! Gesund durchs Jahr mit der Pockenimpfung?

»Das ist ein Thema, mit dem wir uns zukünftig beschäftigen müssen«, fährt Aaby fort, »da wir kurz davorstehen, die Kinderlähmung auszurotten. Und in zehn Jahren werden wir wohl die Masern ausgerottet haben. Und diese beiden Impfstoffe gegen Polio und Masern sind neben der Pockenimpfung die stärksten Immunstimulanzien, die wir haben. Sie haben einen sehr großen Anteil am weltweiten Rückgang der Sterblichkeit in den letzten dreißig Jahren.«

Die Studien von Aabys Team haben auch gezeigt, dass es eine positive Wirkung hat, mehrmals gegen Pocken geimpft zu werden. Es ließen sich Menschen vergleichen, die ein-, zwei- oder dreimal vakziniert worden waren, und es erwies sich: Je öfter jemand geimpft wurde, desto mehr gesundheitliche Vorteile zeigten sich. Dieser Effekt habe sich bei allen Lebendimpfstoffen bestätigt, die Aaby und sein Team untersucht haben: Pockenimpfung, BCG-Impfung gegen Tuberkulose, Polio-Schluckimpfung und Masernimpfung. Wenn nun im Zuge der Polio-Ausrottung die Schluckimpfung in den nächsten Jahren weltweit komplett eingestellt wird, glaubt Aaby, dass die Kindersterblichkeit wieder ansteigen wird.

Mit keiner Krankheit hat sich Aabys Team so intensiv beschäftigt wie mit den Masern. Es habe sich gezeigt, dass eine milde Maserninfektion einen ähnlich positiven Effekt für die allgemeine Gesundheit habe wie eine Masernimpfung. Kinder, die ohne Komplikationen eine Maserninfektion durchgemacht haben oder dagegen geimpft wurden, haben ein geringeres Risiko zu erkranken, vor allem vor Atemwegserkrankungen sei man besser geschützt und deutlich seltener würden Lungenentzündungen festgestellt.

Gerade läuft eine Untersuchung, in der einfach gegen Masern Geimpfte mit zweifach Geimpften verglichen werden.

Hauptautor dieser Studie ist Mike, ein Doktorand aus den Niederlanden, der hier gerade an seinem Schreibtisch bei der Arbeit sitzt. »Wenn die zweite Dosis eine positive Wirkung auf die Gesundheit im Allgemeinen hat, also die Sterblichkeit dadurch deutlich sinkt, wäre es eine wichtige Information in zweierlei Hinsicht«, erläutert Aaby. »Zum einen wäre es ein klarer Beleg für die unspezifischen Effekte von Impfungen, da es hier gerade keine Masernausbrüche gibt, die positive Wirkung also nichts mit dem Schutz vor der spezifischen Krankheit zu tun hätte. Zum anderen würde das bedeuten, dass wenn die Masern eines Tages ausgerottet sind und die Impfung eingestellt würde, negative Folgen zu erwarten wären. Diese Studie hier könnte beweisen, dass wir nicht aufhören sollten zu impfen, selbst wenn es die Masern nicht mehr geben sollte.«

Am Abend nach einer Verdauungspause führt mich Aaby in ein Hinterzimmer, in dem es schon etwas dunkler geworden ist. Wir laufen an einer Sammlung von Totemmasken und Holzbüsten vorbei, die offensichtlich afrikanische Dämonen darstellen. In einer Sofaecke stehen ein Dutzend Karteikästen gestapelt, zu denen wir uns setzen. Die unheimliche Atmosphäre mit den bedrohlichen Fratzen, die uns anstarren, passt ganz gut zu dem, was mir der Professor hier zeigt. Seine Forschungsergebnisse haben nämlich auch eine Kehrseite.

»Das hier sind die Karteikarten aus der Zeit, als wir mit dem Projekt anfingen. Wir haben damals regelmäßig alle Kinder gewogen, da der Fokus ja noch auf der Frage nach der Mangelernährung lag. Aber als Impfstoffe hier verfügbar wurden, fingen wir im Zuge unserer Ernährungsstudie auch an, Impfungen zu verabreichen, die Informationen dazu haben wir damals auch aufgenommen.« Anhand dieses Datenschatzes, der über vierzig Jahre zurückreicht, haben Aaby und sein Team analysiert, was mit der Sterblichkeit der Kinder passierte, als die verschiedenen Impfungen eingeführt wurden. Aaby zeigt mir den Ausdruck eines Graphen, auf dem die Entwicklung der Kindersterblichkeit im Lauf der Jahre eingetragen ist. Mit schwarzen Punkten sind die verschiedenen Impfkampagnen markiert, die durchgeführt wurden. »Über die Jahre zeigten sich sehr seltsame Schwankungen in der Sterblichkeit. Manchmal ging sie hoch, manchmal runter.« Tatsächlich beschreibt der Graph eine Zickzacklinie, auch wenn das Niveau der Kindersterblichkeit am Ende deutlich tiefer liegt als am Anfang. »Ursprünglich war die Kindersterblichkeit hier enorm hoch, aber als die Masernimpfung eingeführt wurde, fiel sie stark ab. Als dann der Totimpfstoff gegen Diphtherie, Tetanus und Keuchhusten eingeführt wurde, stieg sie wieder. Ein paar Jahre später wurde BCG, der Lebendimpfstoff gegen Tuberkulose, eingeführt, und die Sterblichkeit fiel erneut. Im Prinzip zeigt so eine Kurve, dass wir nicht genau wissen, was wir tun.« Jeder glaube heute, dass unser Fortschritt alles zum Besseren wandele, aber wenn es so wäre, hätte die Sterblichkeit stetig sinken müssen.

Aaby greift eine Karte aus dem Karteikasten vor ihm heraus. Darauf sind Namen und Daten eingetragen. »Dieses Mädchen hier wurde am 13. Januar 1983 geboren. Mit drei Monaten wurde sie auf dreieinhalb Kilo gewogen, was für ein sehr gesundes Kind unter den Bedingungen hier spricht. Drei Monate später kam sie für eine weitere Gewichtskontrolle und wog 6,6 Kilo, wieder ein sehr gesundes Gewicht, was für ein gut entwickeltes Mädchen spricht. Bei jeder Gewichtskontrolle wurde das Kind geimpft. Hier sieht man, dass ihr Ernährungsstatus 105 Prozent, also sehr zufriedenstellend war. Dann im September die letzte Gewichtskontrolle, bei der sie mit dem Totimpfstoff gegen Diphtherie, Tetanus und Keuchhusten (DTP) geimpft wurde, und zwei Wochen später ist sie mit zehn Monaten gestorben.«

Mit derartigen Informationen konnte Aaby analysieren, wie es sich für ein Kind auswirkt, geimpft oder nicht geimpft zu sein. »Das war keine gezielte Vergleichsstudie, so etwas würde auch als unethisch betrachtet werden und nicht zugelassen«, erklärt Aaby. Doch hier sei es auch ohne bewusstes Studiendesign zu einer brauchbaren Versuchsanordnung gekommen. Einige Kinder wurden wie empfohlen mit drei Monaten das erste Mal geimpft, andere, die bei der ersten Gewichtskontrolle noch zu jung waren, wurdern erst bei der nächsten Kontrolle geimpft, die nur alles drei Monate stattfand. So ergab sich eine zufällige Streuung des Impfalters und es ließ sich relativ unverfälscht die Sterblichkeit der Kinder im Alter zwischen drei und sechs Monaten vergleichen. Es zeigte sich, dass DTP mit einer fünffach erhöhten Sterblichkeit einherging. »Ein unglaublich starker Effekt, der sich aber immer wieder bestätigte! Wir haben das in drei weiteren Studien untersucht, auch in anderen Ländern, und immer zeigte sich, dass die Einführung der DTP-Impfung mit mehr als einer Verdopplung der allgemeinen Sterblichkeit einherging.«

Die Ergebnisse seien auch aus dem Grund sehr ernst zu nehmen, weil gerade die gesunden Kinder geimpft werden. Mütter lassen ihre Kinder nicht impfen, wenn sie krank oder geschwächt sind. »Also müssten die geimpften Kinder im Prinzip gesundheitlich besser dastehen als die, die zu Hause geblieben sind. Tun sie aber nicht! Das Ergebnis ist in diesem Sinne kontraintuitiv: Es dürfte nicht sein, das Gegenteil müsste der Fall sein.« Die Impfung schütze zwar gegen die Krankheiten, gegen die sie entwickelt wurde, aber trotzdem sterben die geimpften Kinder mit größerer Wahrscheinlichkeit an etwas ganz anderem: beispielsweise Lungenentzündung, Durchfall, Malaria. Die Krankheitsanfälligkeit und somit auch die Sterblichkeit erhöhen sich. »Eine Impfung wirkt also nicht allein gegen eine spezifische Erkrankung, sie beeinflusst das Immunsystem. Lebendimpfstoffe haben positive und Totimpfstoffe negative Wirkung auf unserer Gesundheit.«

Aaby weist noch auf einen anderen wichtigen Aspekt seiner Forschungsergebnisse hin: Mädchen reagieren stärker auf die unspezifischen Effekte von Impfungen als Jungs. Sie ziehen einerseits einen größeren gesundheitlichen Vorteil aus den Lebendimpfstoffen, aber sie müssen auch stärker unter Nachteilen der Totimpfstoffe leiden. In der Zeit vor dem Beginn der großen Impfkampagnen in den Achtzigern hatten Mädchen stets eine leicht geringere Sterblichkeit als Jungs. Dass sich dies nun teilweise umgedreht oder deutlich verstärkt habe, könne keine natürliche Ursache haben, sondern müsse ein Effekt der Interventionen sein.

Welcher Mechanismus die Kinder genau schwäche, sei nicht bekannt. Es mache offenbar einen großen Unterschied, ob man dem Immunsystem einen echten, vermehrungsfähigen Erreger präsentiert oder einen inaktivierten Impfstoff. Vielleicht liege es an einem der Inhaltsstoffe, etwa den Aluminiumsalzen, die als Wirkverstärker eingesetzt würden.

»Die Impfstoffe wurden hier einfach unter der generellen Annahme eingeführt, dass das gut sein muss. Aber niemand hat wirklich die Konsequenzen überprüft. Ich bin überhaupt kein Impfgegner, sondern ein ganz großer Anhänger von Impfungen, aber wir müssen wissen, ob die Wirkung gut oder schlecht ist.«

Nicht zu fassen: Jessicas Bedenken und meine Aluminium-Recherchen scheinen sich durch Peter Aabys Erkenntnisse über Totimpfstoffe zu bestätigen. Bedenken und Zögern beim Impfen sollen ein reines Luxusproblem sein? Von wegen! Hier geht es um Leben und Tod! Bei uns zu Hause geht es zum Glück nicht um Sterblichkeit, aber Krankheitsanfälligkeit ist

Grund genug, sich Gedanken zu machen, zumal unsere Tochter ja ganz besonders von diesen unspezifischen Effekten betroffen sein würde! Ich kann es kaum erwarten, Jessica von all diesen umwerfenden Erkenntnissen zu berichten.

Aber telefonieren ist hier schwierig, und als ich sie endlich mit wackliger Internetleitung erreiche, ist sie in gar keiner guten Verfassung. Zaria sei immer noch stark am Husten und habe sich wieder mal nachts übergeben. Die Schwangerschaft mache Jessica stark zu schaffen, sie habe Rückenschmerzen und bittet mich, einfach nur schnell wieder nach Hause zu kommen. Auf meiner geballten Ladung neuem Impfwissen bleibe ich erst mal sitzen, dafür hat Jessica gerade keinen Kopf. Kein Wunder, wenn man völlig übermüdet ist.

Ich muss zugeben, dass ich hier in Afrika, trotz der Bullenhitze, extremer Luftfeuchtigkeit, dröhnendem Ventilator, wehendem Moskitonetz und allerhand Insektengeräuschen noch besser schlafen kann als zu Hause. Allerdings werde ich auch hier sehr früh geweckt. Es kräht aber nicht meine Tochter, sondern ein echter Hahn vor dem Fenster.

7. Paradigmenwechsel

Peter Aaby ist kein Mann für unbedachte Schnellschüsse. Nachdem er in den Achtzigerjahren auf die unspezifischen Effekte von Impfungen aufmerksam wurde, führte er weitere Langzeitstudien durch, um sicherzugehen, dass seine Beobachtungen nicht zufällig und wiederholbar waren. Als sich der unerwartet große Einfluss der Impfungen auf die allgemeine Sterblichkeit deutlich bestätigte, verfasste er 1997 einen Artikel und schickte ihn an die Weltgesundheitsorganisation, zusammen mit der Frage, wie man hiermit umgehen solle, und dem Angebot, das gemeinsam weiter zu untersuchen. Doch er erhielt keine Antwort. Dann brach in Guinea-Bissau ein Bürgerkrieg aus. Teile von Aabys Forschungseinrichtung wurden zerstört, und sein Projekt kam zum Erliegen. Zwei Jahre später, als wieder Frieden eingekehrt war, machte sich Aaby erneut an die Arbeit und schickte seinen Artikel einem angesehenen medizinischen Fachmagazin. Das *British Medical Journal (BMJ)* akzeptierte Aabys Paper, der daraufhin die WHO über die geplante Veröffentlichung im Jahr 2000 informierte. Jetzt wurde die Weltgesundheitsbehörde auf einmal aktiv. Aabys Forschungsergebnisse wurden grundlegend in Zweifel gezogen und eine Kommission eingesetzt, um die Arbeit zu überprüfen. Im Fokus der Kritik standen seine Thesen, Impfungen könnten sich negativ auf die Sterblichkeit auswirken. Dabei hatte sich Aabys Artikel vor allem mit den positiven Auswirkungen von Impfungen befasst. Die WHO schickte eine Untersuchungskommission nach Guinea-Bissau, aber die Delegation aus drei renommierten Wissenschaftlern konnte in Afrika beim »Bandim Health Project« keine Fehler bei der Datenerfassung und Analyse der Studien entdecken. Auch Aabys Statistiker in Kopenhagen hatte akkurat gearbeitet. Die Expertendelegation schrieb der WHO, dass Aabys Forschungsergebnisse unbedingt ernst genommen und die unspezifischen Effekte von Impfungen intensiver untersucht werden sollten. Sie rieten auch dazu, Aabys Arbeit finanziell zu unterstützen, um für mehr Kapazitäten zur Datenanalyse zu sorgen. Aber es geschah nichts. Selbst die überaus positiven Nachrichten zu Lebendimpfstoffen wurden nicht weiter berücksichtigt. »Die WHO und der wissenschaftliche Mainstream fürchten«, folgert Aaby, »man würde die Büchse der Pandora öffnen, wenn man zugibt, dass Impfungen unspezifische Wirkungen haben. Natürlich gibt es Leute, die das nutzen könnten, um Zweifel zu säen. Aber eigentlich zeigen ja die gleichen Studien, dass viele Impfstoffe unglaublich positive Effekte haben. Das überwiegt bei Weitem die negative Seite.«

In Reaktion auf eine Reihe von weiteren Veröffentlichungen zu den unspezifischen Effekten von Impfungen gab die WHO schließlich selber Studien in Auftrag, die zum Ergebnis kamen, dass es kein Problem mit den Totimpfstoffen gebe, sie wie erwartet die Sterblichkeit insgesamt senkten. Als Aaby und Kollegen aber die Rohdaten dieser Studien analysierten, fanden sie heraus, dass es darin große Mägnel gab. So waren etwa gestorbene Kinder mit unklarem Impfstatus automatisch als ungeimpft klassifiziert worden, was einen »survival bias« zur Folge hatte. »Wir haben gezeigt, dass so eine statistische Verzerrung zu einem komplett anderen Ergebnis führen kann.« Zwar wurde in der wissenschaftlichen Community bestätigt, dass es zu Fehlanalysen gekommen war, aber die WHO spricht wiederum von einem »Aaby-Effekt«, denn nur in Studien, an denen er beteiligt sei, hätten sich seine Beobachtungen bestätigen lassen. Es gebe auch einfach zu wenige Studien mit vergleichbaren Ergebnissen aus anderen Ländern. »Dabei gibt es längst Daten aus vielen anderen Ländern, die unsere Beobachtungen bestätigen«, brummt Aaby zornig.

Ein weiterer Kritikpunkt an Aabys Arbeit ist, dass es sich um keine gezielten Studien gehandelt habe und die negativen Effekte nicht in randomisiert-kontrollierten Vergleichsstudien untersucht worden seien. »Das Problem ist, dass man natürlich niemals etwas gezielt daraufhin testen kann, ob es Kinder tötet! Das würde nicht erlaubt und als unethisch abgelehnt werden. Aber dauernd kommt dieses Argument, dass die Studien ungeplant und vom Standard her nicht gut genug seien. Aber man kann nicht planen, etwas gezielt zu untersuchen, das Kinder tötet!« Wenn eine Impfung mal zu einer offiziellen Empfehlung geworden ist, sei sie praktisch unantastbar. Die WHO fordere zwar randomisierte Vergleichsstudien, aber die dürfe man gar nicht machen. Da Impfungen per Definition gut sind, darf man sie in einer Studie Kindern nicht vorenthalten. Deswegen wird normalerweise in den Impfzulassungsstudien in der Kontrollgruppe auch kein echtes Placebo, sondern ein anderer Impfstoff benutzt, was die wissenschaftliche Aussagekraft einer solchen Untersuchung natürlich infrage stellt. »Eine Vergleichsstudie zwischen geimpften und ungeimpften Kindern würde in einer Ethikkommission nicht durchgehen. Man kann also etwas, was mal empfohlen ist, nicht mehr testen. Das ist eine klassische Catch-22-Situation. Eine unlösbare Zwickmühle, aus der man nur in sehr speziellen Situationen rauskommt.«

Professor Dr. Christine Stabell Benn, Ärztin und Professorin für Weltgesundheit, führt mich ins Hospital Simao Mendes, dem größten staatlichen Krankenhaus in Guinea-Bissaus Hauptstadt. Dr. Benn ist gut zwanzig Jahre jünger als Peter Aaby und, seitdem er in pensionsfähigem Alter ist, Leiterin der gesamten Forschung um das »Bandim Health Project«. Vor dem Gebäude der Klinik haben sich größere Lager von Menschen gebildet, die auf ihre Behandlung warten, teilweise scheinen sie hier übernachtet zu haben. Auf dem Weg hierher hat mir Dr. Christine Benn von dem schauerlichen Umstand erzählt, dass nirgends im Land die Kindersterblichkeit so hoch sei wie hier im Krankenhaus. Das habe natürlich damit zu tun, dass die Schwangeren meist zu Hause gebären und nur im Notfall ein Krankenhaus aufsuchen, aber es sei sicherlich nicht der beste medizinische Standard hier auf der Geburtsstation. Im Prinzip könne Christine Benn als Ärztin sofort mit anpacken, überall ließen sich Menschen behandeln und Leben retten. Aber Benn habe sich eben entschieden, nicht für *Ärzte ohne Grenzen* zu arbeiten, sondern in die Forschung zu gehen, um dazu beizutragen, dass es den Menschen in Zukunft grundlegend besser geht. »Heute schauen wir auf die Zeit der Sklaverei zurück und wundern uns, wie so etwas möglich war. Und ich hoffe, in ein paar Jahrzehnten können wir auf die heutige Zeit zurückschauen und sagen: Wie konnten wir nur diese globale Ungleichheit in der Gesundheit und Lebenserwartung akzeptieren?«

Christine Benn überwacht heute die Durchführung einer randomisiert-kontrollierten Studie zur Wirkung der BCG-Lebendimpfung gegen Tuberkulose, die Kinder mit normalem Geburtsgewicht standardmäßig gleich nach der Geburt verabreicht kriegen sollen. »Aber Frühchen oder Kinder mit niedrigem Geburtsgewicht impft man eigentlich später«, erklärt Christine Benn, »da man davon ausgeht, dass ihr Immunsystem noch nicht weit genug entwickelt ist. Üblicherweise wird bei diesen Kindern gewartet, bis sie ein normales Geburtsgewicht haben.« Das betreffe ungefähr vierzehn Prozent der Neugeborenen in Guinea-Bissau. Und in dieser Gruppe sei es möglich, Studien durchzuführen, in denen die eine Hälfte gleich nach der Geburt geimpft wird und die andere Gruppe erst später. Dieses Studiendesign wurde von einer internationalen Ethikkommission bereits mehrmals abgesegnet. »Wir haben nun schon drei solche Studien durchgeführt, und es hat sich jeweils gezeigt, dass unter den geimpften Kindern die neonatale Sterblichkeit um vierzig Prozent sinkt.«

Verkehrte Welt! Bei uns wartet man bei Frühchen möglichst lange mit dem Impfen. Hier kriegen sie gleich nach der Geburt eine Impfung, die bei uns Ende der Neunzigerjahre abgeschafft wurde, weil man die Nebenwirkungen gegenüber der nur noch geringen Bedrohung von Tuberkulose nicht mehr in Kauf nehmen wollte. Die BCG-Impfung hat selbst unter starken Impfbefürworten einen schlechten Ruf, da sie nur mittelmäßig vor Tuberkulose schützt. Offenbar haben diese Impfbakterien aber ganz andere Qualitäten.

Dr. Benn führt mich durch das Krankenhaus, in dem es verdächtig ruhig ist, man hat eher das Gefühl, ein Museum als ein betriebsames Spital zu besuchen. Auf der Geburtsstation wird es zum Glück lebendiger! Hier gibt es auch einen speziellen Raum für Frühchen mit einem halbem Dutzend Brutkästen, in denen klitzekleine Kinder liegen. Der leitende Arzt begrüßt mich auf Deutsch: »Guten, Tag, wie geht es Ihnen?« Er habe mal in Leipzig studiert, noch zur Zeit der DDR. Gerade wird auf seiner Station die Mutter eines Frühchens über die BCG-Studie aufgeklärt und ihr Einverständnis zur Teilnahme eingeholt.

Dann zieht die Mutter einen versiegelten Umschlag aus einer Tasche. Darin ist die Information verborgen, in welche der beiden Gruppen ihr Kind eingeteilt wird. Insgeheim drücke ich ihr die Daumen, dass sie bei dieser Lotterie das vielversprechende Impflos zieht. Erfahren wird das aber niemand vom medizinischen Personal, das an der Durchführung der Studie beteiligt ist, damit es zu einem möglichst unbeeinflussten Verlauf kommt, bis die Untersuchung schließlich »entblindet« und ausgewertet wird. Da die Impfung eine winzige Narbe hinterlässt, kriegen alle Babys einen Aufkleber an der Einstichstelle, um sie nicht unterscheiden zu können. Vor der Entlassung werden dann auch die übrigen Frühchen geimpft. Wenn die Mütter ihre Babys anschließend nach Hause nehmen, werden über die folgenden Wochen und Monate Follow-up-Informationen eingeholt. Auch die Familienverhältnisse und generellen Lebensumstände werden berücksichtigt, um Risikofaktoren festzustellen.

Christine Benn führt mich in ein Behandlungszimmer, wo eine Krankenschwester am Impfen ist. Dies sei wahrscheinlich Guinea-Bissaus beste »Impfschwester«, stellt Benn die lächelnde Frau vor. Die BCG-Impfung wird wie die Pockenimpfung nicht subkutan, also unter die Haut gespritzt wie die meisten Impfungen, sondern intrakutan, also in die Haut, was einiges Geschick verlangt. Diese Art der Verabreichung könne auch ein Grund für die besonders positive Wirkung dieser Impfungen auf das Immunsystem sein, mutmaßt Christine Benn, denn in der Haut sitzen besonders viele Immunzellen, sogenannte dendritische Zellen, die unsere Immunantwort aktivieren. Man verstehe noch lange nicht den genauen Mechanismus der unspezifischen Effekte von Impfungen, aber besonders für die BCG-Impfung gebe es zunehmend Interesse von Immunologen.

Eine niederländische Forschergruppe führte Versuche mit einer speziellen Mäusezüchtung durch, die nur noch über angeborene Abwehrkräfte verfügen, also kein adaptives Immunsystem haben. Wenn Impfstoffe nur eine Wirkung auf das adaptive Immunsystem hätten, wie traditionell angenommen wird, sollte eine Impfung bei diesen Mäusen also keinen Unterschied machen. Als die Forscher diese Mäuse mit Candida-Pilzen infizierten, starben sie ausnahmslos. Aber wenn man ihnen vorher eine BCG-Impfung verabreicht hatte, überlebten sie. Anscheinend erhöht der Impfstoff die Aufmerksamkeit des angeborenen Immunsystems, sodass Infektionen besser verhindert werden konnten.

Am Nachmittag treffe ich Peter Aaby im kleinen staatlichen Gesundheitszentrum gegenüber seiner Forschungseinrichtung. Viele Frauen in bunten Tüchern, einige voll verschleiert, haben sich mit ihren Kindern eingefunden, denn heute ist ein Tag, an dem wöchentliche Impfungen vorgenommen werden. Aaby hat keine gute Laune, da er gerade von einer Krankenschwester erfahren hat, dass eben wieder Mütter mit ihren Babys weggeschickt wurden, weil zu wenige Kinder für eine BCG Impfung zusammengekommen waren. Schon seit zwei Wochen sei hier nicht mehr mit BCG geimpft worden. »Das ist besonders schlimm, weil gerade diese Impfung die Kindersterblichkeit in den kritischen ersten Monaten deutlich senkt. Da kann eine Woche über Leben und Tod entscheiden.« Dabei sei eigentlich genügend Impfstoff vorhanden, der aber wegen der sogenannten »Verschwendungsrichtlinie« nicht benutzt werden dürfe. Die lege fest, dass nicht mehr als zehn bis zwanzig Prozent einer Impfampulle vergeudet werden dürfen. Die BCG-Impfung kommt in Flaschen mit zwanzig Impfdosen, die nach der Öffnung schnell verfallen. Deshalb gelte die Vorschrift, die Ampullen nur zu öffnen, wenn mindestens fünfzehn Impflinge anwesend sind. Das sei keine WHO-Vorschrift, sondern eine Restriktion der Geldgeber, die möglichst wenig Impfstoff vergeuden wollen. Dadurch werden aber Impfungen aufgeschoben. Leider gebe es auch bei der Masernimpfung eine solche Vorschrift und öfter Verzögerungen. Diese Art von Sparsamkeit mache sich vielleicht positiv im Budget der Spender bemerkbar, aber dadurch würden hier Menschenleben verschwendet und Kosten ins Gesundheitswesen verschoben.

Ich frage Peter Aaby, warum er trotz der deutlichen Warnsignale aus seinen Studien nicht fordere, die DTP-Impfung ganz wegzulassen.

»Das hat eher politische als wissenschaftliche Gründe«, antwortet er zögerlich. »Altbewährte Impfungen ganz zu streichen, wird von vorneherein als unethisch abgelehnt.« Aaby ist zwar überzeugt davon, dass es insgesamt besser wäre, auf Totimpfstoffe zu verzichten, aber es drohe eine Krise im Gesundheitswesen, wenn Krankheiten, die sich durch Impfungen verhindern lassen, wieder auftauchten und Kinder beispielsweise während einer Keuchhustenepidemie sterben würden. »Obwohl unterm Strich ohne diese Impfungen mehr Kinder überleben würden, wären diese vermeidbaren Todesfälle sehr problematisch. Deshalb wäre es natürlich am besten, wenn man auch gegen Keuchhusten einen Lebendimpf-stoff entwickeln würde, der sich positiv auf die Krankheits-anfälligkeit auswirkt. Daran wird sogar schon gearbeitet.« Wenn die Verantwortung bei Aaby läge, würde er versuchen, die Entwicklung von Lebendimpfstoffen voranzutreiben, um Totimpfstoffe langfristig komplett zu ersetzen. In der Zwischenzeit würde er dafür sorgen, die Schädlichkeit von DTP-Totimpfstoffen durch die gleichzeitige Gabe von BCG-Lebendimpfstoff abzumildern. In verschiedenen Studien habe sich gezeigt, dass man die negativen Effekte durch einen Lebendimpfstoff wieder aufheben oder kompensieren kann.

Als über die Jahre die Reihe der Publikationen zu den unspezifischen Effekten von Impfungen immer weiter anwuchs, gab die Weltgesundheitsorganisation endlich eine Übersichtsstudie in Auftrag, dreizehn Jahre nach Aabys erster Veröffentlichung zu dem Thema. Darin kam es zu einer vorsichtigen Anerkennung der positiven Effekte der Lebendimpfstoffe. Es könne sein, dass hier unspezifische Wirkungen vorlägen, weitere Forschung müsse betrieben werden. Die negativen Effekte der Totimpfstoffe werden jedoch weiterhin bezweifelt. Wenn es sie denn gäbe, seien sie statistisch nicht signifikant.

So muss Aaby auch heute wieder mit ansehen, wie den Kindern fleißig Totimpfstoffe verabreicht werden. »Möchten Sie da nicht eingreifen? Oder sehen Sie sich mehr als Anthropologe, der einfach nur beobachtet?«

»Ganz offensichtlich bin ich kein purer Anthropologe. Ich bin hier, weil ich das System ändern will. Aber in der Weltordnung, in der wir leben, kann ich nicht einfach ankommen und mein eigenes Impfprogramm aufstellen. Für alle Entwicklungsländer macht die WHO die Vorgaben, also muss ich die Überzeugung der WHO ändern. Mir wäre es auch nicht erlaubt, hier einfach ein eigenes Impfprogramm zu betrei-

ben. Und wenn die Regierung von Guinea-Bissau meinen Rat-
schlägen folgen würde, bekäme sie Schwierigkeiten mit den
Spendern.«

Für die Finanzierung der internationalen Impfkampagnen
ist nicht die WHO, sondern die *Global Alliance for Vaccines and
Immunisation* (GAVI) verantwortlich, eine Allianz aus staatlichen und privaten Geldgebern, die mit den Impfstoffherstellern kooperiert und mit ihnen »Dritte-Welt-Rabatte« verhandelt. Der mit Abstand größte Geldgeber für Impfkampagnen ist Bill Gates. Bei der letzten Geberkonferenz hat seine
Stiftung allein zweieinhalb Milliarden Dollar beigesteuert,
ein gutes Drittel des gesamten Budgets, das helfen soll, weltweit 300 Millionen Kinder gegen die wichtigsten Krankheiten
zu impfen. Einerseits wird Gates als großer Weltverbesserer
und Philanthrop gefeiert, es wird aber auch beanstandet, dass
sich die WHO derart von privaten Investoren abhängig machen muss. Das wiederum liegt am geringen Budget der WHO,
die viel zu wenige Beiträge von der internationalen Staaten-
gemeinschaft erhält, um ihre Programme umzusetzen.

Aaby hat zwar keine eigenen Kinder, aber mittlerweile schon
über fünfzig Studenten als Doktorvater begleitet. Auch Professor Christine Benn war einmal Doktorandin bei ihm.
Nachdem ihre Ehe, aus der zwei Kinder hervorgegangen sind,
in Dänemark zerbrach, wurden sie und Peter auch privat ein
Paar. Als wir abends den glutheißen Tag mit einem herrlich
kühlen Djumbai-Bier ausklingen lassen, reden die beiden
Wissenschaftler über Geschlechterfragen beim Impfen.

»Die gesamte Impfwelt fußt auf der Annahme, dass Mädchen und Jungs auf die gleiche Art und Weise reagieren«,
stellt Christine fest. »Aber jeder weiß doch, dass Mädchen
und Jungs sehr verschieden sind und somit natürlich auch ihr
Immunsystem, weil es ganz andere Aufgaben hat. Die weibli-

che Körperabwehr muss sich während einer Schwangerschaft selber runterregulieren, damit das Kind nicht als Fremdkörper abgestoßen wird. Frauen haben auch eine höhere Wahrscheinlichkeit, eine Autoimmunität zu entwickeln, wenn etwas schiefläuft mit den Abwehrkräften. Man weiß, dass Mädchen stärkere Antikörperreaktionen haben als Jungs. Die Immunsysteme sind also verschieden, aber beim Impfen wird das nicht berücksichtigt und nicht untersucht. Dabei müsste man Mädchen und Jungs eigentlich unterschiedlich behandeln, um sie gleichberechtigt zu behandeln, was ihre Überlebenschancen betrifft. Und es wäre doch eigentlich ganz einfach, man könnte einfach einen blauen und einen pinkfarbenen Impfausweis ausgeben und sie könnten verschiedene Impfprogramme haben. Alle Kinderärzte sind sich doch einig, dass Mädchen und Jungs verschiedene Krankheitsmuster haben. Das sollte kein allzu großer Gedankensprung sein.«

»Das wäre kein großer Sprung, hätte aber eine große Wirkung auf die Kindersterblichkeit!«, bekräftigt Peter.

»Soweit wir wissen«, wirft Christine ein.

»Wie bitte?«

»Soweit wir wissen.«

»Aber wir wissen das! Wir haben das bei sechs verschiedenen Totimpfstoffen überprüft, und immer hatten die Mädchen danach eine höhere Sterblichkeit als die Jungs. Umgekehrt bei den Lebendimpfstoffen.«

»Und wie ist es mit den Jungs und den unspezifischen Effekten?«, frage ich.

»Sie reagieren weniger stark auf die Impfstoffe, weder positiv noch negativ«, erklärt Christine. »Eine Sache fällt aber auf: Jungs können nicht multitasken. Sie können nicht mit zu vielen Sachen auf einmal fertig werden. Wenn Jungs einen Lebendimpfstoff zusammen mit einem Totimpfstoff verabreicht kriegen, sieht es schlecht für sie aus. Dann scheint es, als hätten sie, verglichen mit den Mädchen, eine höhere Sterblichkeit. Je mehr Dinge ihr Immunsystem gleichzeitig leisten muss, desto schlechter schneiden die Jungs ab. In dieser Beziehung scheinen sie verwundbarer als Mädchen.«

»Es müssten eine Menge Dinge geändert werden in den Impfprogrammen, was im Prinzip nicht so schwer wäre«, brummt Peter.

»Nicht so schwer?«, wendet Christine ein. »Man würde ja nicht nur das Timing der Impfungen ändern, sondern müsste alle Impfungen hinsichtlich ihrer Gesamtwirkung auf die Gesundheit überprüfen. Schon die Kosten für die Evaluierung wären viel höher, als wenn man nur auf die spezifische Wirkung schaut. Auch die Zulassung und Einführung von Impfstoffen wäre viel aufwendiger, wenn die unspezifischen Effekte berücksichtigt würden.«

»Das Problem ist, dass wir hier nicht ankommen und sagen: Schaut mal, wir haben hier was schönes Neues, das ihr benutzen könnt, sondern den Verantwortlichen sagen, dass sie etwas falsch machen. Das ist schwierig, weil jemand Fehler zugeben müsste. Wir gehen gegen das Gesundheitswesen an, das aus meiner Sicht eine neue Religion geworden ist, die glaubt, alle richtigen Antworten zu kennen. Es ist ein bisschen so, wie die katholischen Kirche davon zu überzeugen, dass sich nicht die Sonne um die Erde, sondern die Erde um die Sonne dreht.«

»Ich sage die Dinge nicht so drastisch wie Peter«, stellt Christine klar fest. »Ich bin da mehr die diplomatische Stimme. Ich drücke mich vorsichtiger aus und streue hier und da ein ›könnte‹ ein. Ich stimme Peter zwar grundsätzlich bei allem zu, was er sagt, aber ich glaube, es ist klüger, sich nicht so felsenfest überzeugt zu geben. Ich war in dieser Beziehung in manchen Situationen schon erfolgreicher, gehört zu werden und kleine Schritte zu machen, Meinungen zu verändern und Leute zum Nachdenken zu bringen, einfach weil ich nicht mit so einer starken Überzeugtheit auftrete, die in der Wissenschaft nicht üblich ist.«

»Ich arbeite auf diesem Gebiet jetzt seit über dreißig Jahren«, wettert Peter, »und in den ersten Jahren, als ich die medizinische Fachwelt herausforderte, hatte ich Albträume und Angst, falsch zu liegen und als völliger Idiot dazustehen. Aber bislang hat es einfach niemand geschafft, mich zu widerlegen. Deshalb habe ich eine Gewissheit entwickelt zu sagen: ›Ich bin davon überzeugt, bis jemand das Gegenteil beweist.‹ Anstatt dauernd zu sagen: ›Vielleicht, vielleicht ja, vielleicht nein.‹ Wir vergessen so was dann schnell, wenn es einem nicht in den Kram passt. Meine Haltung ist da: ›Wenn ich falsch liege, schießt mich nieder!‹«

»Ich baue einfach etwas mehr Ungewissheit ein und sage: ›wenn‹ wir recht haben.«

»Das würde ich nie sagen! Wir haben schon falsch gelegen, aber wir sind auf dem richtigen Weg. Davon bin ich fest überzeugt. Alles, was wir dreißig Jahre lang beobachtet haben, gilt heute immer noch.«

»Es gibt das alte Paradigma, nach dem Impfstoffe nur spezifische Wirkung haben«, fasst Christine zusammen. »Jetzt haben wir einen Haufen Beobachtungen, die dem widersprechen, und entwerfen ein neues Paradigma, von dem wir noch nicht genau wissen, wie es aussieht.«

»Wir müssen zu dem Bewusstsein gelangen, dass wir in einer unsicheren Welt leben, in der wir unsere Überzeugungen dauernd ändern müssen«, fordert Peter.

»Ich glaube, das ist in der medizinischen Welt schwer zu akzeptieren. Wir wollen keine Beliebigkeit, wir wollen eindeutige Erklärungen.«

Peter will, dass wir mit Gewissheit die Ungewissheit akzeptieren, während Christine zweifelnd nach Klarheit sucht.

»Ständig kommt ein neuer Impfstoff auf den Markt«, führt Peter weiter aus, »oder es taucht ein neues Virus auf, und wir müssen unsere Maßnahmen anpassen. Auch wenn wir glauben, die richtigen Antworten zu kennen, sollten wir unsere Richtlinien nie als gegeben hinnehmen, sondern immer wieder überprüfen.« Der Unsicherheit des Lebens müssten wir uns stellen, indem wir dauernd adaptiv reagieren, so wie es unser Immunsystem macht. »Immuntraining ist die größte ungenutzte Ressource, die es für uns Menschen gibt«, ist sich Peter allerdings sicher.

Dr. Frank Shann, Kinderarzt in der Abteilung für Intensivmedizin am Royal Children's Hospital in Melbourne, hat 2011 einen Artikel im Fachjournal *Clinical Therapy* über das Potenzial von Peter Aabys Forschung veröffentlicht. Er vergleicht darin das damalige WHO-Impfschema mit einem Impfschema, das keine Impfungen weglässt, aber die Forschung zu den unspezifischen Effekten von Impfungen berücksichtigt. Im Standardschema ist der DTP-Totimpfstoff bis zum Alter von fünf Jahren in fünfzig von sechzig Lebensmonaten die letzte verabreichte Impfung. Im verbesserten Impfplan würde diese durch DTP dominierte Zeit auf vier von sechzig Lebensmonaten verkürzt. Das gelänge durch zwei zusätzliche Masern-Lebendimpfungen, die jeweils nach den DTP-Impfungen verabreicht würden. Außerdem müsste die Empfehlung, BCG gleich nach der Geburt zu impfen, wirklich umgesetzt werden. Momentan ist das durchschnittliche Alter bei der BCG-Impfung nämlich sechs Wochen. Mit einem derart veränderten Impfkalender ließe sich ohne hohen Kostenaufwand und mit den gebräuchlichen Impfungen der Tod von zweieinhalb Millionen Kindern verhindern, also die weltweite Kindersterblichkeit um fast ein Drittel reduzieren.

»Das sind unglaubliche Zahlen, die man sich fast nicht vorstellen kann«, kommt Christine ins Schwärmen. »Wenn es stimmt, wäre das fantastisch!«

»Es stimmt wirklich!«, verbessert sie Peter. »Nicht ›wenn‹ es stimmt!«

Und trotz des ernsten Themas müssen wir kichern.

Am Ende meines Afrika-Trips, als sich der Fokus meiner Gedanken wieder auf zu Hause auszurichten beginnt, erfüllt mich ich ein Gefühl der Demut: Was sind Jessicas und meine Probleme im Vergleich zu den Herausforderungen, denen dieses Wissenschaftlerpaar gegenübersteht. Christine und Peter haben sich mit der Schulmedizin, der Weltgesundheitsorganisation und den Pharmaherstellern angelegt, um einen Paradigmenwechsel einzuleiten, der Millionen Kindern das Leben retten könnte.

Aber für Jessica und mich ist es einfach so: Das Leben unserer kleinen Tochter ist jetzt einfach das Allerwichtigste auf der Welt. Aber ich habe das sichere Gefühl, auch für unsere private Impfentscheidung eine Menge gelernt zu haben. Allerdings schwirren mittlerweile derart viel unspezifische Informationen und geschlechtsspezifische Gedanken in meinem Kopf herum, dass ich nicht so genau weiß, wie sich das zu Hause vernünftig in die Tat umsetzen lässt. Deshalb frage ich Peter vor meiner Abreise noch einmal ganz konkret, ob sich die unspezifischen Effekte von Impfungen auf ein Land wie Deutschland übertragen lassen und wie wir unsere Tochter am besten impfen sollten.

»Die meisten Beobachtungen von hier haben wir auch in Dänemark untersucht. Die Masernimpfung hat auch dort positive Auswirkungen. Alle Daten aus Entwicklungsländern legen nahe, dass Kinder nach einer Masernimpfung viel bessere Überlebenschancen haben. Und in Dänemark wurde eine geringere Krankheitsanfälligkeit nachgewiesen.

Sie sollten Ihr Kind also auf jeden Fall gegen Masern impfen lassen. Je früher, desto besser, denn speziell tiefe Atemwegserkrankungen wie Lungenentzündungen kommen nach dieser Impfung seltener vor.« Eine andere Sache sei es, möglichst auf Totimpfstoffe zusammen oder nach der Masernimpfung zu verzichten. So würden nämlich die positiven Effekte aufgehoben, der positive Trainingseffekt verringert. Speziell bei Mädchen habe sich gezeigt, dass sich ihre Sterblichkeit und Krankheitsanfälligkeit erhöhe, wenn sie nach der Masernimpfung noch Totimpfstoffe verabreicht bekommen. »Die Reihenfolge der Impfungen ist sehr entscheidend. Nach dem, was wir wissen, sollte eine Impfreihe auf jeden Fall mit einem Lebendimpfstoff enden. Damit sollte das Immunprofil zuletzt geprägt werden.«

Mensch! Hätten wir Zaria mal gegen Masern geimpft! Dann wäre sie wahrscheinlich besser vor ihrer Lungenentzündung geschützt gewesen als mit einer Pneumokokken- oder Grippeimpfung, beides Totimpfstoffe.

Jetzt hoffe ich, dass ich Jessica mit meiner neuen Begeisterung für Lebendimpfstoffe anstecken kann!

8. Wendepunkt

Anstatt zu Hause Jessica mit Begeisterung anzustecken, muss ich eher aufpassen, mir von ihr nichts einzufangen, sie klagt über Hals- und Ohrenschmerzen. Auch Zarias Husten ist wieder schlimmer geworden. Die Schwangerschaft macht Jessica zunehmend zu schaffen, beim Treppensteigen ist sie umgeknickt und muss auf Krücken laufen. Parallel zu einem Filmauftrag hat sie sich in die Immobiliensuche gestürzt und schlägt sich tapfer mit Kreditangeboten und Bonitätsnachweisen herum. Ich staune über ihre Energie, auch wenn ich es ja für keine gute Idee halte, wieder so kurz vor der Geburt umzuziehen. Aber ich will eine Mutter auch nicht daran hindern, ihr Nest zu bauen. Vor allem will ich ihr endlich mal mein unspezifisches Spezial-Impfwissen vermitteln! Mein Wissensschatz trifft jedoch gerade auf keine offenen Ohren bei Jessica, die sind entzündet und tun sowieso schon weh.

»Also, es ist im Prinzip ganz einfach«, setze ich in einer ruhigen Minute an, als Zaria endlich eingeschlafen ist und wir uns hingelegt haben. »Lebendimpfstoffe sind gut, und Totimpfstoffe sind schlecht.«

»Und warum werden dann grad Totimpfstoffe in der Schwangerschaft empfohlen?« Jessica reibt sich die Augen.

»Äh, na ja, das hat sich halt noch nicht überall rumgesprochen, da kommt erst noch der große Durchbruch. Die haben das jetzt auch nicht speziell bei Schwangeren untersucht, da geht es vor allem um Kinder. Es hat sich gezeigt, dass Lebendimpfstoffe insgesamt gesünder machen. Und jetzt schnall dich an: Wenn wir Zaria gegen Masern geimpft hätten, dann hätte sie wahrscheinlich keine Lungenentzündung bekommen!«

»Häh, ich dachte das waren Pneumokokken.«

»Kann ja sein, aber es geht hier gar nicht um bestimmte Krankheiten und Erreger, sondern um die unspezifischen Effekte. Wir müssen da umdenken. Es geht nicht darum, einzelne Krankheiten zu verhindern, sondern das Immunsystem zu fördern. Immuntraining ist das Zauberwort. Wir haben nur das Pech, dass sie die meisten Lebendimpfstoffe wie die Polio-Schluckimpfung oder die Pockenimpfung bei uns schon abgeschafft haben.«

»Aber Pocken gibt's doch gar nicht mehr.«

»Ja, aber das ist nicht der Punkt. Das war einfach eine fantastische Impfung, die das Immunsystem kräftig stimuliert und die Leute gesünder gemacht hat – wenn sie nicht dran gestorben sind. Da sind leider immer auch ein paar Immungeschwächte oder alte Leute draufgegangen, weil die sehr heftig gewirkt hat. Aber sonst ist das gesünder als jede Vitaminspritze! Man sagt, dass die Pockenimpfung sogar die einzige Impfung war, die wirkungsvoll gegen HIV geschützt hat!«

Während es so aus mir heraussprudelt, merke ich selber, wie wirr das klingt. Ich muss aufpassen, dass Jessica mich nicht für verrückt erklärt, wenn ich behaupte, dass man Kinder gegen Tuberkulose impfen sollte, damit sie weniger Durchfall und Malaria bekommen. Und als ich ihr von der Studie mit den Frühchen erzähle, die trotz Untergewicht in die Haut geimpft werden, ist sie empört: »Die armen Kinder!«

»Es geht nicht um einzelne Kinder, es geht um Millionen Kinderleben, die gerettet werden können!«, ereifere ich mich. »Die Wissenschaftler müssen in randomisiert kontrolliert verblindeten Studien ihre Thesen unter Beweis stellen, damit ihre Forschung anerkannt wird!« Immerhin scheint Jessica mir endlich aufmerksam zuzuhören und unterbricht nicht mehr ständig. Um ihr das alles noch besser zu veranschaulichen, erzähle ich von den Tierversuchen in Holland, wo man Mäuse ohne adaptives Immunsystem gezüchtet hat. »Normalerweise sterben diese Mäuse, wenn man die mit Candida-Pilzen infiziert. Und jetzt rate mal, was passiert, wenn man die vorher gegen Tuberkulose impft?« Stille. »Jessi?«

Na ja, wenigstens habe ich jetzt eine Technik, um Jessica, die sonst so schwer runterkommt, zum Einschlafen zu bringen: Gutenacht-Impfgeschichten oder Geschichten von Tausendundeiner Impfung.

Ich komme allerdings ins Nachdenken über meine Überzeugungsarbeit: Ist es die richtige Strategie, derart konsequent aufzutreten? Vielleicht passt diese John-Wayne-Attitüde von Peter Aaby gar nicht zu mir, von wegen: »Wenn ich falsch lieg, schieß mich nieder«? Sollte ich nicht meine Sätze mit »Wenn die Forschungsergebnisse stimmen«, beginnen oder sagen: »Wenn die Wissenschaftler recht haben, könnten Lebendimpfstoffe die richtige Wahl sein, falls sie nicht einem Jungen gleichzeitig mit einem Totimpfstoff verabreicht werden«? Aber es darf auch nicht zu kompliziert werden! Das mit der Impffreihenfolge und den Totimpfstoffen lassen wir mal außen vor, da habe ich mir selber noch keinen Reim drauf gemacht, wie wir das hier handhaben sollten. Eigentlich ist es doch sehr simpel, und Aaby hat es auf den Punkt gebracht: Impft euer Kind auf jeden Fall gegen Masern!

»Da kann man eigentlich gar nichts falsch machen!«, beschwöre ich Jessica. »Das ist eine milde Infektion mit Impfviren, da ist auch kein Aluminium oder ein anderer komischer Wirkverstärker drin. Wir wollten ja mal, dass Zaria die echten Masern kriegt, und mit der Impfung kriegt sie das im Prinzip auch, nur ohne dass wir wochenlang am Bett sitzen und uns vor einer Mittelohr- oder Gehirnentzündung oder diesen Spätfolgen fürchten müssen. Und der Clou dabei: Es ist gesundes Immuntraining, danach ist sie auch gegen ganz andere Infektionen besser geschützt, vor allem gegen Atemwegsinfektionen.« Tatsächlich ändert es für Jessica etwas, die Impfung nicht als notwendige Zumutung und soziale Pflicht zu sehen, sondern als eine Gesundheitsspritze.

Ein paar unspezifische Gespräche später leitet sich die Trendwende ein: Jessica ist einverstanden, wir können einen Impftermin für Zaria machen! Allerdings nur unter der Bedingung, dass sie auch wirklich ganz gesund ist. Gute Idee, nur wie soll das klappen bei dem Dauerhusten? Schließlich befolgen wir den Rat meiner Oma: »Das Kind braucht ein Reizklima!«, und fahren an die Nordsee. Nach drei Tagen ist Zarias Husten tatsächlich wie weggeblasen. Herrlich, wie sie auf ihrem Laufrad an den Strand flitzt und mutige

Wattwanderungen unternimmt. Als wir nach drei Wochen wieder kerngesund nach Berlin zurückkehren, wäre ich am liebsten direkt mit ihr in die Kinderarztpraxis zum Impfen gefahren. Aber unsere Kinderärztin erklärt, sie impfe den Einzelimpfstoff gegen Masern nur ungern, wir sollten doch bitte Masern-Mumps-Röteln impfen, am besten die Vierfache mit Windpocken dabei. Jessica will unser Kind aber bei seiner ersten Impfung nicht überfordern, und gerade die MMR-Dreifachimpfung ist von allen Impfungen die Umstrittenste, da ihr nachgesagt wird, sie würde Autismus auslösen.

Ich glaube zwar nicht, dass unsere Tochter durch den Pikser autistisch wird, ärgere mich aber über unsere Praxis, weil ich weiß, dass es den Einzelimpfstoff nicht nur in Afrika, sondern auch in Deutschland gibt. Gegen Mumps, Röteln oder Windpocken müssen wir im Moment wirklich nicht impfen. Jetzt bitte, bitte keine Diskussionen mehr, sondern einfach Masernimpfen! Die Sprechstundenhilfe in unserer Praxis erklärt mir jedoch schnippisch, den Einzelimpfstoff müsste ich selber besorgen. Nicht mal eine Verschreibung kriege ich? Da kann ich mir auch gleich eine andere Praxis suchen! Im Internet lese ich, dass es beim Maserneinzelimpfstoff, einer Art Reimport aus Frankreich, immer wieder zu Lieferengpässen komme. Manche Ärzte würden auch behaupten, der Impfstoff sei in Deutschland gar nicht zugelassen. Ich wende mich an die anthroposophisch ausgerichtete Praxis in der Havelhöhe, wo ich damals den impfkritischen Vortrag gehört hatte. Und dort hat man den Maserneinzelimpfstoff sogar schon im Kühlschrank liegen. Na, dann nichts wie hin!

Aber wenn man wirklich mal impfen will, sollte man vielleicht nicht unbedingt eine impfkritische Praxis aufsuchen. Jedenfalls nicht, wenn das zu impfende Kind eine Bindehautentzündung hat. Jetzt habe ich endlich Jessica an meiner Seite, und wir sind uns einig, da erklärt die Ärztin angesichts der ganz leicht verschnupften Zaria: »Offiziell wird von den Impfherstellern empfohlen, dass ein banaler Infekt kein Grund ist, nicht zu impfen. Wir handhaben es trotzdem so, dass wir nach Möglichkeit warten, bis das Kind ganz gesund ist.« Das lässt sich Jessica natürlich nicht zweimal sagen, und die Impfung wird abgeblasen.

Damit wir nicht völlig vergeblich den weiten Weg gemacht haben, lasse ich die Ärztin meinen Impfpass prüfen, der mir zum Glück noch eine BCG-Impfung nach der Geburt attestiert, kurz bevor sie abgeschafft wurde. Mit knapp zwei Jahren hatte mich meine Mutter auch gegen Masern impfen lassen, aber nur einmal. Die Ärztin rät mir, anstatt der zweiten empfohlenen Masernimpfung doch einfach Blut abnehmen zu lassen, um meine Masern-Antikörper zu testen und zu schauen, ob die Impfung angeschlagen hat. Auch wenn die Impfung mir bestimmt guttun würde, lass ich mich darauf ein und bin neugierig auf das Laborergebnis.

Und dann geht erst mal wochenlang jegliche Impfchance im Hauskauf-Renovierungs-Umzugsstress unter. Ich hasse es auszumisten, ich bin schließlich Dokumentarist und brauche Archivmaterial! Beim Kistenpacken denke ich grimmig, dass unser Wohnwechsel auch eine Art von Krankheitsprävention ist: Anstatt zu impfen, verlassen wir einfach das Seuchengebiet. Da draußen am Stadtrand wird man sich bestimmt nicht so leicht die Masern oder Keuchhusten einfangen wie hier im Mietshaus in der dichtbesiedelten Innenstadt. Schnell weg, bevor die Biester uns erwischen!

Der Umzug ist eine Katastrophe. Jessica hat zwar mit Zauberhänden den Hauskauf nebst Finanzierung in die Wege geleitet, und es gelingt uns, blitzschnell die Wohnung aufzulösen und in das neue Haus umzusiedeln. Aber dort finden wir uns auf einer Baustelle wieder. Die Renovierungsarbeiten sind noch im vollen Gange, und am Umzugstag teilen uns die

Handwerker mit, dass wir auf den frisch geölten Fußboden zwei Wochen nichts draufstellen dürfen. Alle Möbel und sorgfältig beschrifteten Kisten können nicht in die vorgesehenen Räume, sondern landen vorläufig im Keller oder Schuppen. Mein geliebtes Regal, das ich von meinem Großvater geerbt habe, muss erst mal draußen bleiben. Alles steht Kopf, und Jessica sitzt am Abend weinend auf der Treppe. Das viele Bücken und Heben hat ihr nicht gutgetan. Ich habe ja gesagt, wir sollten den Umzug nicht überstürzen, aber keiner wollte auf mich hören. »Dann wären wir heute noch in deiner verstaubten Studentenbude!«, schluchzt Jessica und hat wahrscheinlich recht.

Immerhin haben wir jetzt einen schönen kleinen Garten, und nachts hört man Vögel zwitschern anstatt Autos und Motorräder knattern. Nie wieder durch Nachbars Getrampel oder Fernseher wach werden. Jetzt können wir uns zwar über Nachbars Rasenmäher ärgern, aber der stört wenigstens nicht nachts um vier Uhr.

Der Ausnahmezustand mit Matratzenlager und improvisierter Beleuchtung hat auch was Romantisches. Seit langer Zeit schlafen wir mal wieder alle drei gemeinsam in einem Raum. Moment, da ist ja auch noch jemand Viertes im Bauch bzw. im Anmarsch! Wir haben es bislang völlig versäumt, einen Namen auszusuchen. Hoch im Rennen ist für Jessica »Luana«, wir beide mögen auch »Chiara« oder »Gianna«. Mein heimlicher Favorit »Mafalda« wird leider kategorisch abgelehnt. Jessica beginnt sich mit Indianernamen zu beschäftigen. »Anouk« finde ich auch schön, »Yakari« klingt mutig, aber »Chakuana«?

»Ich glaube, dann würde sie ›Chaki‹ gerufen«, wende ich ein.

»Chuckie? Die Mörderpuppe?«, stellt Jessica schockiert fest, und wir müssen lachen.

Bevor unser nächstes Kind zur Welt kommt, will ich noch mehr über Peter Aabys Forschung erfahren: Was haben die Forscher in ihren dänischen Studien genau rausgefunden? Wie lassen sich die Erkenntnisse zu den Totimpfstoffen am besten in unsere Impfpläne einbinden? Ein kleines Problem ist noch, dass der Maserneinzelimpfstoff gerade vergriffen ist und wir uns fragen, ob es wirklich unbedenklich ist, dreifach gegen Masern-Mumps-Röteln zu impfen.

Als ich erfahre, dass Christine Benn und Peter Aaby gerade in Kopenhagen sind, steige ich kurz entschlossen in den Flieger. Dänemark genießt einen ausgezeichneten Ruf als Forschungsstandort für bevölkerungsbasierte Studien. Durch ein zentrales Gesundheitsregister und umfangreiche Biobanken besteht Zugriff auf Daten der gesamten Population. Jeder Däne nimmt hier automatisch an Studien teil. Durch eine anonymisierte Nummer ist er Teil des Registers, in dem unter anderem sämtliche Berührungspunkte zum Gesundheitswesen gespeichert sind, sogar Laborergebnisse und Gewebeproben werden hinterlegt. Man kann die gesamte Bevölkerung von der Wiege bis zum Grab verfolgen. Für Datenschützer ein Albtraum, aber ein Traum für Wissenschaftler.

Am Statens Serum Institut, wo Christine Benn und Peter Aaby ihr Standbein haben, wurde von ihren Kollegen eine vielzitierte Studie durchgeführt, die dem weitverbreiteten Verdacht nachging, ob die Masern-Mumps-Röteln-Impfung Autismus auslöst. Es war die weltweit größte Studie zu dieser Frage, die zu dem klaren Ergebnis kam, dass kein Zusammenhang bestehe. Ob geimpft oder nicht, die Kinder hatten stets das gleiche Risiko, Autismus zu entwickeln. Der Eindruck, die Impfung sei für Autismus verantwortlich, hängt wohl mit der Tatsache zusammen, dass Autismus bei Kindern oft im zweiten Lebensjahr zutage tritt, genau dann, wenn auch gegen Masern-Mumps-Röteln (MMR) geimpft wird. Also wahrscheinlich überwiegend eine Koinzidenz und kein kausaler Zusammenhang.

Auch Aabys Forschergruppe hat die dänischen Gesundheitsregister für ihre Studien genutzt. Das Register reicht bis in die Sechzigerjahre zurück. Aber darüber hinaus gibt es noch umfangreiche Schularchive in Dänemark, mit deren Datenschätzen sich beispielsweise der Impfstatus der Bevölkerung noch weiter zurückverfolgen lässt. Manchmal lohnt es sich, seinen Papierkram nicht wegzuschmeißen! »Zum Glück geht es in unseren dänischen Studien nicht zentral um Auswirkungen auf die Sterblichkeit, sondern vor allem um Krankheitsanfälligkeit«, erklärt Christine Benn. Die Forscher verknüpften die Daten zu Impfungen der Bevölkerung mit Daten zur Hospitalisierung aufgrund von Infektionskrankheiten und konnten auch hier einen deutlichen Gesundheitsvorteil durch Lebendimpfungen wie BCG, Pockenimpfung und Polio-Schluckimpfung feststellen, die alle mittlerweile nicht mehr gebräuchlich sind. Ein Vergleich zwischen gegen Pocken und BCG Geimpften gegenüber Ungeimpften ließ sich bei den Jahrgängen von 1965 bis 1976 vornehmen, da in diesem Zeitraum die beiden Impfungen gestoppt wurden. In Dänemark zeigte sich sogar eine Halbierung der Sterblichkeit bis zum Alter von 45 Jahren. Auch die aktuell genutzte MMR-Impfung gehe mit deutlichen Gesundheitsvorteilen einher: weniger Wahrscheinlichkeit, durch eine Infektionskrankheit ins Krankenhaus zu müssen, und weniger tiefe Atemwegsinfektionen. »Wirklich bemerkenswert ist bei unseren dänischen Studien zu dieser Impfung, dass es in der untersuchten Zeit nur dreißig Fälle von Masern, Mumps oder Röteln gab. Also sind wir uns ziemlich sicher, dass es sich hier um echte unspezifische Effekte handelt!«

In der Studie zur MMR-Impfung zeigte sich in einer kleinen Untergruppe von Kindern, die nach ihrer MMR-Impfung noch einen Fünffach-Totimpfstoff erhalten hatten, ein um 62 Prozent höheres Risiko, wegen einer Infektion ins Krankenhaus zu kommen. »Wir haben uns aber wirklich auf die positiven Effekte konzentriert, weil wir wissen, wie kontrovers das aufgenommen wird. Doch die Warnsignale aus Afrika haben sich in Dänemark, also einem reichen Land mit hochentwickeltem Gesundheitssystem, bestätigt.«

Zum Mittagessen trifft sich das ganze Forschungsteam an einer großen Tafel. Viele der jüngeren Mitarbeiter sind vor Kurzem Eltern geworden und haben heute ihre Kleinkinder oder Babys dabei. Das Projekt ist wirklich kinderfreundlich. Kein Wunder bei dem Thema! Die Tafelrunde um Peter ist bunt gemischt, genau wie sein grelles Hemd. Das ursprünglich kleine Team ist zu einer internationalen Gruppe angewachsen, heute sind Mitarbeiter aus Ghana, Bangladesch und Kanada anwesend. Hinter der langen Mittagstafel hängt eine große Weltkarte, und Aaby macht sich den Spaß, mir zu zeigen, wo überall schon die unspezifischen Effekte von Impfungen systematisch nachgewiesen wurden: in Gambia und im Senegal, in Mali, Ghana, Burkina Faso, Malawi, Kenia, Indien und Bangladesch. Und natürlich in Dänemark. Doch trotz dieser beeindruckenden Datenlage weigert sich die Weltgesundheitsorganisation bislang beharrlich, die negativen Effekte von Totimpfstoffen anzuerkennen. »An wen soll man sich wenden«, grummelt Aaby, »wenn man ein Problem mit der WHO hat? Sie ist die absolute Instanz weltweit in Gesundheitsfragen. Es ist ein System entstanden, das sich als unfehlbar sieht.«

»Es gibt wohl keinen wissenschaftlichen Bereich«, stimmt Christine Benn zu, »der so politisiert ist wie die Vakzinologie. Es ist verrückt. Es ist praktisch unmöglich, eine datenbasierte wissenschaftliche Diskussion darüber zu führen, dass es Hinweise auf negative Effekte von Impfungen geben könnte, ohne große Schwierigkeiten zu kriegen.«

»Die WHO genießt ein unglaubliches Maß an Vertrauen. Käme heraus, dass sie hiermit nicht verantwortlich umgegangen sind, könnten die Menschen ihr Vertrauen in sie verlieren. Ich glaube, die Befürchtung ist, dass wenn die Menschen das Vertrauen verlören, die Impfrate sinken und mehr Kinder sterben würden.«

»Aber die Angst vor Impfgegnern sollte nicht dazu führen«, mahnt Professor Dr. Benn, »dass jede seriöse Forschung zu diesem Thema unterbunden wird. Das ist Ausdruck eines bedauerlichen Misstrauens gegenüber der Bevölkerung. Ich glaube, die meisten Eltern hätten kein Problem, mit kritischen Informationen, die das Impfen betreffen, umzugehen, wenn sie das Gefühl hätten, dass unser System darauf reagiert, und man die Sachen nicht unter den Teppich kehrt.«

»Wir haben die gleichen negativen Effekte bei sechs verschiedenen Totimpfstoffen festgestellt«, grollt Aaby. »Das kann kein Zufall sein. Aber sie machen einen Bogen um das Thema.«

Ich frage, welche Rolle ihrer Meinung nach die Impfstoffhersteller bei dieser Geschichte spielen. »Ich bin da eigentlich altmodisch«, konstatiert Aaby, »und der Ansicht, dass die Industrie alles nur fürs Geld macht und dass das in der Wissenschaft nichts verloren hat. Aber wenn man mit einem Verwaltungsapparat konfrontiert ist, der keinen Fehler zugeben und die eigenen Vorgaben nicht ändern will, ist die Industrie vielleicht doch beweglicher. Die Hersteller haben Interesse, Dinge zu verbessern, wenn es sich lohnt. Sie wollen sich vielleicht eher anpassen. Und es gibt Anzeichen, dass sich die Pharmaindustrie für die Arbeit hier und die unspezifischen Effekte von Impfungen interessiert. Das sollten sie auch, denn wenn es stimmt, was wir herausgefunden haben ...«

»Du hast ›wenn‹ gesagt«, unterbricht ihn Christine triumphierend.

»Na gut, du weißt ja, dass ich immer recht habe«, blitzt Aaby zurück. »Die Industrie würde jedenfalls große Probleme mit ihren Produkten kriegen. Vielleicht müssten sie sogar Entschädigungen zahlen für Impfgeschädigte, und das könnte sehr teuer werden. Es könnte also sein, dass die Hersteller schneller reagieren als der Verwaltungsapparat, der seine Glaubwürdigkeit verteidigt.«

»Ich glaube, die Firmen sind gerade am Brainstormen«, stimmt Christine zu. »2014 hat *Sanofi-Pasteur* zu einem Meeting zu den unspezifischen Effekten von Impfungen eingeladen, und *GlaxoSmithKline* hat eine Taskforce-Gruppe zu dem Thema gebildet. Irgendwas passiert.«

Benn und Aaby teilen allerdings die Sorge, dass die industrielle Entwicklung momentan eher in Richtung Totimpfstoff geht. Man wolle die stärkeren Nebenwirkungen der Lebendimpfstoffe wie leichte Krankheitssymptome vermeiden und das Problem umgehen, dass immungeschwächte Menschen durch so eine Impfung mit abgeschwächten Erregern schwer erkranken oder sogar sterben können. Also sei die allgemeine Überzeugung momentan noch, dass es besser sei, inaktivierte Impfstoffe zu entwickeln, die diese Probleme nicht haben.

Doch Christine ist trotzdem voller Zuversicht: »Für mich ist es gerade eine sehr spannende Zeit, da wir uns, so hoffe ich, einem Wendepunkt nähern, nach dem die unspezifischen Effekte von Impfungen zum Mainstream werden. Ich weiß nicht genau, wann dieser Umschlagpunkt erreicht sein wird, und das macht es gerade auch so spannend. Je näher man diesem Punkt kommt, desto mehr Widerstand bekommt man. Jetzt werden die Leute richtig wütend und ärgern sich über uns. Am Anfang wurden wir eher lächerlich gemacht. Aber jetzt sind wir schon eine ernstzunehmende Gruppe von internationalen Forschern, die von diesen Effekten überzeugt sind, und wir werden immer mehr. Ich glaube ja, dass die Arbeit der Immunologen gerade wichtig ist, weil sie die Mechanismen der unspezifischen Immunität aufklären. Das wären für viele sehr überzeugende Belege, die den Paradigmenwechsel einleiten könnte.«

»Ich werde dann aber schon tot sein«, glaubt Peter fest, der schließlich schon seit zwanzig Jahren versucht, seine Forschung zur Geltung zu bringen.

»Quatsch! Du bist sechsmal gegen Pocken geimpft, du bist unsterblich«, lacht ihn Christine an.

Auch ohne offizielle Empfehlung haben Aabys Mitarbeiter bereits begonnen, die Forschungsergebnisse bei der Impfung ihrer Kinder anzuwenden. »Wir folgen den Impfempfehlungen«, erklärt mir eine Forscherin mit ihrem Kleinkind auf dem Arm, die nicht auf den spezifischen Schutz der Totimpfstoffe verzichten will. »Aber wir geben nach einer Totimpfstoffreihe einen zusätzlichen Lebendimpfstoff.«

Wenn Peter Aaby den dänischen Impfkalender umkrempeln dürfte, würde er zusätzliche BCG- und Masern-Impfungen einbauen und die Totimpfstoffe möglichst reduzieren. »Das müsste aber alles noch in Studien überprüft und evaluiert werden, bis man daraus eine Vorschrift machen kann.«

Wieder zurück in Berlin gibt es gute Nachrichten: Zaria hat einen Kitaplatz. Die Eingewöhnung ist ein Kinderspiel, und die Einrichtung ist famos. Die Räume haben viel Licht, es gibt einen großen Garten mit einem Kletterpiratenschiff, Schaukeln und allem, was das Kinderherz begehrt. Aber natürlich lässt bei über hundert Kindern der nächste Infekt nicht lange auf sich warten. Deshalb schnell zur Ärztin, der Maserneinzelimpfstoff liegt auch wieder bereit. Ich hätte jetzt auch keine Bedenken, MMR zu impfen, aber Hauptsache, wir fangen mal an. Doch schon zeigt der Kindergarten-Virenherd seine Wirkung. Hat die Infektsaison schon wieder begonnen? Zaria hat jedenfalls wieder angefangen zu hüsteln, und die Bedenken bei unserer Impfärztin in der Havelhöhe sind zu groß. Diesmal lasse ich mich trotzig selber gegen Masern impfen, auch wenn der Geburtstermin bevorsteht. Mein Antikörpertest hat gezeigt, dass die erste Masernimpfung nicht angeschlagen hat, und ich will endlich in den Genuss dieses Heiltranks kommen. Die Hoffnung, meine Tochter ebenfalls zu begeistern, zerschlägt sich beim Anblick der Spritze in meinem Arm leider, aber immerhin habe ich etwas für meine Gesundheit getan.

Leider ist Immuntraining nicht nur Zuckerschlecken, und der Hausfrieden hängt ziemlich schief, als ich eine Woche später von den Impfviren niedergestreckt im Bett liege und Jessica so kurz vorm Geburtstermin alleine dastehen lasse. Sie plagt gerade die Sorge, ob sich Zarias Schwester noch rechtzeitig in die richtige Lage dreht. Wenn es nicht bald passiert, wollen die Ärzte einen Termin für einen Kaiserschnitt festlegen.

Zum Glück kommt auch unsere zweite Tochter nicht überpünktlich zur Welt, und wir können, als ich mich vom Krankenlager erhoben habe, mit frischem Elan in die Havelhöhe fahren, wo man für Zaria einen eisgekühlten Masernimpfstoff reserviert hat. Endlich hat Zaria auch mal keinerlei Krankheitssymptome! Doch noch am Morgen vor der Abfahrt plagen Jessica schwer Zweifel, und sie würde am liebsten alles abblasen. Jetzt sei es schon Herbst und zu spät zum Impfen. Alle Kinder würden gerade wieder krank. Was, wenn Zaria in der Inkubationsphase eines Infekts steckt, den man noch nicht erkennt, und es sie dann durch die Impfung richtig schlimm erwischt? Jessica kommen die Tränen bei dem

Gedanken an die Schmerzen, die wir unserem Kind gleich zufügen wollen.

Natürlich ist dieser Impftermin ganz schön aufgeladen. Sogar das Filmteam ist bestellt für den großen Moment, auf den alle schon lange gewartet haben. Nach zwei Jahren Beschäftigung mit dem Impfen und allem, was ich gehört und gesehen habe, glaube ich zwar, dass wir das Richtige tun. Aber was, wenn die Masernimpfung nun doch in ganz, ganz seltenen Fällen Autismus auslöst?

Eine Bekannte hat uns noch vor Kurzem gewarnt. Sie habe vor einer Woche ihre Zwillinge gegen Masern geimpft, und die lägen jetzt mit vierzig Grad Fieber im Bett. Ihr erstes Kind habe nach dieser Impfung sogar einen Fieberkrampf gekriegt, vor dem sie der Arzt nicht gewarnt hätte. Ein Fieberkrampf wäre ja noch zu verkraften, aber ein allergischer Schock?

Wir rechnen auf jeden Fall mit großem Geschrei und Kullertränen und haben eine Tasche mit Zarias Lieblingskuscheltieren, Lieblingsbüchern und ein leckeres Croissant dabei, außerdem haben wir ein iPad in petto, auf dem sie zur Ablenkung spielen darf. Noch dazu haben wir strategische Überlegungen angestellt, welche Eisdiele am besten anzusteuern ist, wenn Zaria die Tortur überstanden hat.

Als wir schließlich in der Klinik Havelhöhe bei der anthroposophischen Praxis anlangen, bin ich ganz froh, dass es hier auf dem Gelände auch eine Geburtsstation gibt. Wer weiß, welche unspezifische Wirkung die Impfung heute bei der hochschwangeren Jessica entfaltet!

»Sie impfen in ihren Oberarm, oder?«, frage ich die Ärztin.

»Bei ihr können wir auch noch die Oberschenkelchen nehmen. Da ist es ein bisschen weniger empfindlich. Hauptsache in den Muskel.«

Zaria hält in einer Hand ihren geliebten Plastiksaurier, den sie »Dino-Zaria« nennt, und in der anderen einen kleinen

Kuschelbären. Sie sitzt auf meinem Schoß, damit Jessica die Hände frei hat und besser trösten kann. Aufmerksam beobachtet Zaria die Ärztin, die gerade dabei ist, den Impfstoff anzumischen. »Für Kinder mache ich es immer so, dass ich mit einer gröberen Nadel den Impfstoff aufziehe und dann auf eine ganz dünne Nadel wechsele, damit es möglichst wenig pikst. Ich nehme für Zaria eine Insulinnadel. Das sind die allerdünnsten Nadeln, die es überhaupt gibt. Mit der dauert es zwar etwas länger, aber dafür spürt man die weniger.« Trotzdem steht mir der Schweiß auf der Stirn, und Jessica sind die Sorgen ins Gesicht geschrieben, als die Ärztin mit der Spritze und einer kleinen Sprühflasche auf unsere Tochter zukommt.

»Welches Beinchen nehmen wir denn? Nehmen wir das, wo du zur Mama guckst, oder das da?«

»Das da«, erklärt Zaria, der offensichtlich nicht bewusst ist, was ihr blüht.

»Das da? Guck mal, nicht erschrecken, wird jetzt kurz kalt«, erklärt die Ärztin, während sie etwas Desinfektionsmittel auf den kleinen Schenkel sprüht und zu beruhigen versucht: »Papa hilft dir, Mama ist auch da, siehst du, wo Mama ist?«

»Das macht jetzt kurz Aua und danach wird's besser«, kündigt Jessica an.

»Ich muss dich einmal kurz in dein Bein zwicken. Das pikst einmal kurz, ist ganz schnell vorbei.« Die Ärztin macht eine kleine Hautfalte und dann sticht sie daneben mit der Nadel ein. »Ui, machst du das super!« Tatsächlich dauert es mit dieser extradünnen Nadel länger als gewöhnlich. »Eins, zwei, drei, alles schon vorbei!«

Und dann: Nichts! Kein Geschrei. Zaria guckt einfach nur, eher neugierig, kommt da noch was?

»Das war's schon«, lächelt Jessica.

»Oh, bist du tapfer«, lobe ich unser Kind verwundert. Einen Moment lang denke ich, das dicke Ende kommt noch und

Zaria holt nur Luft vorm großen Gezeter, doch dann lächelt sie einfach. Unglaublich! Liegt es an der Insulinnadel oder der schlauen Ärztin, die erklärt: »Wenn man in der Umgebung zwickt, dann merken sie meistens nur den Druck vom Zwicken.«

»Du kriegst die Tapferkeitsmedaille«, feiere ich unsere Tochter.

»Wahnsinn!«, staunt Jessica.

Aber was murmelt Zaria da? »Anderes Bein.«

»Wie bitte?«

»Anderes Bein!«, wiederholt sie deutlicher.

»Wie, du willst noch mal geimpft werden?«

»Noch mal!«, sagt sie, und wir müssen alle lachen.

»Nein, mehr kriegst du von mir nicht. Ist genug für heute«, sagt die Ärztin schmunzelnd, während Jessica und ich uns zuzwinkern.

»Nächstes Mal. Ja, nächstes Mal, bald darfst du wieder«, beruhigt sie Jessica.

Ein buntes Pflaster kriegt sie aber noch von der Ärztin aufgeklebt: »Das andere Bein nehmen wir nächstes Mal, und du kriegst jetzt von mir noch ein kleines gelbes Impfbuch.«

»Dein Impfpass!«, jubelt Jessica.

»Impfpass!«, strahlt Zaria.

Das ist ja der reinste »Impfspaß«: »Yippieh«, jauchze ich und hebe unsere Tochter so hoch in die Luft, wie ich kann. Ich fasse es nicht, Zaria muss das intuitiv mit dem Immuntraining kapiert haben! Wir haben unseren Wendepunkt erreicht – sogar das Baby dreht sich jetzt noch in die richtige Geburtslage.

Die Impfung bekommt Zaria gut. Das Fieber zehn Tage später ist ein Zeichen für ein gesundes Immuntraining. Vielleicht beflügeln die Masern-Impfviren sogar ihre Kreativität, genauso wie die Anthroposophen glauben, dass die Masern zu einem Entwicklungsschub führen. Zaria malt jedenfalls zum ersten Mal in ihrem Leben eine menschlich anmutende Figur mit Augen, Nase und Mund.

»Baby«, sagt sie und deutet auf ihr Bild: »Baby kommt!«

Epilog:
Lebenselixier

Happy End? Als Jessicas Wehen eines Morgens nicht mehr nachlassen und wir ins Krankenhaus aufbrechen, nehme ich mir, in Erinnerung an die letzte epische Geburt, jede Menge Lesestoff mit. Gegen halb acht setze ich Jessica vor der Geburtsstation ab, um noch einen Parkplatz zu suchen. Dann besorge ich Kaffee und Croissants beim Bäcker. Zurück im Krankenhaus, finde ich Jessica nirgends, aber höre Schreie, die mir irgendwie bekannt vorkommen! Ich finde sie schließlich in einem Warteraum auf dem Bett kniend, wie sie, unterstützt von einer Hebamme, schon dabei ist, unser Kind zu entbinden. Es geht alles so schnell, dass wir es gar nicht mehr in den richtigen Kreißsaal schaffen. Zu meiner Verblüffung hält Jessica bereits um halb zehn unser Baby im Arm. Die milden Sonnenstrahlen eines außergewöhnlich sonnigen Novembertags sind das erste Licht der Welt, das unsere Tochter Yentl erblickt. Yentl ist jiddisch und kommt vom selben Wortstamm wie das englische *gentle*: sanft, freundlich, edel. Und genauso war die Geburt unserer »Gentlewoman«.

Das Glück bleibt uns erst mal hold. Bestimmt tragen Zarias und meine Masernimpfungen ihren Teil dazu bei, dass wir diese Infektsaison glimpflich überstehen. Von Dauerhusten oder Lungenentzündung ist diesmal keine Spur! Bei Baby-Yentl jetzt nach Kopenhagener Vorbild die empfohlenen Totimpfstoffe zu verabreichen und eine Masernimpfung vorzuziehen, ist uns nicht ganz geheuer, weil die Masern- oder MMR-Impfung erst ab elf beziehungsweise zwölf Monaten zugelassen ist. Ob unser neuer Kinderarzt da überhaupt mitmachen würde? Wir lassen es lieber *gentle* angehen und Yentl erst mal ungeimpft, vertrauen auf den Nestschutz mit Muttermilchserum und halten sie so gut es geht von hustenden Menschen fern. Hier draußen am Stadtrand haben Seuchen sowieso keine Chance, die Straßen sind schon völlig leergefegt! Natürlich bleibt unsere Kokonstrategie ein frommer Wunsch angesichts einer dauernd verschnupften Zaria, die dafür sorgt, dass die Nase ihrer Schwester läuft, lange bevor ihr Körper krabbeln gelernt hat. Doch insgesamt ist auf unsere Abwehrkräfte Verlass, und wir kommen endlich dazu, die restlichen Umzugskisten auszupacken.

Mit dem Leben in der Vorstadt freunde ich mich auch langsam an und gebe zu, dass es hier ganz nette Leute gibt. Natürlich werden die Sorgen mit unserem Eigenheim insgesamt nicht weniger. Aber ich setze mich lieber mit einem Fuchs auseinander als mit einem psychotischen Wohnungsnachbarn. Ich habe auch lieber Ameisen im Haus als Legionellen im Leitungswasser. Vollends Frieden mit der neuen Heimat schließe ich, als mein Vater bei uns in die Nachbarschaft zieht. Wobei Maltes Erziehungsstil mitunter gewöhnungsbedürftig ist. Neben dem Vorsatz, niemals mit einem Kind zu basteln, und einer Aversion gegen Gesellschaftsspiele hat Malte den Ehrgeiz, unserer Tochter beizubringen, komplett ohne Spielzeug auszukommen. Das ist ehrenwert angesichts der Tatsache, dass wir bei uns wahrscheinlich schon mehr Spielwaren haben als in ganz Guinea-Bissau zusammen! Jedenfalls übt Opa mit seiner Enkeltochter Rollenspiele ein, die immer ausgefallener werden. Besonderes Talent entwickelt Zaria darin, einen schweren Unfall nachzuspielen. Das gelingt ihr bald so täuschend echt, dass es für uns unmöglich ist, Spiel und Ernstfall noch auseinanderzuhalten. Es dauert dann auch nicht lange, bis Zaria mit einem blutenden Finger und verdreckten Händen von einer Unfallübung mit Opa aus der Wildnis zurückkehrt. Während Jessica die Wunde verarztet, stellt zur Abwechslung mal sie die Gretchenfrage: »Sollten wir nicht doch mal gegen Tetanus impfen?«

Keine leichte Entscheidung! Die Tetanusimpfung gibt es nur als Totimpfstoff mit Aluminiumwirkverstärker. Und wenn ja, welchen Impfstoff sollen wir nehmen? Für eine Tetanus-Einzelimpfung gibt es nur einen veralteten Impfstoff, der seit Langem kein Update bekommen hat und dessen Aluminiumgehalt besonders hoch ist – die dreifache Menge moderner Dreifachimpfstoffe. Bei einer Mehrfachimpfung wäre es ja sinnvoll, neben Diphtherie und Tetanus noch Keuchhusten mitzunehmen, mit Abstand die wahrscheinlichste dieser Krankheiten und besonders gefährlich für Zarias kleine Schwester. Aber dann wären wir genau bei DTP angelangt, was in Aabys-Studien gerade bei Mädchen so deutlich die Krankheitsanfälligkeit und Sterblichkeit erhöht. Mit einer DTP-Dosis wäre es eigentlich auch nicht getan, für die Grundimmunisierung soll der Impfstoff dreimal im Abstand von einem Monat verabreicht werden. Einen Monat nach dieser Totimpfstoffreihe könnte man dann einen Lebendimpfstoff geben, damit die positiven Impfeffekte wieder überwiegen. Das wäre aber eine mindestens dreimonatige Totimpfstoffphase für unsere Tochter, wenn sich das nicht auch noch durch irgendwelche Infekte verzögert, in die man dann nicht reinimpfen will. Da könnte schnell auch ein halbes Jahr draus werden, währenddessen ihr Immunsystem geschwächt würde. Ob sich die so erzielte spezifische Schutzwirkung dafür wirklich lohnt? Wir beraten mit unserem neuen Kinderarzt, der sich zwar grundsätzlich aufgeschlossen und neugierig gegenüber den unspezifischen Effekten von Impfungen zeigt, aber auch noch nie etwas davon gehört, hat. Nach einem Blick in Zarias überschaubaren Impfpass, rät er uns dringend, gegen Tetanus zu impfen. Zaria sei ein sportliches Kind, das viel draußen rumtobe, in den Wald gehe und jetzt auch nicht mehr so eng betreut werde. Da könne sie sich leicht mal verletzen, ohne dass die Wunde sofort behandelt würde.

Was tun? Die Qual der Wahl geht wieder los, dabei hatte ich nach Zarias Masernimpfung gehofft, uns wäre mal eine Auszeit vergönnt. Doch nach der Impfentscheidung ist vor der Impfentscheidung. Meine Prä-Papa-Zeit als unreflektierter Impfbefürworter hatte etwas bestechend Unkompliziertes!

Beim Besuch eines Wissenschaftlers an der Charité Uniklinik in Berlin stelle ich fest, dass man wirklich kein Impfgegner sein muss, um Aluminium in Impfstoffen kritisch zu sehen. Prof. Dr. Leif Erik Sander erforscht in seinem Labor, warum Lebendimpfstoffe zu einem so viel besseren und nachhaltigeren Schutz führen als Totimpfstoffe. Das Geheimnis liegt seiner Meinung nach im Wirkverstärker, der die Immunantwort in Gang bringt. »Wir müssen da weg vom Aluminium«, sagt er, nicht weil er Sicherheitsbedenken hat und glaubt, dass es besonders schädlich sei, sondern weil die spezifische Wirkung der Totimpfstoffe nicht befriedigend sei. Aluminium rufe im Immunsystem eine Reaktion hervor, die nicht zur typischen Immunantwort bei Bakterien oder Viren passt, sondern eher einer Allergie oder Reaktion auf Parasiten ähnele. Es sei bezeichnend, dass Aluminium von Allergologen in der Forschung genutzt werde, um Mäuse gezielt gegen bestimmte Stoffe allergisch zu machen. Auch die Tatsache, dass man für die verschiedensten Impfungen den gleichen Aluminiumwirkverstärker nutze, sei unlogisch. »Das Immunsystem setzt sich mit jeder Art von Erreger ganz unterschiedlich auseinander. Ein Virus, das in die Zellen reingeht, muss anders bekämpft werden als ein Bakterium, was außerhalb von Zellen lebt und vielleicht Toxine bildet. Es kann deshalb nicht besonders gut funktionieren, immer das gleiche Adjuvans zu benutzen.« Dr. Sander hofft, dass sich in Zukunft Totimpfstoffe herstellen lassen, die mit gezielteren Adjuvantien an die Wirksamkeit von Lebendimpfstoffen herankommen.

Bis diese neue Generation von verbesserten Totimpfstoffen, die vielleicht auch weniger krankheitsanfällig machen würden, zur Verfügung steht, kann es noch eine ganze Weile dauern. Wir warten bei Yentl mit dem Impfen, bis sie mit knapp einem Jahr in die Kita kommt. Dann machen wir einen Doppeltermin zum Impfen unserer Töchter. Wir scheuen uns jetzt nicht mehr vor Mehrfachimpfstoffen und wollen Yentl gegen Masern, Mumps, Röteln und Zaria gegen Diphtherie, Tetanus, Keuchhusten impfen.

Da Zarias Immunsystem mit über zwei Jahren schon recht weit entwickelt sein sollte und es gut sein kann, dass sie schon auf die erste DTP-Impfung genügend anspricht, wollen wir ihr weitere DTP-Dosen ersparen und als nächstes MMR impfen, damit ihr Immunsystem möglichst bald wieder von einem Lebendimpfstoff geprägt wird. Bei Gelegenheit, wenn ihr mal Blut abgenommen wird, wollen wir dann im Labor prüfen, ob sie Tetanus-Antikörper gebildet hat, und im Zweifel dann noch einmal DTP gefolgt von MMR impfen.

Obwohl sich Jessica natürlich wünscht, dass Zaria gegen Tetanus geschützt wird, plagt sie der Gedanke, ihrer Tochter diese »Aluminiumspritze« zuzumuten. Um die Sorgen wenigstens ein wenig zu lindern, besorge ich ein paar Kästen Mineralwasser mit speziell hohem Siliziumgehalt. Das empfiehlt der Aluminium-Experte Professor Dr. Chris Exley, um dem Körper bei der Ausleitung von Aluminium zu helfen, da Silizium das Leichtmetall bindet. Zaria hat sich schnell an das Bitzelwasser gewöhnt, und es ist ein gewisser Trost, als sie im Wartezimmer vor ihrer ersten Totimpfung noch einmal einen kräftigen Schluck nimmt.

Dieselbe Ärztin, dieselbe dünne Insulinnadel, dasselbe taktische Zwicken. Doch während Zaria ihre Impfung wieder lässig wegsteckt, reagiert Yentl mit großem Gezeter und tüchtig Kullertränen. Ich glaube nicht, dass wir einen idealen Königsweg beim Impfen gefunden haben. Die perfekte Impfentscheidung gibt es nicht, höchstens eine Annäherung, die immer wieder neu abgewogen werden muss. Ich bin heilfroh, dass wir die ersten Lebensjahre mit unseren Kindern halbwegs ungeschoren überstanden haben. Bestimmt kann man es sich in einem Land wie Deutschland auch eher leisten, auf Impfungen zu verzichten. Aber seitdem ich Aabys Forschung kennengelernt habe, sehe ich es eigentlich genau umgekehrt: Wir können uns hier den Luxus erlauben, nicht weiter über die unspezifischen Folgen nachzudenken, da wir vom Gesundheitssystem schon irgendwie aufgefangen werden. Aber in Entwicklungsländern entscheiden die weitreichenden Folgen von Tot- oder Lebendimpfstoffen tatsächlich über Leben und Tod.

Wer hierzulande über Impfgegner als asoziale Trittbrettfahrer schimpft und bei dem Thema reflexartig eine Impfpflicht fordert, macht es sich zu einfach. Gerade die Eltern, die nicht nach Schema F impfen, sind überdurchschnittlich stark und ernsthaft um das Wohlbefinden ihrer Kinder bemüht. Der beste Schutz vor gefährlichen Erregern ist kein ausgefüllter Impfpass, sondern ein starkes Immunsystem. Ich bin für sorgfältig abgewogenes Impfen und ein großer Kita-Fan, aber mich nerven Eltern, die ihr Kind zwar nach STIKO-Empfehlung durchgeimpft haben, es aber dauernd halbkrank, verrotzt mit Husten in die Kita schicken, in dem Gefühl, ja alles richtig gemacht zu haben. Wer nach Impfzwang ruft, könnte genauso gut eine Stillpflicht verlangen, ein Zuckerverbot oder Bewegungsgebot einführen, um die Gesundheit unserer Kinder zu fördern.

Während Peter Aaby und seine Kollegen noch auf den Paradigmenwechsel beim Impfen warten, kommt es bei uns zum entscheidenden Umbruch im Kinderzimmer. Angestoßen durch die Pressemeldung, Reismilch sei durch Arsen belastet, stellen wir Zarias Nuckelflasche, die sie nachts als Einschlafhilfe braucht, komplett auf Wasser um. Mal wieder typisch: Aus Sorge vor vermeintlich ungesunder Kuhmilch haben wir Zaria vielleicht etwas viel Schlimmeres zugemutet. Der Entzug ist heftig und das Geschrei nach der Milch groß, aber wir bleiben hart, und in der Folge trinkt Zaria nachts viel weniger, wodurch sie auch seltener gewickelt werden muss. Mit der Zeit nimmt Zarias nächtliches Geschrei dann ab. Wahrscheinlich will sich Zaria das vorbildliche Schlafverhalten ihrer kleinen Schwester nicht mehr länger bieten lassen, und vielleicht spielt der Mittagsschlaf, den sie jetzt öfter mal ausfallen lässt, eine Rolle. Jedenfalls reiben Jessica und ich uns eines Morgens, kurz vor Zarias drittem Geburtstag, ungläubig die Augen. Ist es acht Uhr, und keiner von uns musste in der Nacht zu Zaria? O Gott! Schnell eilen wir hin, aber Zaria ist nichts passiert, sie schläft einfach – es geschehen noch Zeichen und Wunder!

Die Mädchen sind dann trotz Lebendimpfungen und Durchschlafen doch immer wieder krank geworden und das Erreger-Karussell verschont auch uns Eltern nicht. Wochenlang wird im Akkord gehustet und inhaliert. Unter anderem kommt es zu Drei-Tage-Fieber, Hand-Fuß-Mund-Krankheit und Scharlach. Adenoviren und Streptokokken sind keine seltenen Gäste.

Aber ich versuche mal, den ganzen Zirkus als langfristig positive Immunschule zu sehen und nicht nachtragend zu sein. Schließlich sind Bakterien lebenswichtige Dauergäste in unserem Körper. Und mit Viren will ich auch keinen Streit anfangen. Die waren vor uns da und werden uns sicher überdauern. Ohne sie gäbe es uns Menschen überhaupt gar nicht, wie ich aus einem 3sat-Beitrag von Professor Dr. Norbert Bannert erfahre, einem Virologen am Robert Koch-Institut. Viren seien ein Motor unserer Evolution gewesen, da sich immer wieder Virenerbgut ins Genom ihres menschlichen Wirtes überschrieben habe. Das Wunder Schwangerschaft funktioniert nur deshalb seit Jahrmillionen, weil ein uralter Virenbestandteil den Embryo vor dem Immunsystem der Mutter schützt und seine Abstoßung verhindert. Ohne Viren würden wir vielleicht noch Eier legen, mutmaßt der Professor.

Ich danke also den Viren, dass ich geboren wurde und eine Familie gründen konnte. Das ist zwar unglaublich anstrengend, und man altert dabei im Zeitraffer, aber es ist auch die schönste Sache der Welt. Kinder sind wie Impfviren: Sie nisten sich bei uns ein, sind mitunter sehr fordernd für den Wirt und haben unerwünschte Nebenwirkungen, doch insgesamt überwiegen bei Weitem die positiven Langzeiteffekte – sie sind das Elixier des Lebens.

Anmerkungen zum fehlenden Quellenverzeichnis

Dieses Buch steht zwar als Sachbuch im Regal, ist aber in erster Linie kein wissenschaftliches Werk, sondern eine autobiografische Erzählung. Man könnte es auch als Entwicklungsroman bezeichnen, der in der Realität fußt. Auch wenn gründliche Recherchen und Wissenschaft eine wichtige Rolle spielen, stand für mich beim Schreiben immer meine individuelle, persönliche Geschichte im Vordergrund, nie hatte ich die Absicht, einen Ratgeber zu verfassen. Ich habe versucht, dem Leser im Text beim Schreiben so gut es geht offenzulegen, wie und wo ich mich informiert habe, und die Fakten nach bestem Wissen und Gewissen zu überprüfen.

In dem Vorwort des Buches »Grundwissen Immunologie« von C. Schütt und B. Bröker habe ich den für meine Recherchen bezeichnenden Satz gelesen: »Die Schnelllebigkeit immunologischen Grundlagenwissens lässt jedes Lehrbuch bereits veralten, bevor es erscheint.«

In diesem Sinne hier eine unvollständige Auswahl meiner wichtigsten Quellen:

Robert Koch-Institut *www.rki.de,* Paul-Ehrlich-Institut
   www.pei.de, für allgemeine und grundlegende Informationen zu Krankheiten und Impfungen
Ärzte für individuelle Impfentscheidung e. V. *www.individu-*
   elle-impfentscheidung.de, für seriöse impfkritische Informationen

»Bandim Health Project«, *www.bandim.org*, mit Verweisen zu
hunderten wissenschaftlichen Publikationen zu den unspezifischen Effekten von Impfungen

»Impfen – Pro und Contra« von Martin Hirte, das Buch ist
das aktuelle deutsche Standardwerk für wissenschaftlich
basierte Impfkritik

»Impfen bis der Arzt kommt« von Klaus Hartmann, ein Buch,
in dem der Autor mit dem Paul-Ehrlich-Institut, seinem
ehemaligen Arbeitgeber, hart ins Gericht geht

»Die Hygienefalle« und »Die Akte Aluminium« von Bert Eh-
gartner, die Bücher des österreichischen Wissenschafts-
journalisten sind hervorragend recherchiert

»Tod in Hamburg« von Richard J. Evans, Historie des Cholera-
Ausbruch in Hamburg 1892 und Schilderung des medizinischen Umbruchs zur Zeit von Robert Koch

Hier noch ein paar weiterführende Literaturhinweise:

»Immun« von Eula Biss, auch ein autobiografisches Buch über
eine Impfentscheidung, weniger Humor, dafür intellektu-
eller und philosophischer, außerdem mit Quellenverzeich-
nis!

»Vaccinated« von Dr. Paul Offit, Biografie eines wenig bekannten Tausendsassas der Impfstoffentwicklung: Maurice Hil-
leman, rund 40 Impfstoffe gehen auf seine Kappe

»Virus: Die Wiederkehr der Seuchen« von Nathan Wolfe, der
den Spitznamen »Indiana Jones der Virologie« trägt und
im tropischen Dschungel Viren aufspürt

»The Arc of The Swallow« von Sissel-Jo Gazan, ein Wissen-
schafts-Thriller, von Peter Aabys Leben und Wirken inspiriert, wird hoffentlich bald ins Deutsche übersetzt

»Nemesis« von Philip Roth, sein letzter Roman ist eine sehr
ergreifende und unheimlich gut recherchierte Erzählung
während eines US-Polio-Ausbruchs 1944

Dank

Allen voran danke ich natürlich Jessica, die zu diesem Buch den Anstoß gegeben hat. Sie muss die eine oder andere Ungenauigkeit und Zuspitzung in der Beschreibung unseres Privatlebens ertragen. Ich hoffe, unsere wundervollen Töchter werden sich, wenn sie mal lesen können, nicht über das ärgern, was ich über sie geschrieben habe. Schon jetzt habe ich die eine oder andere Ohrfeige von ihnen einzustecken. Ich war gerade dabei, am Eingeimpft-Konzept zu arbeiten, als plötzlich Zaria vorm Schreibtisch auftauchte und zum ersten Mal einen längeren Satz bildete: »Papa, was machst du da für eine Scheiße?«

Spezieller Dank gilt Jessicas Mutter Jeanne de Rooij, die mir durch ihren tatkräftigen Einsatz bei uns im Haushalt, vor allem durch Kinderbetreuung, viel Zeit für die Arbeit geschenkt hat. Auch meinem Vater Malte gebührt Dank als Babysitter, aber auch als Freigeist, dessen Angewohnheit, dauernd alles infrage zu stellen, mich dauerhaft inspiriert hat.

Ich danke meinem Lektor German Neundorfer, dem die dauernde Ungewissheit meines Schreibtempos zur Gewissheit wurde, und meinem Literaturagenten Daniel Graf, der das Buch mit Hingabe durch Höhen und Tiefen begleitet hat. Viele Interviews und Gespräche, die im Buch vorkommen, sind ursprünglich für den gleichnamigen Film entstanden, ohne den ich viel weniger Kapazitäten für Recherchen und Reisen gehabt hätte. Deshalb gilt besonderer Dank meinen Produzenten Martin Heisler und Carl-Ludwig Rettinger. Martin war auch in schwierigen Zeiten ein treuer Freund und umsichtiger Manager, Carl-Ludwig hat als dramaturgischer Berater auch das Handlunsgsgerüst dieses Buches geprägt. In diesem Sinne danke ich auch meinen beiden famosen Schnittmeisterinnen Catrin Vogt und Mirja Gerle. Besonderer Dank gilt Marcel Neudeck, der das gesamte Projekt als Assistent und Rechercheur mit viel Liebe zum Detail unterstützt hat.

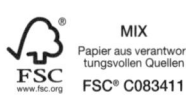

MIX
Papier aus verantwor-
tungsvollen Quellen
FSC® C083411

© Verlag Herder GmbH, Freiburg im Breisgau 2018
Alle Rechte vorbehalten
www.herder.de

Satz: post scriptum, Vogtsburg-Burkheim
Herstellung: CPI books GmbH, Leck

Printed in Germany

ISBN Print 978-3-451-32974-6
ISBN E-Book 978-3-451-81181-4